症例から学ぶ
胸部画像診断

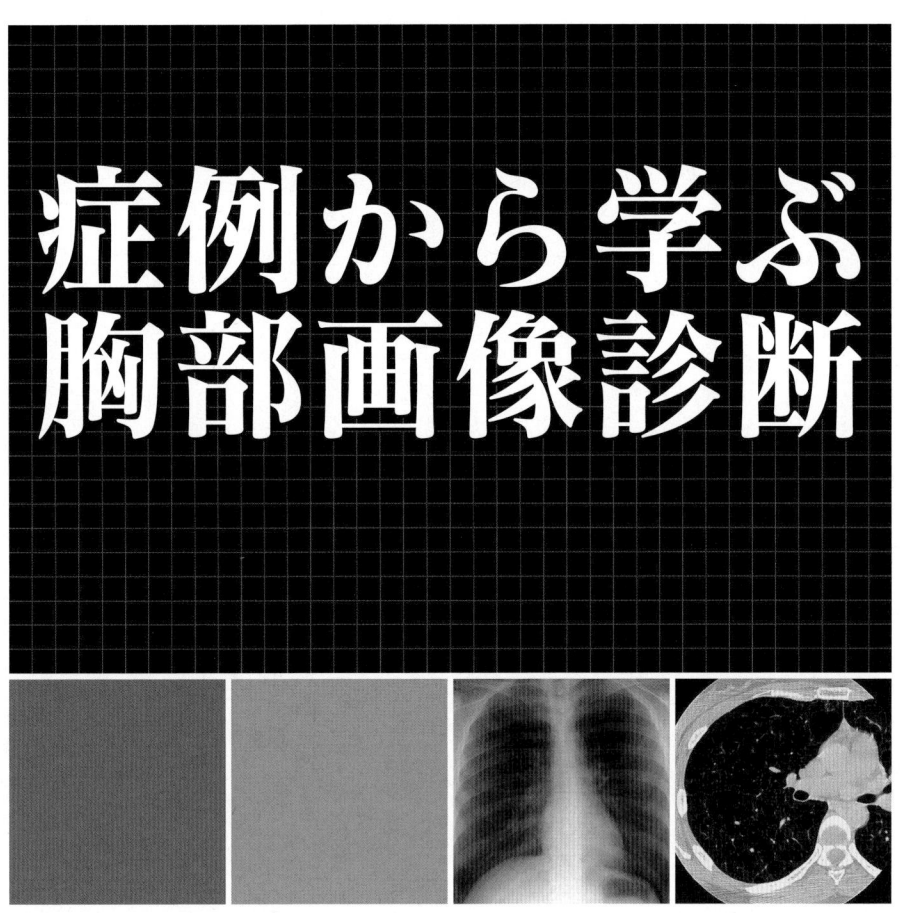

酒井 文和 編著
Fumikazu Sakai

克誠堂出版

執筆者一覧
(執筆順)

荒川 浩明	獨協医科大学放射線科
酒井 文和	都立駒込病院放射線科
櫛橋 民生	昭和大学横浜市北部病院放射線科
藤澤 英文	昭和大学横浜市北部病院放射線科
門倉 光隆	昭和大学医学部第1外科
鈴木 美奈子	昭和大学横浜市北部病院放射線科
浅野 信子	長浜市立病院放射線科

序　文

　今回症例から学ぶ胸部画像診断を単行本として上梓することになった。本書の内容は，2003年から2004年にかけて日本胸部臨床に連載した画像診断読影講座に加筆訂正を加えたものである。現在では，胸部疾患の診療において画像診断は必要欠くべからざるものとなっている。これには肺の高分解能CT（HRCT）の臨床応用とヘリカルCTの開発によるところが少なくない。実はこの2つの技術は本邦で開発されたものであり，そのことはわれわれが誇ってよい事実である。高分解能CTの開発と臨床応用は現福井大学医学部放射線医学教室の伊藤春海教授とその一門のなした世界的な研究であり，本邦ではその伝統を引き継いで多くの胸部画像診断の研究業績があげられ，現在でも本邦の胸部画像診断のレベルは世界でもトップクラスになるといってよい。この根底には，呼吸器診療と臨床研究にあたる呼吸器内科医，呼吸器外科医，病理医，放射線科医のたゆまぬ共同作業があったことは言うまでもない。

　編者は，胸部画像診断の実際にあたって，なるべく理詰めで鑑別診断，診断を行うべきであると信じている。CTがさほど発展していない時代には，単純撮影と断層撮影が胸部画像診断の主な手法であった。この時代にはしばしば経験にもとづく読影が行われ，鑑別診断の筋道を理論的に修練課程にある先生に伝えるのがなかなか難しかった。しかし，CTの進歩と広い臨床応用により読影の方法も整理され，所見の把握から鑑別診断の筋道を論理的に説明できるようになったというのが，編者の正直な感想である。もちろん呼吸器疾患の診療にあたっては，画像診断はその一つの診断手段であり，限界があることをわきまえて使用しなければならない。

　今回，執筆にあたる第一線で胸部画像診断に当たっておられる先生には，できる限り所見をどのようにとらえ，その所見をどのように解釈し，鑑別診断から診断に至るかの筋道が分かるように記載をお願いした。読者は，一例一例の症例にあたってなるべく所見の拾い上げ，その解釈と鑑別診断に至る道筋を実地で学んで欲しい。もし診断が誤っていた場合は，どこで誤ったのか，所見の拾い上げ方が悪かったのか，解釈に誤りがあったのか，最後の鑑別から診断に至る過程が悪かったのか，分析できるような読影法を学んで欲しいと思う。もちろん実際の臨床の場ではこのような明快なプロセス通りには行かないであろうが，この作業の繰り返しが読影力のアップにつながることはまちがいない。

　本書では多岐にわたる胸部画像診断の領域を，荒川浩明先生，櫛橋民生先生，小生の3名を中心に分担執筆の形をとった。表現や記載などに統一を欠く部分があればそれはひとえに編者の責任であることを明記しておく。本書が，呼吸器診療にあたる医師に画像診断に興味を持っていただく機会になれば編者の大きな喜びである。

2006年6月

酒井　文和

目　　次

第1章 びまん性肺疾患（1）
びまん性結節陰影・粒状影（1）　　　荒川浩明 … 1

第2章 びまん性肺疾患（2）
びまん性結節陰影・粒状影（2） 　　　荒川浩明 … 13

第3章 びまん性肺疾患（3）
びまん性すりガラス陰影 　　　荒川浩明 … 23

第4章 びまん性肺疾患（4）
びまん性consolidation 　　　荒川浩明 … 39

第5章 びまん性肺疾患（5）
モザイクパーフュージョン（mosaic perfusion） 　　　荒川浩明 … 53

第6章 びまん性肺疾患（6）
肺嚢胞性陰影／空洞性陰影 　　　酒井文和 … 67

第7章 びまん性肺疾患（7）
網状陰影 　　　酒井文和 … 81

第8章 びまん性肺疾患（8）
広義間質陰影 　　　荒川浩明 … 95

第9章 気道病変（1）
細気管支炎 　　　酒井文和 … 107

第10章 気道病変（2）
中枢気道の病変 　　　酒井文和 … 117

第11章 限局性肺疾患（1）
限局性すりガラス陰影 　　　櫛橋民生，藤澤英文，門倉光隆 … 129

第12章	限局性肺疾患（2）		145
	充実性結節陰影	藤澤英文，櫛橋民生，門倉光隆	

第13章	限局性肺疾患（3）		161
	結節の良悪性の鑑別	藤澤英文，櫛橋民生，門倉光隆	

第14章	限局性肺疾患（4）		177
	無気肺	鈴木美奈子，藤澤英文，櫛橋民生，門倉光隆	

第15章	限局性肺疾患（5）		191
	肺門部の異常	浅野信子，藤澤英文，櫛橋民生	

第16章	縦隔・胸膜・胸壁疾患（1）		205
	前縦隔腫瘍	酒井文和	

第17章	縦隔・胸膜・胸壁疾患（2）		221
	中縦隔，後縦隔腫瘍	酒井文和	

第18章	縦隔・胸膜・胸壁疾患（3）		239
	びまん性胸膜肥厚	酒井文和	

第19章	縦隔・胸膜・胸壁疾患（4）		251
	限局性胸膜病変	酒井文和	

第1章 びまん性肺疾患（1）

びまん性結節陰影・粒状影（1）

▶▶ 症　例

症例 1

50歳，女性。数年前からproductive coughがあり，最近徐々に呼吸困難感が出現。副鼻腔炎の既往がある。胸部単純正面像（**図1**a, b），HRCT像（**図1**c, d）を示す。

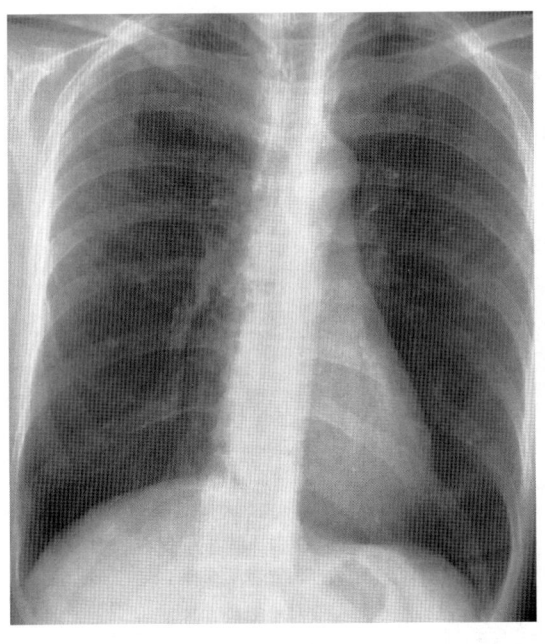
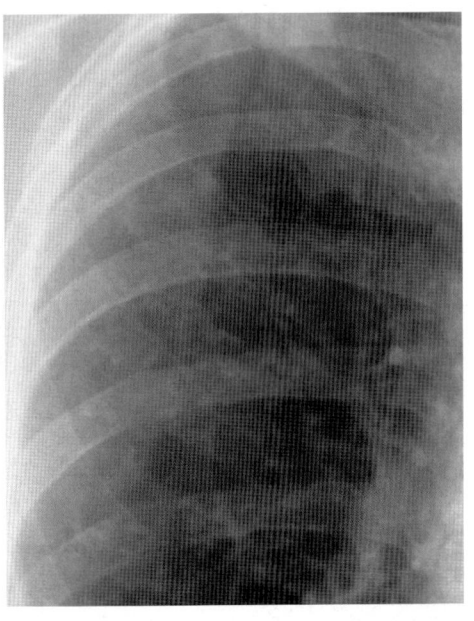

図1 a｜b

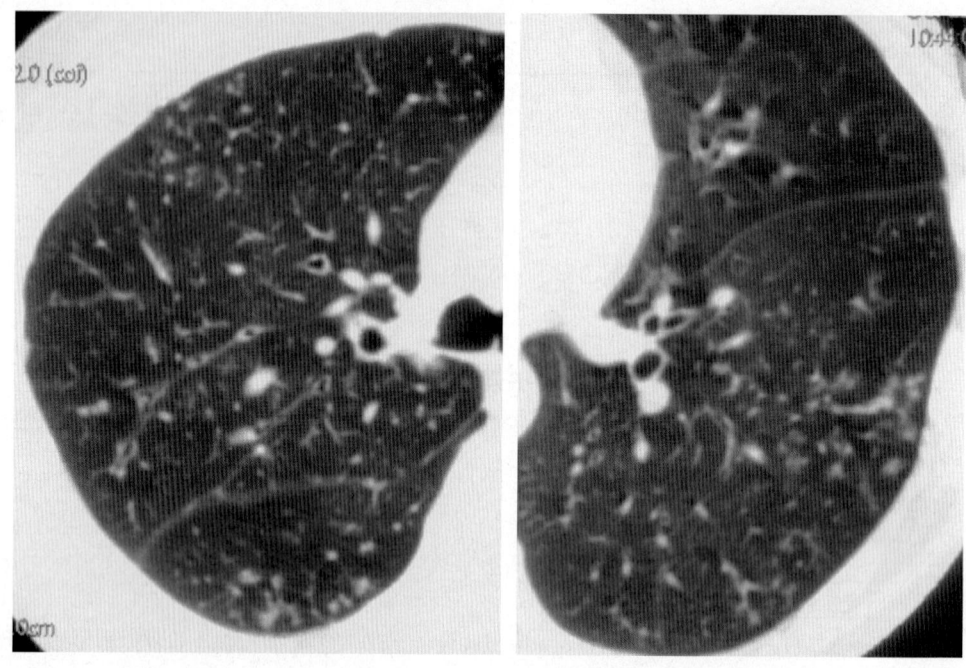

図1 c|d

症例 2

70歳,男性。無症状。検診で異常影を指摘される。以前,掘削業に従事していた。胸部単純正面像(図2a),HRCT像(図2b)を示す。

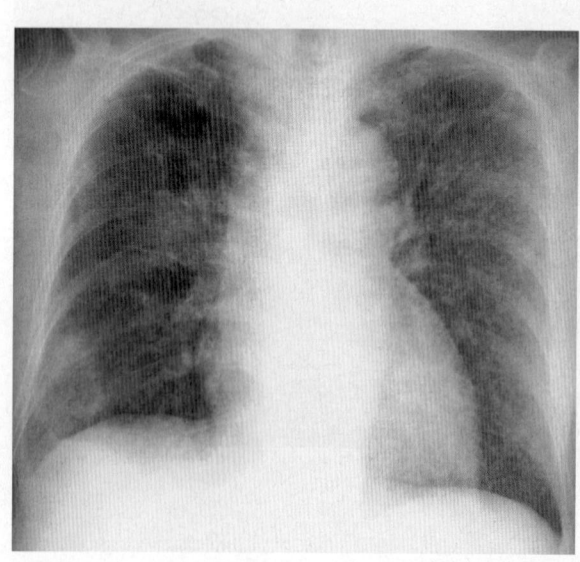
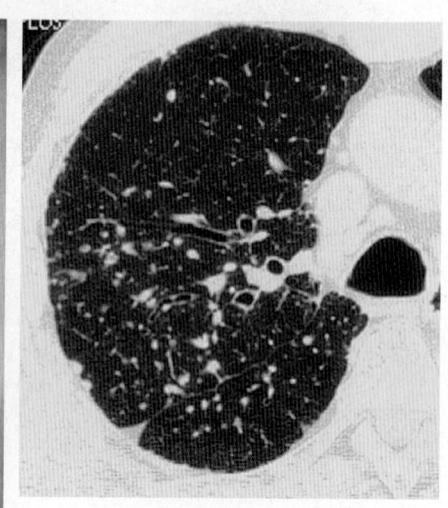

図2 a|b

症例 3

40歳，女性。最近，発熱があり痰に血液が混じるエピソードがあった。血尿を合併。胸部単純正面像（図3a，b），HRCT像（図3c，d）を示す。

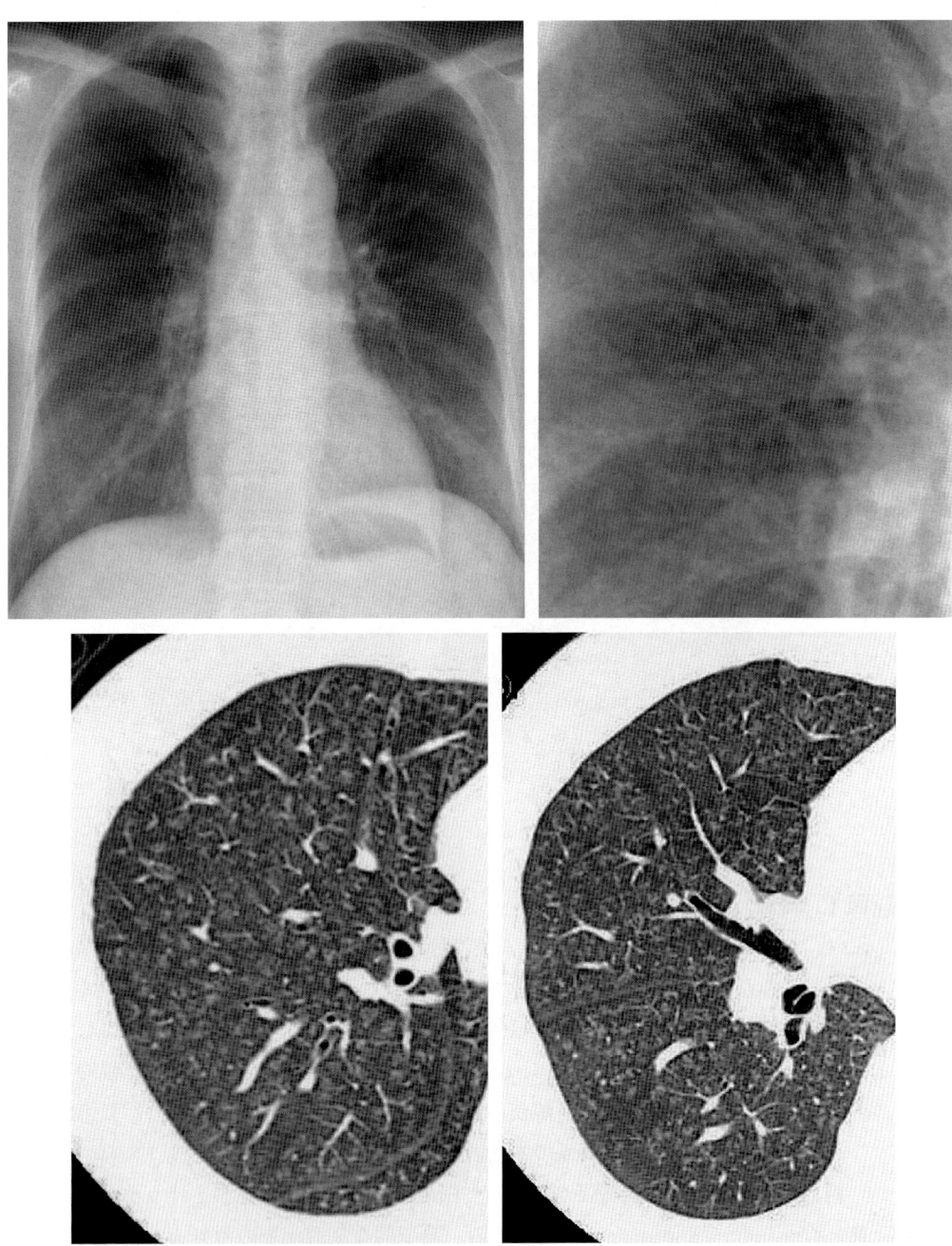

図3 a｜b
　　 c｜d

第1章　びまん性肺疾患（1）　3

▶▶▶ 所見の解説と鑑別診断

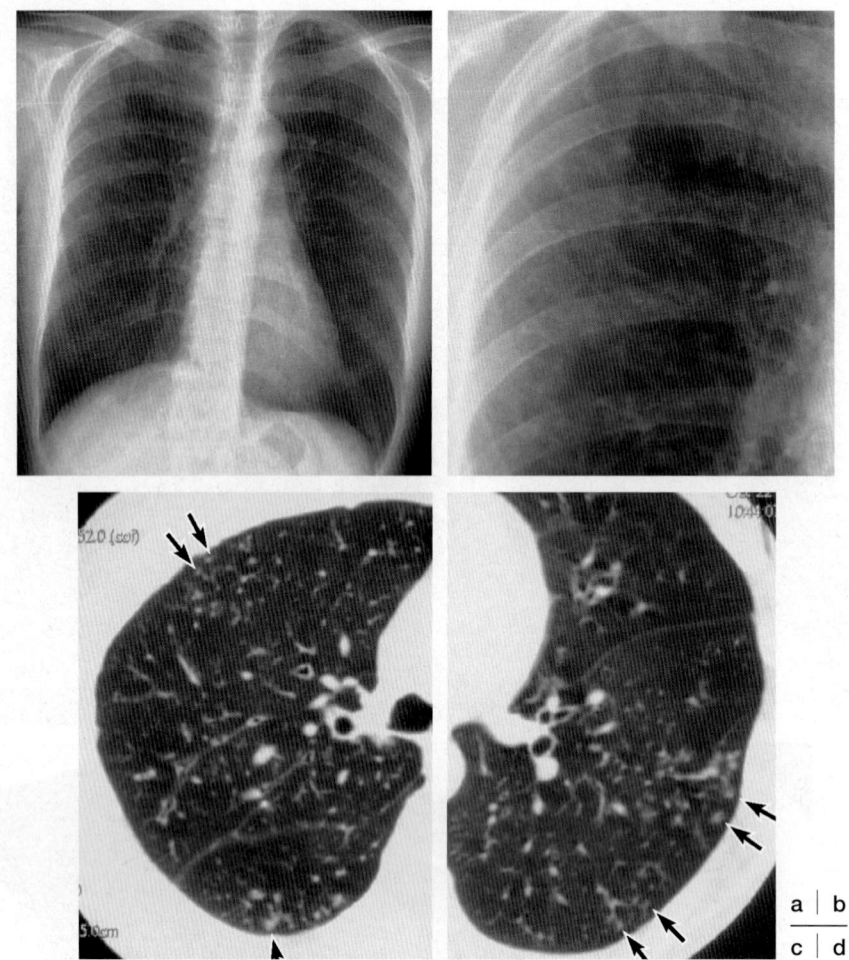

図1 50歳, 女性

a, b: 胸部単純正面像。両側びまん性に粒状影を認める。やや上肺野に多い傾向が見られる。右上葉で気管支壁の肥厚が疑われる。肺はやや過膨張の傾向がある。

c, d: HRCT像。軽度の気管支拡張症が見られ, 肺血管と連続するようにして分岐する結節影が見られる（tree-in-bud）（→）。結節同士の間隔は比較的一定しており, 胸膜からも距離がある。小葉中心性結節の特徴であり, 気道性のものであることが明らかである。

胸部単純像では肺の過膨張がみられ, HRCT像では気管支拡張を伴う小葉中心性結節と tree-in-bud appearance が見られる。典型的な気道疾患の所見である。病変は両側性・びまん性であり, いわゆるびまん性肺疾患のカテゴリーに入る疾患が疑われる。過膨張がみられること, 臨床的に副鼻腔炎があることなどからびまん性細気管支炎を強く疑う。

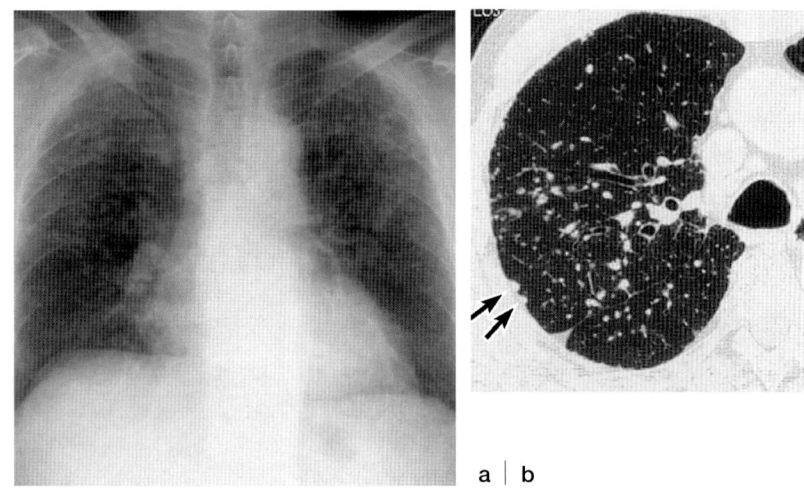

図2 70歳，男性

a：胸部単純正面像。両側肺野にびまん性の粒状影が見られる。特に上肺野に多く，粒も大きめである。小さなものでも輝度が高く，カッチリした印象を受ける。

b：HRCT像。結節は極めて明瞭な陰影であり，肺動脈の断面と類似していて区別がしにくい箇所がある。しかし，肺動脈の断面像に比べるとやや大きい。このように肺動脈のあるべきところに見られる結節は小葉中心である。一部で，胸膜と接しているものもあり（→），広い意味では広義間質に存在する病変と考えた方がよい所見である。

　胸部単純像上，明瞭で輝度の高い結節影が両側上肺野に主として見られる。CT像では小葉中心と胸膜直下に病変が見られ，広義間質に病変があることが分かる。画像上は気道の異常は合併していない。無症状であること，職業歴などを考慮すれば診断に至る。典型的な珪肺症の所見である。

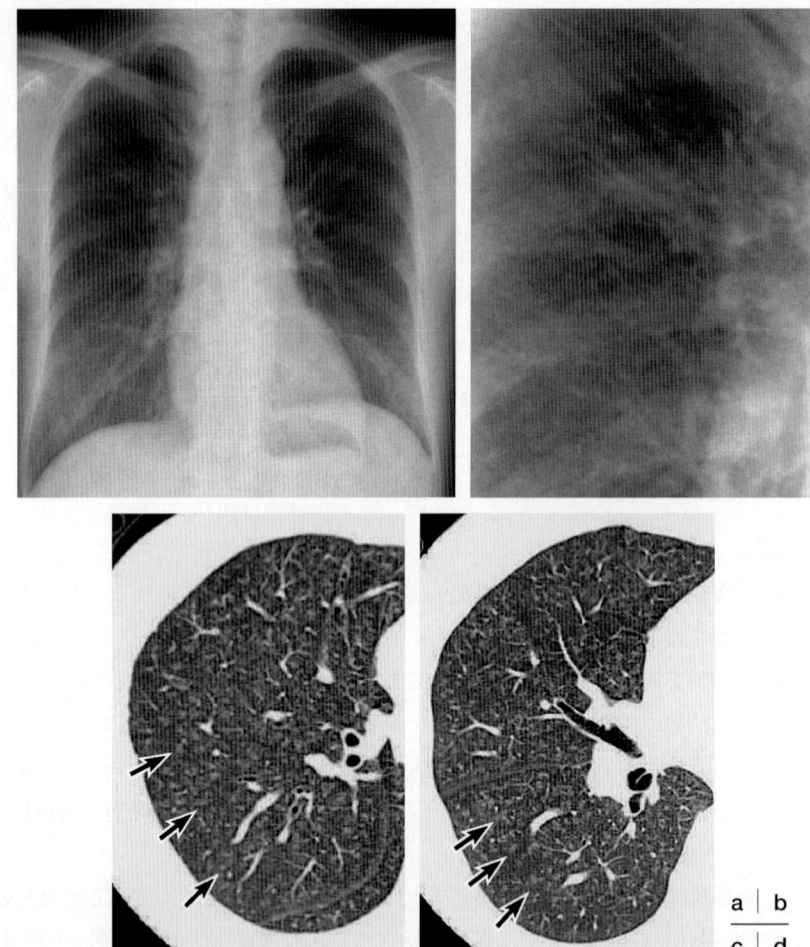

図3　40歳，女性

a, b： 胸部単純像。一見，正常に見えるが肺血管影がやや不明瞭である。広汎なすりガラス影の存在が疑われる。

c, d： HRCT像。右肺の拡大像。肺血管の末梢に重なるようにしてすりガラス状の結節が見られる（→）。極めて軽微な所見であるが明らかに異常である。これも小葉中心性結節の所見である。気管支などには異常所見が見られない。

　本例は小葉中心性にすりガラス影が分布するもので，胸部単純像では軽微な異常しか呈していないため，病変分布の把握はCT像でないと分からない。CT像上，病変は全肺野にほぼ均等に見られる。HRCT像では，気道の異常は指摘できない。画像上の鑑別診断は過敏性肺炎，肺ヘモシデローシス，Arc Welders' lung（酸化鉄肺），それに強いてあげるとmetastatic calcificationである。臨床症状や血中抗基底膜抗体陽性などの所見からGoodpasture症候群，肺生検でヘモシデローシスの所見が得られた。

> **ポイント**
> 1. 小葉中心性分布をする結節影の鑑別
> 2. 小葉中心に存在する細気管支，肺動脈，間質に限局する異常が結節を形成する
> 3. 上記3つのcomponentのいずれの異常でも小葉中心性結節影として描出される

　1，2章では，結節を呈するびまん性肺疾患の症例を呈示する。本章では小葉中心性結節を呈する症例の鑑別診断について述べる。

▶▶▶ 1. 結節とは

　胸部画像診断における結節（影）とは"Any pulmonary or pleural lesion represented in a radiograph by a sharply defined, discrete, nearly circular opacity 2-30mm in diameter"と定義される[1]。びまん性肺疾患における結節は当然大小さまざまであるが，これから述べる結節影とは特に2次小葉との関係でmm単位の大きさと理解していただきたい。また，sharply definedでもdiscreteでないものも，しばしば「結節」に含まれる（例えば，すりガラス状の結節）。Webbの有名なHRCTの教科書でも，"nodule"の定義で，"a focal, rounded opacity of varying size, which can be well or ill defined."としているように[2]，HRCT像での結節は多少辺縁や形にバラエティーがある。

▶▶▶ 2. 小葉中心結節の診断

　HRCT像において結節が小葉中心性であることを判断する基準はいくつかある[3]。
　　1）末梢肺動脈に連なるように結節がある。
　　2）結節同士の間隔が一定している。
　　3）胸膜からの距離が3～5mm程度離れている。
　　4）小葉間隔壁が顕在化している場合はそれから離れている。
　結節の大部分がこのような条件を満たしている時には小葉中心性であるといえるが，逆にそうでないものが少なからず混在している時にはそうでないと判断した方がよい。また，典型的には小葉中心性分布をする疾患であっても，病変が高度の場合は以上の条件に合わないものがでてくることもあり，そういう場合の判断は難しくなる。結節のより少ない，病変の軽度な肺野に目を向けるのが賢明であることもある。専門家の間でも広義間質に分布する結節（特にサルコイドーシス）と気道（小葉中心）に分布するそれとは時に間違うことがあり，誤診につながるといわれている[4]。広義間質病変に関しては第8章で述べるので，参考にしてほしい。

表1 小葉中心性結節を呈する疾患

気道感染（結核，非定型抗酸菌症，ウイルス等）
びまん性汎細気管支炎
濾胞性細気管支炎
腫瘍の気管内転移
過敏性肺炎
Cryptogenic organizing pneumonia（COP）
RB-ILD
ランゲルハンス組織球症
肺胞出血（hemosiderosis）
Metastatic calcification

　小葉中心には径1mm程度の肺動脈，細気管支，それにリンパ管を含む間質が存在する（このうち健常人でHRCT像上，同定できるのは肺動脈だけであり，壁の正常な厚さの細気管支は見えない）。したがって，これらの解剖学的構造物に病変がある際に小葉中心性結節を呈する。具体的には末梢気道病変，血管病変，小葉中心の間質性病変などである[5]（**表1**）。

▶▶▶ 3. 随伴所見が重要

　小葉中心性結節を見た場合，その他の随伴所見を見極めることが重要である。結節だけなのか，その他に病変があるのかで大きく鑑別診断が変わってくるからである。
　小葉中心性結節を呈する疾患の多くは気道疾患であるが，気道に関係している随伴所見が多くの場合認められる。例えば，DPBの場合は（**図1**），気管支壁の肥厚・拡張などが必ず存在する。結核や非定型抗酸菌症などでも病変は限局するが，同様の所見が見られる。空洞の形成などがあれば診断はさらに容易となる。その他の感染症でも小葉中心性結節が見られることがあるが，その場合でもconsolidation等の肺炎像が見られることが多い。気道感染症では小葉中心に結節のほか，分岐状の（Y字型）構造物が見られることがあり，tree-in-bud appearance等と表現される（**図4**）。
　Tree-in-budは拡張した末梢気道に浸出物が貯まった所見であり，まぎれもなく気道感染を示唆するサインである。このtree-in-budに関しては，最近気道疾患以外にも見られるとする報告があり，一部ではこのサインを誤解している人たちがいる。あくまでも拡張した末梢気道に浸出物が貯留している所見を指すものと理解してほしい。
　血管性病変の場合，小葉中心性病変の多くは肺胞出血である。肺胞出血は繰り返して起こり，ヘモシデリンの沈着となって結節影となる。したがって，結節は辺縁不明瞭なすりガラス陰影であることが多く，濃度の高い堅い結節には見えない。このような疾患の頻度は少ないが，Goodpasture症候群や種々の血管炎などに見られる（**図3**）。この場合，随伴所見はむしろ少なく，気道壁の肥厚や拡張などの気道の異常は伴わない。
　随伴所見が見られる場合はより複雑な病態を予想させる。すなわち，Wegener肉

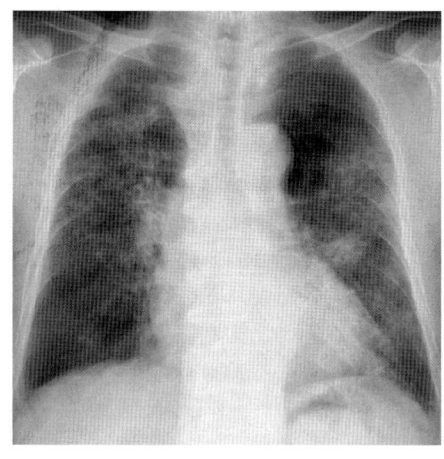 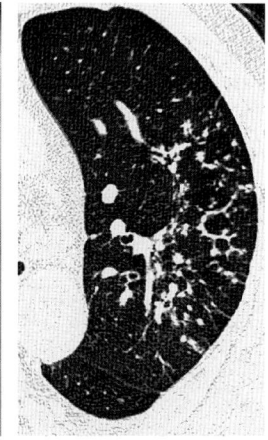 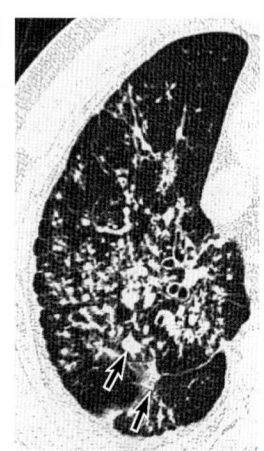

a | b | c

図4 52歳,男性。気道散布性肺結核。
- a: 胸部単純像。両側上肺野に多発性結節影とその癒合影が見られる。
- b: HRCT(左肺拡大)像。典型的なtree-in-bud appearanceが見られる。気道病変であることを示唆する。
- c: HRCT(右肺拡大)像。明瞭な粒状影が密に分布し,一部で癒合が見られる(→)。粒は胸膜から一定の距離が離れており,きれいな小葉中心性結節の所見である。気管支壁の肥厚・拡張があり結節が明瞭であること等を加味すると肺結核の所見である。

芽腫症などの血管炎では随伴所見として腫瘤影などが見られ,肺胞出血は一部分症となるし,microscopic polyangitis等では気道病変がしばしば合併する[6]。こうした疾患は一筋縄ではいかず,画像所見はあくまでも解剖学的異常をとらえる道具と理解するとよい。また,まれな場合として,びまん性の肺動静脈奇形や動静脈fistulaなどの場合は拡張した肺動脈そのものが小葉中心性結節として見えることがある(図5)。

その他,小葉中心に病変がある結節としては,過敏性肺炎(図6),ランゲルハンス組織球症(図7),COP,気道散布性腫瘍転移(図8),metastatic calcification,RB-ILD,じん肺(図2)等があげられる。過敏性肺炎,metastatic calcificationで小葉中心性結節を呈する症例では随伴所見に乏しいことが多い。結節もすりガラス状と表現されるが,metastatic calcificationでは当然のことながら病期が進行すると石灰化が見られる[7]。

ランゲルハンス組織球症の結節は明瞭で,内部に空洞化が見られることが多い[7] [8]。病期が進行すると結節は少なくなり,空洞が多くなって最終的には多発囊胞を呈するようになる。したがって,病期により小葉中心性結節はあったりなかったりする。

COPが結節で起こるタイプは比較的まれであるが,しばしばairspace noduleであり(air bronchogramを伴う肺炎様の陰影),やや大きめである[9]。

気道散布性腫瘍転移では原発となる腫瘍の多くは肺胞上皮癌であり,肺炎様の腫瘍がどこかに存在するはずである。小葉中心性多発結節が主体となることは経験的にあまりない。

第1章 びまん性肺疾患(1) 9

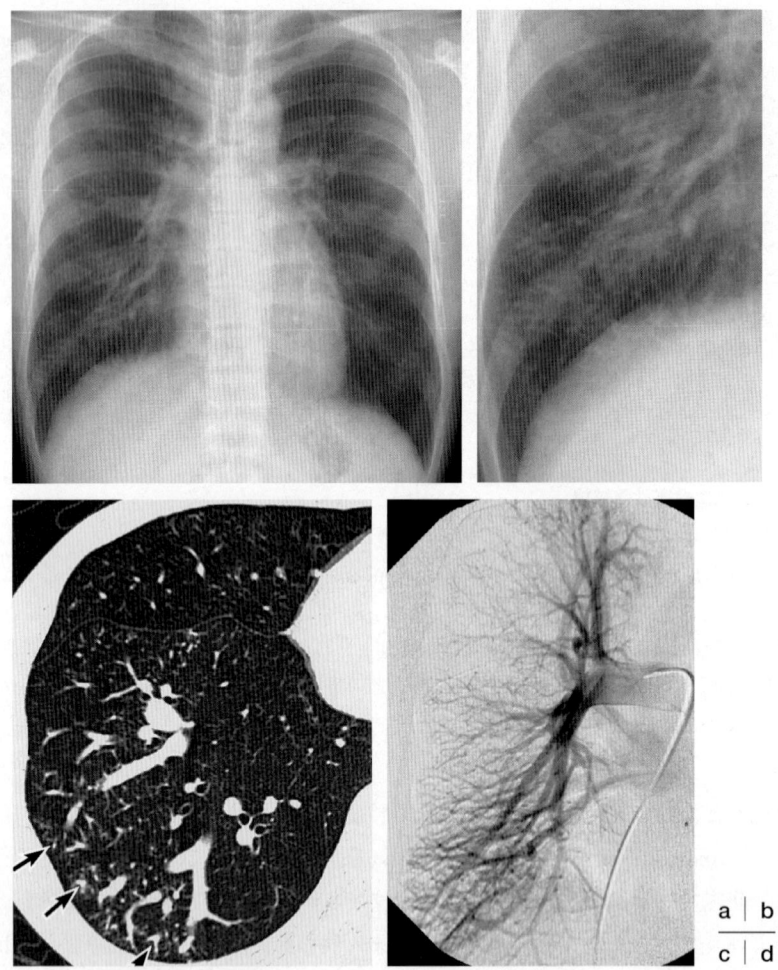

図5 18歳, 男性。多発性肺動静脈瘻。
- **a, b**： 胸部単純正面像とその右下肺野拡大像（b）。両側下肺野中心, 特に右下葉に多発性結節影が見られる。結節は肺動脈の分枝と連続しているように見える。
- **c**： 右下肺野HRCT像。胸膜直下に分枝状の結節が見られる（→）。より近位側の肺動脈は全体に太い。
- **d**： 右肺動脈造影。右下葉等に動脈から直接還流する静脈が見られ, 動静脈瘻の診断がなされた。

　　　RB-ILDは喫煙者に起こる比較的まれな疾患で, 小葉中心性すりガラス影を呈する。多くの場合, 気管支壁の肥厚, 肺気腫, 斑状のすりガラス影などを合併する[10]。
　　　じん肺では小葉中心性結節を呈するものは珪肺症, mixed dust pneumoconiosisのほか, 溶接工肺等がある（**図9**）。これらの疾患では呼吸細気管支領域に吸入された粉塵が, マクロファージに貪食されるところから結節ができあがるため, 当初は小葉中心性に結節ないしは分岐状構造物が見られる。しかし, 一般的にじん肺結節は広義間質にも形成され, むしろ小葉中心を含んだ広義間質病変と理解した方がよい。結節は小葉中心のほか, 胸膜直下にも形成されpseudoplaqueと表現される。また, 両側上肺野に塊状影（progressive massive fibrosis：PMF）を形成することも多く, 画

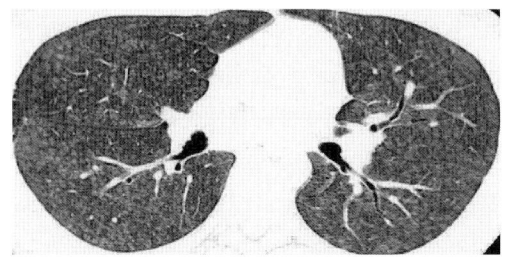

図6 24歳，男性。夏型過敏性肺臓炎。
小葉中心性のすりガラス状結節影が全肺野に敷き詰めたように認められる。結節の距離は，これだけ密に分布していながら比較的一定している。小葉中心性結節である。

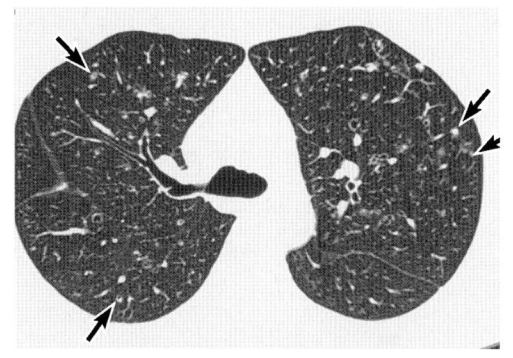

図7 30歳，女性。ランゲルハンス組織球症。
両側肺野上葉に多発する大小の結節影が認められる（→）。肺動脈の末梢に連続するようにあり，一部で薄い壁の結節が認められる。すべてが小葉中心性ではないかもしれないが，多くはそうである。

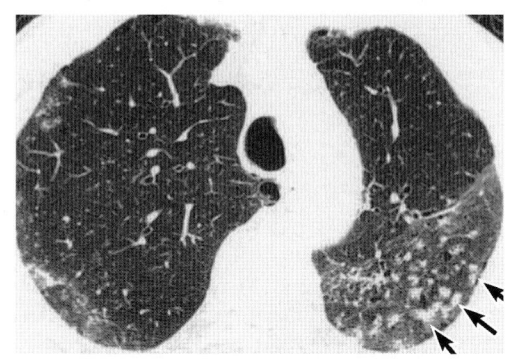

図8 71歳，男性。多発性肺胞上皮癌。
両側上葉末梢にすりガラス影が見られる。左側では明らかな小葉中心性結節が多発している。腫瘍でもこのように経気道性に転移するものでは小葉中心性の結節を形成する。気道感染と鑑別が難しい。

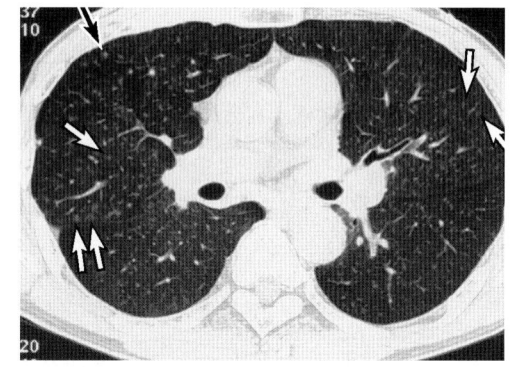

図9 72歳，男性。溶接工肺。
両側上肺野に多発する結節影が見られる（→）。一部はすりガラス影で，一部では分布がやや密である（⇨）。いずれも結節の間隔が一定で，小葉中心性の特徴である。

像所見と職業歴を聞けば診断を間違えることは少ない。

▶▶▶ 4．病変分布

病変の分布も重要なポイントである。結節が限局しているか，びまん性かつ両側性かで大きな違いがある。

上肺野優位に起こるものは，結核，非定型好酸菌症，ランゲルハンス組織球症，珪肺症，metastatic calcification等であり，他の疾患では病変分布に特徴は少ない。

結核，非結核性抗酸菌症では上葉背側や下葉上区域などに結節が好発するが，非結

核性好酸菌症では下葉や中葉などにもしばしば病変が見られる。結核の結節は区域性に分布し徐々に範囲が広がっていく。はじめからびまん性に病変があることはむしろまれである。同じ感染症でもウイルス肺炎ではむしろ病変は両側性広範囲である。

DPB，過敏性肺炎，RB-ILD，ランゲルハンス組織球症，肺ヘモシデローシス，metastatic calcification，濾包性細気管支炎[11]などでは病変はびまん性，両側性が基本であり，一部の肺野に限局して病変が存在することはあまりないと思われる。

▶▶▶ 5．臨床情報

臨床情報の有無は鑑別を進めるうえで不可欠であることは論を待たない。正確な臨床像の把握があって初めて画像診断に進むことができる。特に，主治医が自分以外の医師に写真を見てもらう時には，必要な臨床情報と臨床診断名を示唆することが必要である。臨床情報がない写真は，所見が複雑になるほど鑑別も多く，せっかく見てもらっても役に立たない返事が返って来かねない。例えば図3と図9とでは，画像的には極めて類似している。かなりなベテランでも両者を画像だけで鑑別することはできないと思われる。しかし，図3と図9ではまったく異なる疾患である。臨床情報がなくては鑑別診断は絞りきれない。

▶▶▶ 文　献

1) Tuddenham WJ. Glossary of terms for thoracic radiology : Recommendations of the Nomenclature Committee of the Fleischner Society. AJR Am J Roentgenol 1984 ; 143 : 509-17.
2) Webb WR, Muller NL, Naidich DP. High-resolution CT of the lung, 3d ed. New York : Lippincott Williams & Wilkins, 2000 : Pages.
3) Murata K, Itoh H, Todo G, et al. Centrilobular lesions of the lung : Demonstration by high-resolution CT and pathologic correlation. Radiology 1986 ; 161 : 641-5.
4) Gruden JF, Webb WR, Naidich DP, et al. Multinodular disease : Anatomic localization at thin-section CT--multireader evaluation of a simple algorithm. Radiology 1999 ; 210 : 711-20.
5) Gruden JF, Webb WR, Warnock M. Centrilobular opacities in the lung on high-resolution CT : Diagnostic considerations and pathologic correlation. AJR Am J Roentgenol 1994 ; 162 : 569-74.
6) Gaudin PB, Askin FB, Falk RJ, et al. The pathologic spectrum of pulmonary lesions in patients with anti-neutrophil cytoplasmic autoantibodies specific for anti-proteinase 3 and anti-myeloperoxidase. Am J Clin Pathol 1995 ; 104 : 7-16.
7) Moore AD, Godwin JD, Muller NL, et al. Pulmonary histiocytosisX : Comparison of radiographic and CT findings. Radiology 1989 ; 172 : 249-54.
8) Brauner MW, Grenier P, Mouelhi MM, et al. Pulmonary histiocytosisX : Evaluation with high-resolution CT. Radiology 1989 ; 172 : 255-8.
9) Arakawa H, Kurihara Y, Niimi H, et al. Bronchiolitis obliterans with organizing pneumonia versus chronic eosinophilic pneumonia : High-resolution CT findings in 81 patients. AJR Am J Roentgenol 2001 ; 176 : 1053-8.
10) Park JS, Brown KK, Tuder RM, et al. Respiratory bronchiolitis-associated interstitial lung disease : Radiologic features with clinical and pathologic correlation. J Comput Assist Tomogr 2002 ; 26 : 13-20.
11) Howling SJ, Hansell DM, Wells AU, et al. Follicular bronchiolitis : Thin-section CT and histologic findings. Radiology 1999 ; 212 : 637-42.

第2章 びまん性肺疾患（2）

びまん性結節陰影・粒状影（2）

▶▶ 症 例

症例 1

84歳，女性。徐々に呼吸困難感が出現し，受診した。微熱がある。胸部単純正面像（図1a）とHRCT像（図1b, c）を提示する。

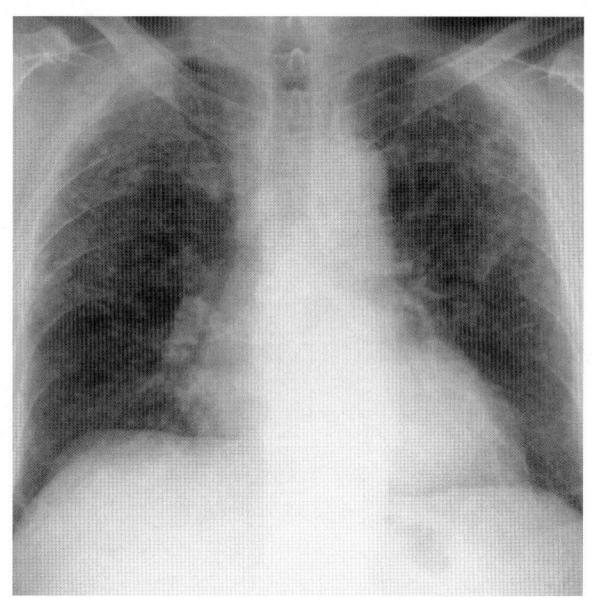

図1 a

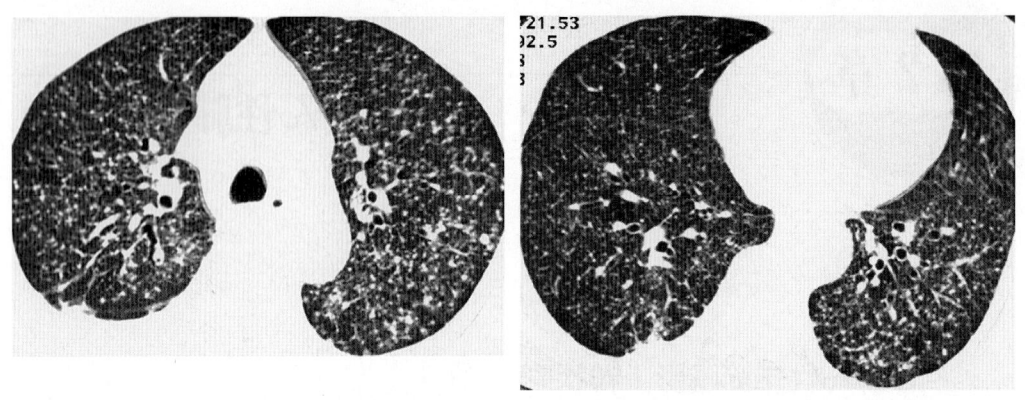

図1 b|c

症例 2

　25歳，男性。若年性肺癌で1年前に左上葉切除を受けている。術後経過観察中。抗癌薬の投与を受けている。胸部単純正面像（図2a）とHRCT像（図2b）を提示する。

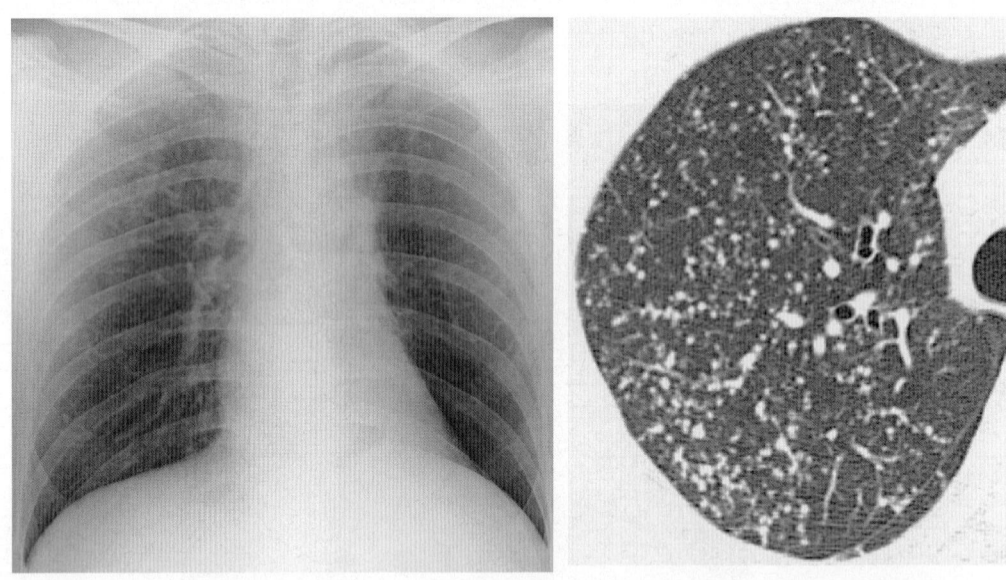

図2 a|b

▶▶ 所見の解説と鑑別診断

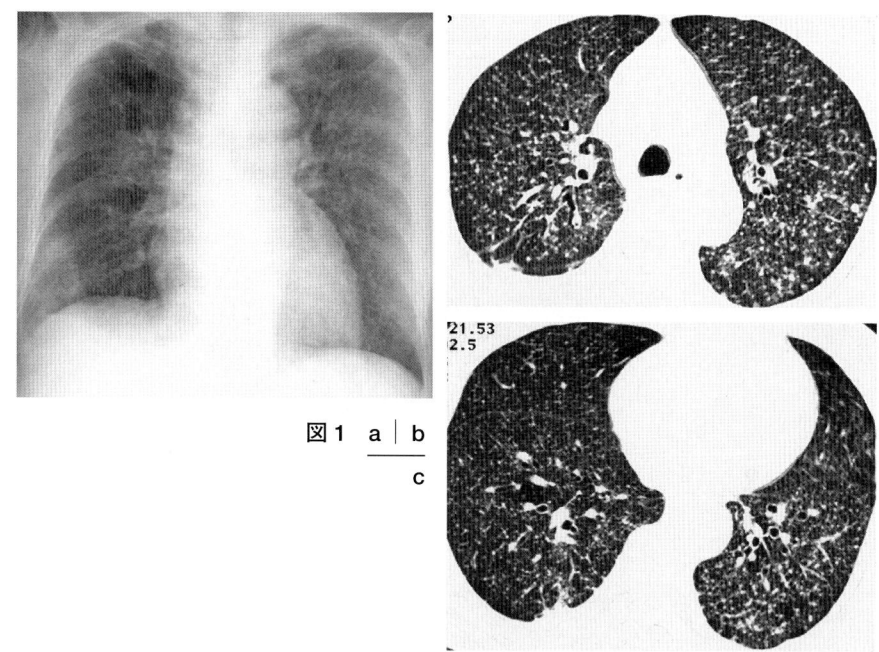

図1 a｜b
　　c

　胸部単純正面像ではびまん性に粒状影が認められる（**図1a**）。肺野全体に均一に分布しており，大小のばらつきも少ない。右肺門では癒合影が認められる。HRCT像では上肺，下肺（**図1b, c**）ともに極めて微細な粒状影がびっしりと敷き詰めたように分布している。肺血管末梢に連続するようにして認められるものもあるが，それ以外の分布を示す粒状影も相当数ある。こうした所見は2次小葉内でランダムに分布していることを示唆する。粟粒結核の症例である。

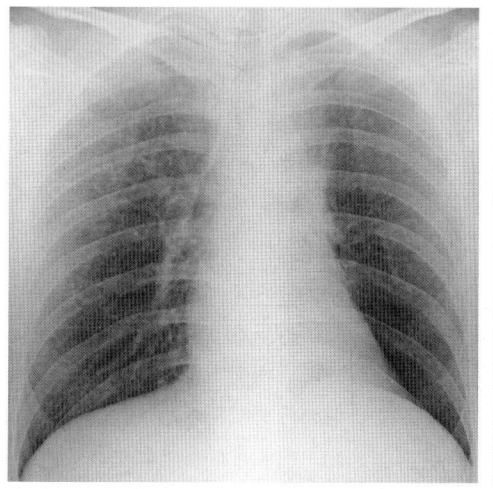
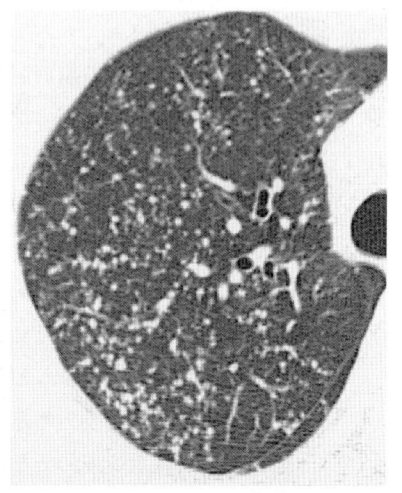

図2 a｜b

第2章　びまん性肺疾患（2）　15

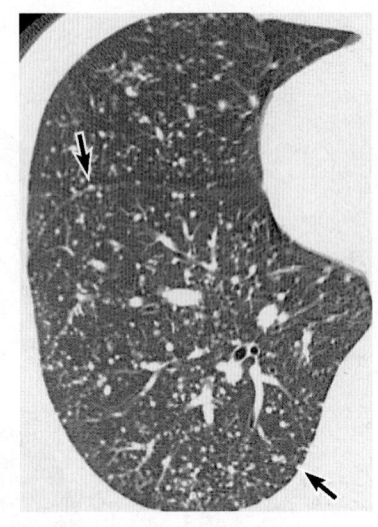
図2 c

　症例1と類似しているが，本症例では粒状影がやや大きく認識しやすい。HRCT像では，やはりランダムに分布する粒状影であるが，粒の大きさが不揃いで上肺野では下肺野より明らかに大きな粒である。ランダムであることは例えば胸膜下や葉間胸膜に結節がのっていることから分かる（図2c, →）。

ポイント
1. 2次小葉内構造と特定の関係をもたない分布をする結節影（ランダム分布）の鑑別診断
2. ランダム分布と誤認される可能性のある疾患と鑑別点

▶▶▶ 1. 解　説

　びまん性結節影の鑑別診断はすでに前章で詳しく述べてきた。ここでは2次小葉内構造物との関係で特定の関係をもたない結節の鑑別診断を述べる。2次小葉内の構造と特定の関係をもたないものはランダムな分布といい，主に血行散布性病変に対してつけられる。したがって，このような分布を示す疾患は少なく，血行性転移性肺腫瘍と粟粒結核が主な疾患となる。

　CT像でランダムな分布か否かを診断するのは難しくない。おのおのの結節が小葉中心や胸膜直下などに見られるだけでなく，はっきりと特定の構造（小葉中心の肺動脈や小葉間隔壁・胸膜）と関係のない部位にも相当数認められる場合ランダムな分布と判断する。言い換えると多発する結節影のうち，小葉中心，広義間質に分布する結節が画像所見上支配的でない時に用いられ，いわば除外診断的なところがある。

　小葉中心性分布や広義間質に分布をする疾患でも，少数の結節は一見してランダムに分布しているように見えることがあるが，そのような結節の数は全体からみれば少

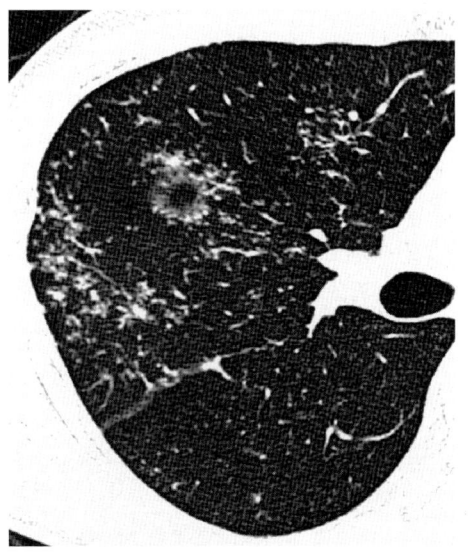
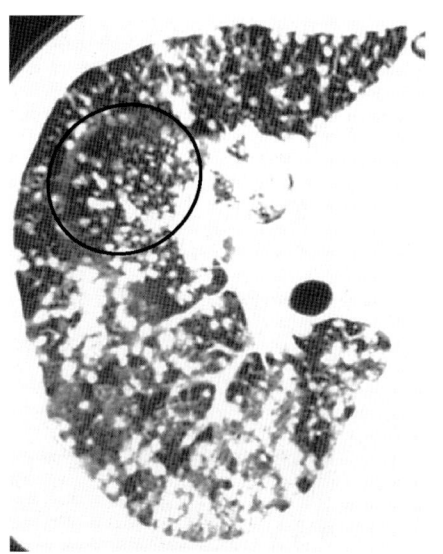

図3 29歳男性，サルコイドーシス
多数の粒状影が集族するように認められる。これらの結節は数が多く一見ランダムに分布しているようにも見える。しかし，多くは小葉中心や胸膜直下の広義間質に分布している。病変の軽い所を探して判断する必要がある。

図4 64歳男性，胃癌からの転移性肺腫瘍の例
背側では結節が密に分布し癒合傾向にあるため2次小葉内での分布が分かりにくい。それに対して，腹側では比較的結節が少なく（○囲み），葉間胸膜等の広義間質のほか，一つの2次小葉でも多数の粒状影が多数ばらばらに分布しているのが分かる。

数である。しかし，結節の数が極端に多い場合は小葉中心性分布，広義間質分布の結節でもランダムな分布と間違えることがあり，特に後者では難しい症例がある（図3）。数が多くなれば当然既存構造が見えにくくなり，また，既存構造以外の部分にも分布してくることは容易に想像できる。したがって，数が極端に多い場合などは慎重に判断する必要があり，あえて結節の数が少ない肺野を選んで判断することが賢明である（図4）。

また，当然のことながら2次小葉内構造物の診断にはHRCT像が欠かせない。通常の厚いスライスの画像で2次小葉内の病変を評価することはあえて危険を冒すようなものであり，なるべく条件のよいHRCT像に基づいて行うべきである。スライス厚は薄ければ薄いほど2次小葉内の構造物はよく分かるはずである。

▶▶ 2. 血行性転移性肺腫瘍

転移性肺腫瘍はある程度の大きさをもち，びまん性肺疾患と間違えることは少ないと考えられるが，一部の悪性腫瘍では数mm大のびまん性転移を生じる。甲状腺癌の肺転移は有名であるが，そのほかメラノーマ，乳癌，胃癌，膵臓癌，大腸癌などで見られるという。血行性転移の結節は明瞭な辺縁をもち，血流の多い下肺野により多く

認められる。また，末梢優位に分布する傾向が見られる。

▶▶▶ 3．粟粒結核

　菌が血中に入ってから，胸部単純像で見えるようになるまでには数週間かかると考えられている。71名の粟粒結核症例の胸部単純像での検討では，60〜70％の症例で粒状影の検出ができたが，そのような症例は結節の大きさがおおよそ3mmと報告されている[1]。CT特にHRCTでは，胸部単純像が正常または非特異的な症例でも結節の描出が可能である（**図5**）。HRCTでは粟粒結核の結節は数mm程度のものが多い

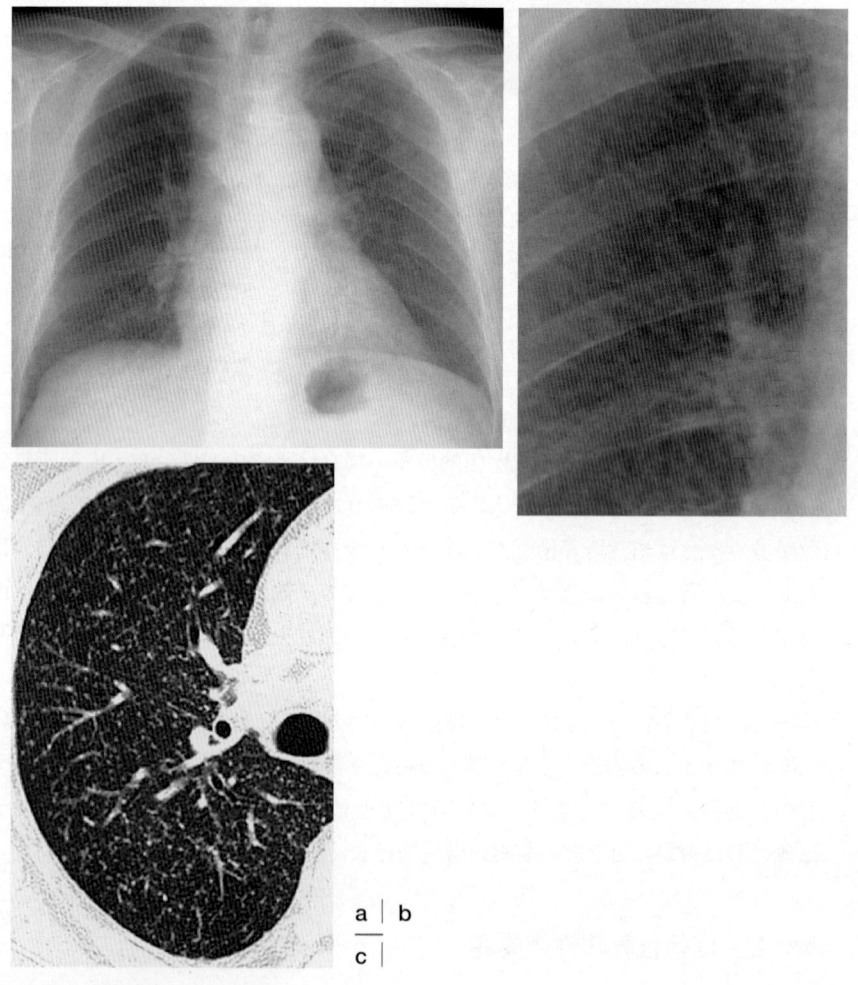

図5　73歳男性，粟粒結核
　a，b：胸部単純正面像。極めて微細な粒状影がびまん性に認められるが，遠目では（a）よく分からない。右上葉でわずかにその存在が分かる。
　c：HRCT像。微細な粒状影が密に分布している。2次小葉レベルで見ても，特にどこに分布しているといった特徴を欠く。

が，より小さいものまで描出可能である。結節はおおむね辺縁が明瞭であり，小さいが明瞭な印象を受ける。また，全肺野にびっしりと均一に分布するのが特徴で，ある部分だけ（区域，亜区域など）結節がないということは起こらない。随伴所見としてすりガラス陰影，網状影等を混在することが多く，すりガラス陰影が多い症例では呼吸状態が悪い傾向がある[2]。このような随伴陰影も小さな粟粒結核の感染巣が広義間質などにできあがった結果と考えられる。

血行性転移性肺腫瘍との鑑別点は，粒の大きさが一般的には粟粒結核で小さい傾向がある点，転移では結節の大きさが粟粒結核ほど均一ではなく大小が混じり合う傾向があることなどである[2]。

▶▶▶ 4．ランダム分布と間違う可能性のある疾患

広義間質に結節をつくるサルコイドーシスや珪肺，およびLangerhans cell histiocytosisはいずれも結節を生じるが，ランダムな分布と間違う可能性がある。

サルコイドーシスの結節は広義間質に分布する代表格であるが，画像所見は多彩であり結節が一見ランダムに見えることはまれにありうる（図3）。まったく同様のことは珪肺についても当てはまる（図6）。広義間質は小葉中心にも，胸膜直下にも分布しているため，一見してランダムに見えることがありうる。これら二疾患はいずれも病変が主に上肺野に分布することが特徴であり，縦隔条件でもリンパ節に特徴的な所見が出ることが多いので，所見をくまなく採ったうえで診断すれば間違うことは少

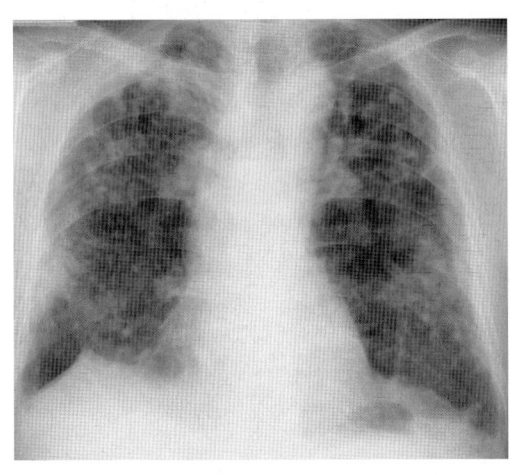
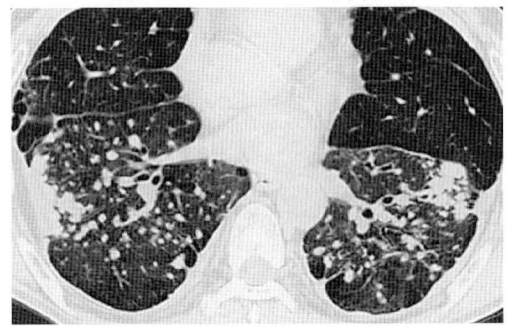

a | b

図6　64歳男性，珪肺症
　a：胸部単純正面像。両側びまん性結節影が見られ，いくつかの大陰影（塊状影）が混在している。右では胸膜肥厚や肋骨横隔膜角の鈍化が認められ，胸膜疾患の合併を示唆する。
　b：HRCT像（下肺静脈レベル）。両側下葉にやや大きめの結節影が散在性に認められる。大小があり，一部で密に分布して癒合影を形成しているが，おおむね小葉中心に存在しているようである。ランダム分布との相違点は結節影がおおむね均一な間隔で存在していることである。

ない。また，繰り返しになるが，結節は密な分布をする部位を避けて，むしろ少ないところで見た方が2次小葉との関係は分かりやすいものである。

　Langerhans cell histiocytosisはやはり上肺野に選択的に病変が分布する。かつ，病初期は結節であるが，徐々に空洞性の結節を混在し，最終的には線維化，すなわち網状影を主体とする病変に変化する。網状影が混在したりすると小葉中心性の特徴が不明瞭になりランダムに分布するものと鑑別が難しくなる可能性がある（図7）。病理学的には末梢気道周囲の間質にLangerhans cell，リンパ球，マクロファージ，好酸球，形質細胞などが浸潤し，時間とともに線維芽細胞浸潤を伴う肉芽に置き換わる。病変は末梢気道であり必ずしも小葉中心とは限らず，HRCT像でも結節は時に小葉中心から外れているように見えることがある。上肺野に選択的に分布すること，必ずcurrent smokerであること等が鑑別の糸口になる。診断は画像所見だけではなく，臨床情報が重要であるということはこういうところにもいえる。放射線科医に読影を依頼する際にはできるだけ臨床情報を提供していただきたい。

　その他，まれな疾患として血行性に病変が始まるものとして，脂肪塞栓症がある。外傷や手術後数日後に発症する急性呼吸不全で，骨折などに伴う骨髄脂肪が塞栓子となった肺動脈塞栓症である。脂肪は単なる塞栓子としてではなく，肺動脈末梢で強い炎症反応を惹起すると考えられており，急性呼吸不全の原因となる。CT像ではびまん性のすりガラス陰影とともに大小の結節影を混在して認める[3]。肺動脈末梢に生じるためランダムな分布となるが，一部の肺動脈は小葉中心にあるため小葉中心性に見

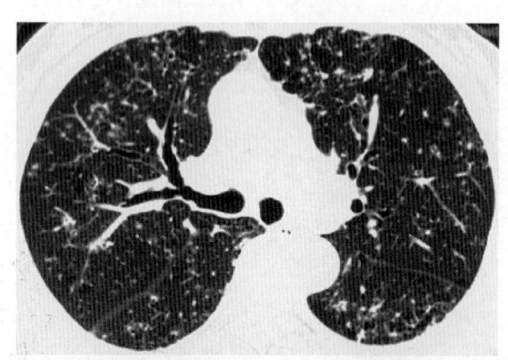

図7　71歳女性，ランゲルハンス組織球症
基本的に小葉中心性に結節を形成する疾患である。本症例では結節以外に網状影や囊胞の形成が見られる。結節は小葉中心性の特徴を備えたものもあれば，はっきりとそう言えないものも見られる。特に囊胞の周辺で網状影がある部分では既存構造が変化しているためか分かりにくい。

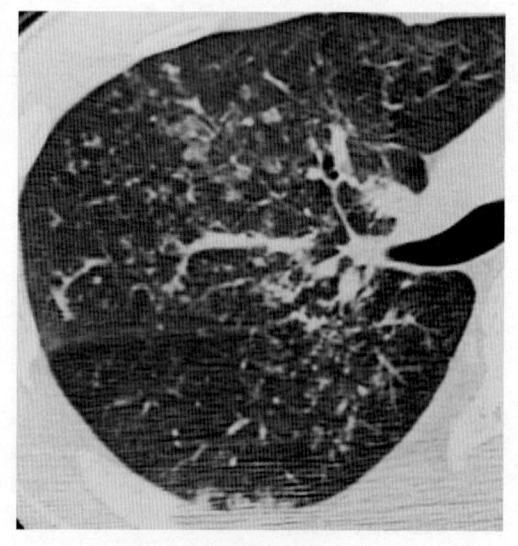

図8　24歳男性，肺脂肪塞栓症
肺門側ではすりガラス陰影が主体となっている。末梢側では肺動脈と連続するように微細な結節影が見られる。場所からいえば小葉中心に相当するが，疾患の病態から考えると必ずしもそうではないはずである。

えることがある（図8）。

　水痘後肺炎（varicella-zoster pneumonia）もウイルス血症による肺病変が起こり肺炎を発症する。肺炎は通常のものと異なり結節状の陰影を呈するのが特徴で，血行性に肺感染症が成立するため基本的にランダムな分布となる（図9）[4]。病状が進行すれば結節影からすりガラス陰影，consolidationへと広がる。病変は治癒後も数mm大の石灰化を伴う結節影として残ることがあり，本肺炎の既往を示唆するものとして特徴的であるといわれている。

　サイトメガロウイルス肺炎でもランダムに分布する結節が起こりうる（図10）。サイトメガロウイルス肺炎では6割に結節を合併するが，1割程度では結節のみの症例がある[5]。サイトメガロウイルス肺炎は全身性の感染症であり，血行性に肺炎を生じる。経気道感染症ではないので，小葉中心性の病変は基本的にはみられない。臨床的には，肺炎は臓器移植や骨髄移植後の患者に起こりやすく，AIDSでは病期がかなり進行してから感染しうるので，そのような状況にある患者では容易に診断を疑うことができるであろう。

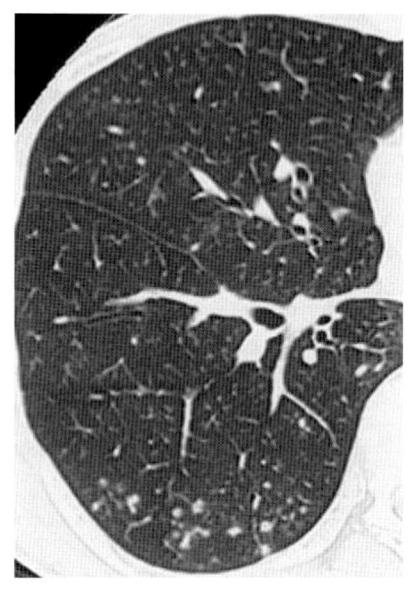

図9　34歳男性，varicella-zoster pneumonia
右下葉背側に大小の粒状影が散在性に認められる。2/3ほどは小葉中心性であるが，残りは特定の構造物と関係をもっていない。ランダム分布の結節影の例である。

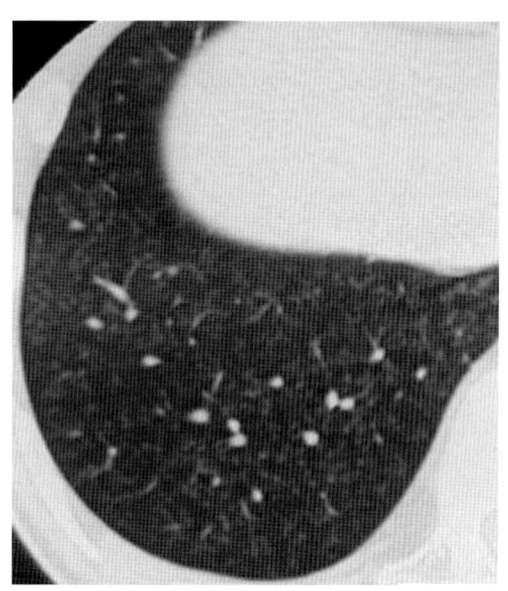

図10　21歳男性，サイトメガロウイルス肺炎，急性白血病で加療中
右下葉レベルでのHRCT像では，極めて小さな粒状影が無数に見られる。2次小葉レベルよりさらに細かな粒でありランダムな分布とみなせる。粟粒結核と区別が難しい。

文 献

1) Kwong JS, Carignan S, Kang EY, et al. Miliary tuberculosis. Diagnostic accuracy of chest radiography. Chest 1996 ; 110 : 339-42.
2) Hong SH, Im JG, Lee JS, et al. High resolution CT findings of miliary tuberculosis. J Comput Assist Tomogr 1998 ; 22 : 220-4.
3) Arakawa H, Kurihara Y, Nakajima Y. Pulmonary fat embolism syndrome : CT findings in six patients. J Comput Assist Tomogr 2000 ; 24 : 24-9.
4) Kim JS, Ryu CW, Lee SI, et al. High-resolution CT findings of varicella-zoster pneumonia. AJR Am J Roentgenol 1999 ; 172 : 113-6.
5) Franquet T, Lee KS, Muller NL. Thin-section CT findings in 32 immunocompromised patients with cytomegalovirus pneumonia who do not have AIDS. AJR Am J Roentgenol 2003 ; 181 : 1059-63.

第3章 びまん性肺疾患（3）

びまん性すりガラス陰影

▶▶ 症　例

症例 1

　62歳，女性。数日前から呼吸困難感が出現，急激に増悪した。胸部単純正面像（図1a）とHRCT像（図1b）を提示する。患者は慢性肝炎のため，薬物治療を受けている。

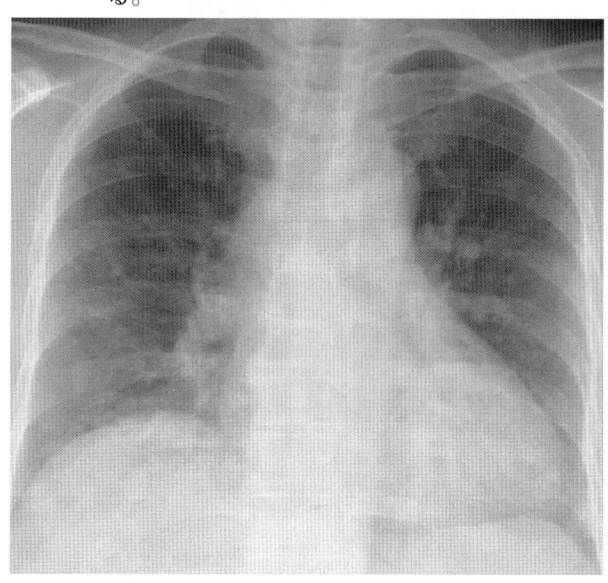
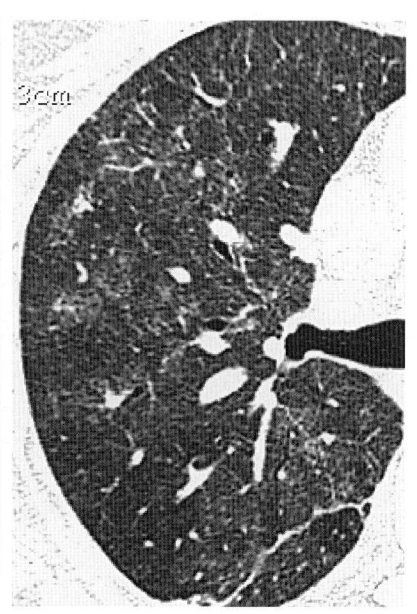

図1 a｜b

症例 2

　65歳，男性。最近，動作時呼吸困難感があった。胸部単純正面像（図2a）とHRCT像（図2b）を提示する。

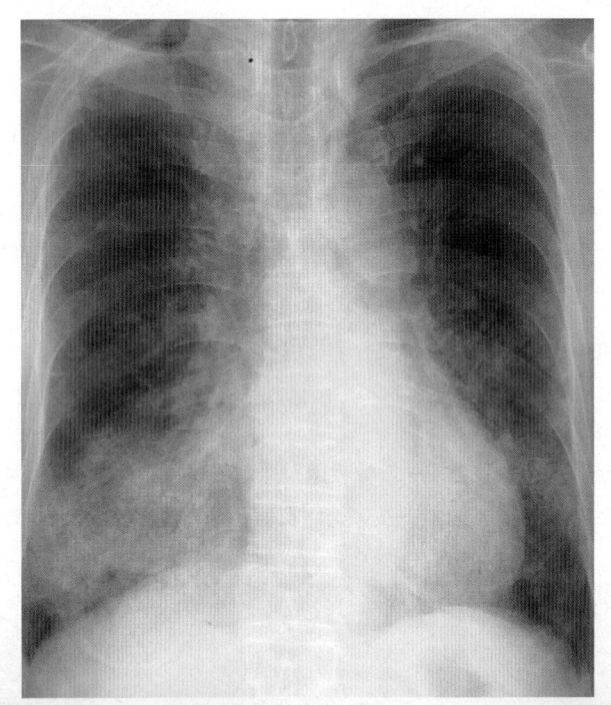
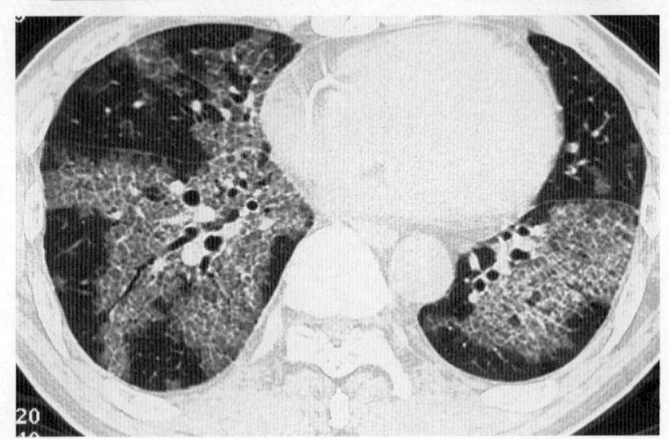

図2　a/b

症例 3

81歳，女性。1カ月前から倦怠感，微熱などの症状があった。数日前から急速に呼吸困難が進行し，入院となった。入院直後に挿管となる。入院時胸部単純正面像（図3a）とHRCT像（図3b）を提示する。

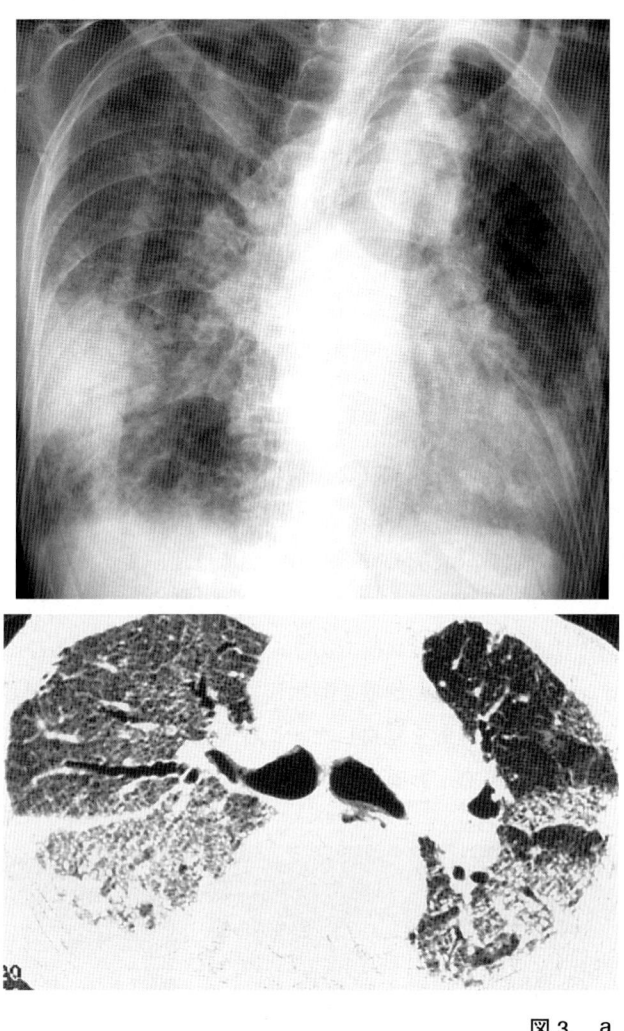

図3 a / b

▶▶▶ 所見の解説と鑑別診断

症例 1

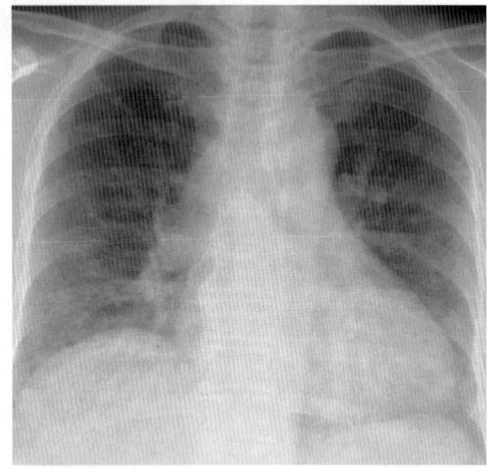
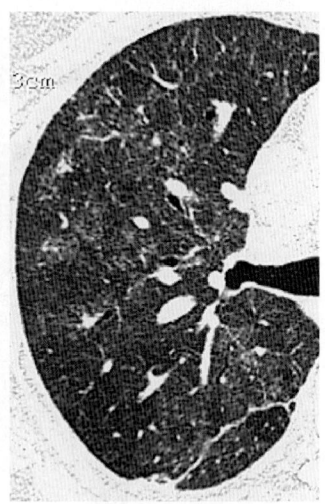

図1 a|b

　胸部単純正面像では両側びまん性にすりガラス陰影を認める（図1a）。軽度の心拡大は臥位のためと考えられる。

　HRCT像，気管分岐部やや下での撮影では，びまん性にすりガラス陰影が見られる（図1b）。すりガラス陰影は若干ムラがあるが，網状影や牽引性気管支拡張症もない。画像的にはまったく非特異的であり，無数の鑑別診断があがる。感染の兆候がないこと，インターフェロンの治療を開始して間もないことなどから，薬剤性肺炎を疑われた。薬剤を中止し経過を観察したところ，改善が見られたことより，インターフェロンによる薬剤性肺炎と診断した。

症例 2

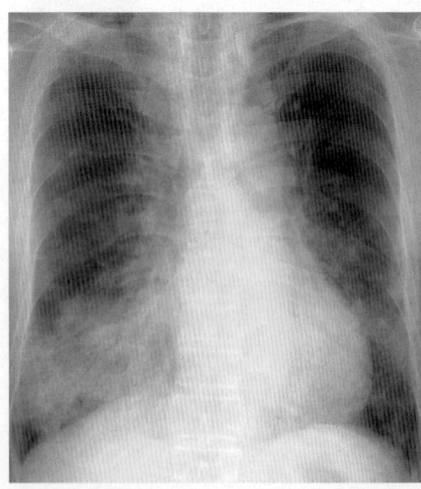
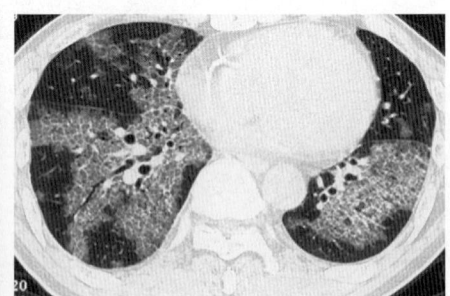

図2 a|b

胸部単純正面像では両側下肺野中心にすりガラス陰影からconsolidationを認める（図2a）。陰影は右に強いが，容積減少などは見られない。

　下肺野でのHRCT像では地図状のすりガラス陰影が見られ，内部に小葉間隔壁および小葉内網状影が認められる（図2b）。Crazy-paving appearanceといわれる所見である。やや慢性に経過していることから，肺胞蛋白症（PAP），慢性好酸球性肺炎（CEP）/COP，肺胞上皮癌あたりを考える。病変分布はCEP/COPに見られる末梢優位パターンではなく，すりガラス陰影の性状も異なり典型的ではない。肺胞蛋白症が最も疑われる。

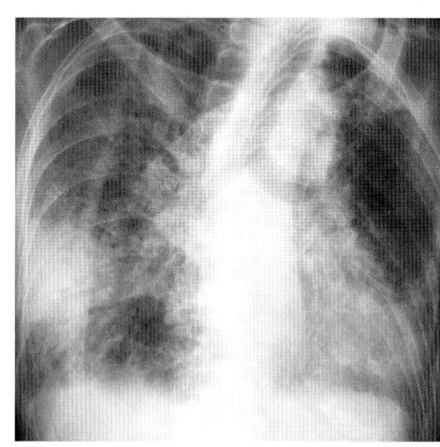

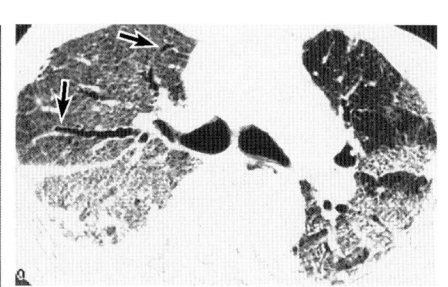

図3　a｜b

　症例は81歳と高齢である。全身症状がしばらく前からあって，急速に呼吸器症状が出ている。胸部単純像では右下肺野にconsolidationがあり，肺炎様であるが，全肺野にすりガラス陰影も認められる（図3a）。この時点で，重症肺炎が考えられる。HRCT像では息止めがうまくいっていないがおおよその状況が把握可能である（図3b）。陰影はやはりびまん性すりガラス陰影である。ポイントはすりガラス陰影の中に牽引性気管支拡張症（→）が見えることであり，すりガラス陰影が線維化・器質化を起こしている病変であることが推測できる。このように広範囲にすりガラス陰影があり，線維化を生じる病変・病態としてはARDSや急性間質性肺炎が考えられる。患者は数日の経過で呼吸不全で死亡した。剖検が行われ，右中葉の結核性肺炎と全肺野に及ぶdiffuse alveolar damage（DAD）が証明された。

> **ポイント**
> 1. すりガラス陰影の定義
> 2. すりガラス陰影の成因
> 3. すりガラス陰影を呈する疾患の鑑別
> 4. すりガラス陰影の臨床病理学的意義

▶▶ 1. すりガラス陰影の定義

　ある程度の範囲に渡りぼんやりとした濃度上昇域があり，その中は肺血管が透けて見える程度である場合，すりガラス陰影と診断する。すりガラス陰影は極めて軽微なものから，より陰影の強いconsolidationの一歩手前程度までを含み，しばしば周囲にconsolidationを伴ったり，網状影が混在したりする。異常陰影の主体がconsolidationであれば，すりガラス陰影を呈する疾患とみなさない方がよい。

▶▶ 2. すりガラス陰影の成因

1）間質性疾患 vs. 肺胞性疾患
　間質の病変，肺胞腔内の病変いずれにおいてもすりガラス陰影を呈するということは重要である。
　間質性疾患の場合，肺胞隔壁，小葉間隔壁などの肥厚がびまん性に存在し，肺胞腔内浸出物が少量である場合，CT像では全体にぼんやりとした濃度上昇，すなわちすりガラス陰影を呈しうる。肺胞性疾患の場合，肺胞腔内に浸出液や細胞成分がある程度貯留するとすりガラス陰影に，それ以上貯留するとconsolidationとなる。すなわち，すりガラス陰影は間質性・肺胞性疾患の鑑別にはならない非特異的所見であるということに留意してほしい。

2）すりガラス陰影に伴ってみられる陰影
　すりガラス陰影は単独で存在する場合のほか，網状影と混在する場合，consolidationが一部に混じる場合，気管支拡張が内部に見える場合等種々の情況がありうる。
　すりガラス陰影のみの時は，鑑別診断は多岐に渡り，画像所見自体は極めて非特異的である。すりガラス陰影単独の時には病変分布もあてにならないことが多い。臨床情報が重要になる。
　すりガラス陰影に大きさのそろった網状影が重なる陰影は"crazy-paving" appearanceといわれ，かつて肺胞蛋白症の特異的所見とみなされたが，その後，種々の疾患で見られる非特異的所見であることに落ち着いた[1]。すりガラス陰影を覆う網状影の成因については，病理学的に肺胞腔を埋める浸出物が不均一に分布しているためだったり，実際間質に肥厚が見られる場合と2通りあることが分かっている[2]。

表1 HRCT像ですりガラス影を主体とする陰影を呈する疾患

疾患	経過
特発性間質性肺炎のグループ	急性〜慢性
肺水腫	急性
肺炎（特に非定型）	急性
肺胞出血	急性
過敏性肺臓炎	亜急性
慢性好酸球性肺炎	亜急性・慢性
急性好酸球性肺炎	急性
放射線肺臓炎	急性
肺胞蛋白症	慢性
サルコイドーシス	慢性
ルポイド肺炎	亜急性・慢性

　同じ網状影でもより細やかな網状影や，逆に大小不同の線状・網状影を混在する例は間質性肺炎のグループである可能性が高く，病変分布と併せて画像的にある程度鑑別を絞ることが可能になる。

　すりガラス陰影の中に気管支拡張が見られることがある。実際，拡張がない場合でも周囲に陰影があると拡張したように錯覚するので，確実に開いていると思わなければそう判断すべきではない。気管支が拡張しているのは多くの場合肺に器質化と線維化が起こっているサインと考えられる。したがって多くの場合間質性肺炎であり，肺胞性疾患でもある程度時間が経っている場合である。逆に，気管支拡張症が先にあって周囲にすりガラス陰影が出現することはありうるが，鑑別に困ることは少ない。こうした，随伴所見を見つけることが診断に結びつく。

▶▶▶ 3．すりガラス陰影を呈する疾患

　実に多くの疾患においてすりガラス陰影を呈しうる（**表1**）。
　したがって，鑑別は多岐にわたる。本書ではすりガラス陰影を主体とするもので，かつ比較的頻度の高い疾患に話を限定したい。

1）特発性間質性肺炎のグループ

　IPF/UIPを除くほとんどの疾患で主となる所見である。特発性間質性肺炎は最近グループ分類が新たになったが[3]，相変わらず問題点も多く将来再分類がなされる可能性が高いと考えている。この中で，non-specific interstitial pneumonia（NSIP），cryptogenic organizing pneumonia（COP）およびacute interstitial pneumonia（AIP）が比較的多く遭遇する疾患であり，desquamative interstitial pneumonia/respiratory bronchiolitis interstitial lung disease（DIP/RB-ILD），lymphoid interstitial pneumo-

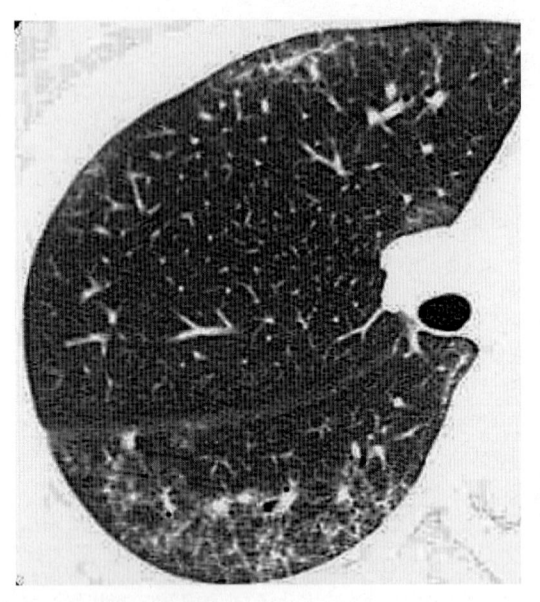

図4 NSIP。45歳女性。
右上肺野拡大像。胸膜直下を中心としたすりガラス陰影を認める。軽度の網状影が混在する。陰影自体は非特異的であるが，病変分布などを考慮すると間質性肺炎を強く疑う。

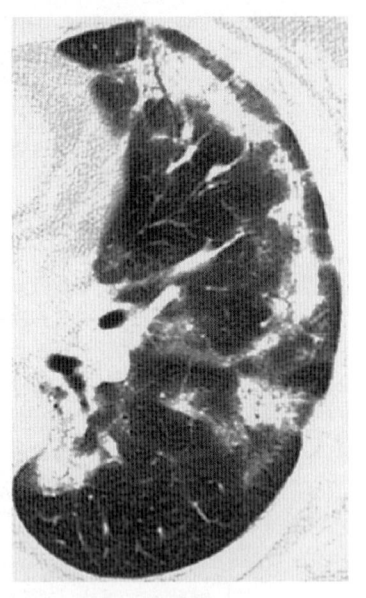

図5 NSIP。61歳女性。
左中肺野HRCT像。末梢優位のconsolidationとびまん性すりガラス陰影を認める。CT像上はCOP/CEPを強く示唆する所見である。

nia（LIP）等は比較的まれである。

　NSIPのHRCT所見は肺野末梢優位のびまん性すりガラス陰影であり（図4），病理学的線維化が強い症例ほど，網状影や牽引性気管支拡張症を伴う傾向がある[4]。病変分布は末梢優位・下肺優位のものが多いが，そうでない症例が相当数（40％程度）あり，UIPとの一相違点である[5]。網状影を伴ったり，むしろ主としてconsolidationが全面にでる症例もある。Honeycombを呈する症例は少ないもののfibrotic typeで見られることがあるので，CT像上UIPとの鑑別が問題となる可能性がある。HRCTでの診断は，DIPとの鑑別が難しく，COP，IPF/UIPと鑑別が難しい症例が存在することは留意すべきである[6]（図5）。

　COPはconsolidationまたはすりガラス陰影を主体とする疾患である。陰影は両側末梢または気管支血管束優位であり，20％程度の症例では結節を主体とする[7][8]（図6）。すりガラス陰影を主体とするCOPは筆者の経験ではむしろ少なく10％程度である[9]。胸水は他の特発性間質性肺炎ではまれにしか観察されないが，3割程度に認められるのは鑑別点になりうる[10]。病理学的に器質化・線維化を伴い牽引性気管支拡張症や太い網状影（帯状影）を呈することはしばしば認められるが，UIP等とは明らかに様相が異なり迷うことはない。ただ，NSIPとは鑑別が難しい症例があり注意が必要である。また，慢性好酸球性肺炎（CEP）との鑑別はかなり難しいので，一般的にCT像ではCOPを疑う際には同時にCEPも同列に疑うべきである[9]。

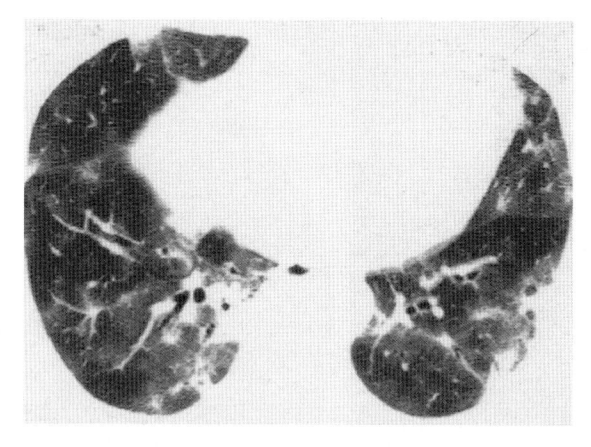

図6 COP（TBLB標本で診断）。58歳女性。
HRCT像では気管支血管束に沿うconsolidationとともに，びまん性すりガラス陰影を認める。容積減少もあり，間質性肺炎のグループに属する疾患であることが分かる。

　AIPは特発性間質性肺炎の中で最も画像の変化が短期間で起こる点で，胸部単純像が診断に重要である。すりガラス陰影を主体とし，網状影やconsolidationを伴う(**図7**)。短期間で浸出期・増殖期・線維化と進行するため，撮影された時期による画像の特徴がある。すなわち，発症後時間が経つほどすりガラス陰影は広くなり，牽引性気管支拡張症が進行する[11]。病変の分布はびまん性で一定の傾向をもたないが，時間を経た症例では荷重部に陰影が強い傾向がある。Honeycombも発症時には当然存在しないが，わずか数週間で完成する症例がある。発症当初からhoneycombや高度の網状影・細気管支拡張症が見られれば，UIP等の間質性肺炎の急性増悪ととらえるべきで，AIPはあくまで原因の不明な基礎疾患のないものに適応される。

2）ARDS

　種々の原因による急性肺傷害で，一定の限界を超えたものの総称である[12]。原因が肺疾患によるのか，肺外にあるのかによるCT像上の相違点がいくつかあるが，基本的にびまん性すりガラス陰影を呈する。肺が原因の場合はconsolidationが増え，すりガラス陰影は同程度肺を侵すとともに，陰影の分布は左右非対称・不均一の傾向が強い。肺外に原因がある場合はすりガラス陰影が主体で陰影の分布も比較的均一な傾向にある[13]。Consolidationが多いほど予後が悪い。治療とともに，こうした肺実質陰影は消失し，網状影が残る。網状影は非荷重部に強く残るといわれていて，おそらく長期の人工呼吸による障害が陰影の少ない肺を直撃したためと考えられている[14]。

　経過が早いという特徴はAIPと同じであり，すりガラス陰影やconsolidationに牽引性気管支拡張症を伴う点も同様である。病理学的にも両者はdiffuse alveolar damageという点で共通しているからであろう。

3）肺胞蛋白症

　すりガラス陰影を主体とする疾患である。すりガラス陰影は小葉間隔壁で境界される，geographic distributionが特徴である[15]。病変分布には偏りが少なく，ほぼ全肺

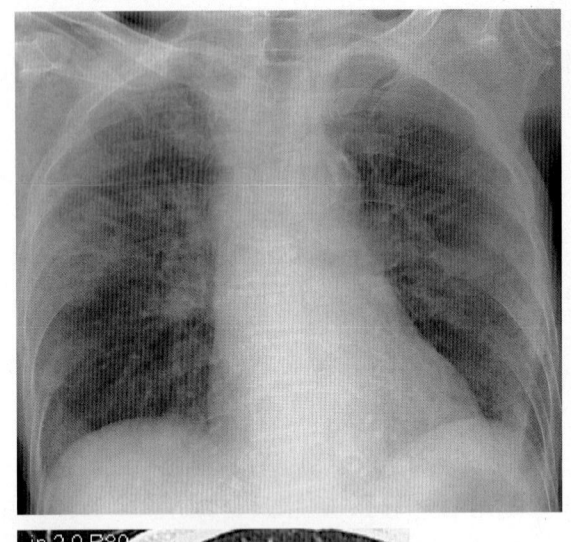

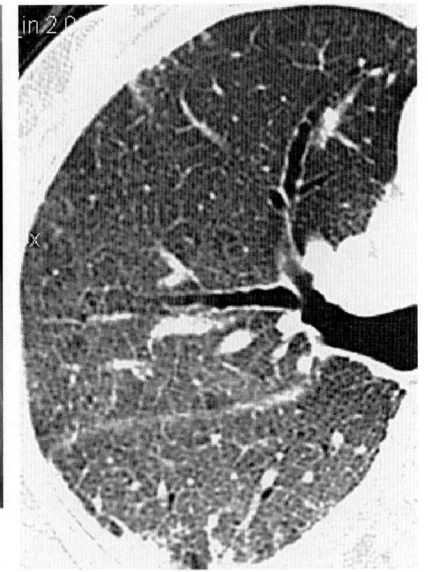

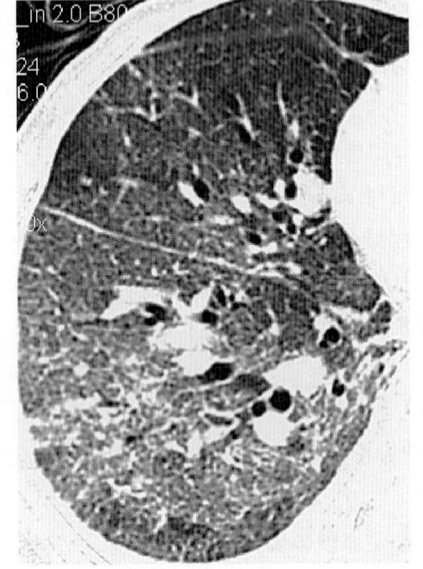

図7 AIP。76歳女性。
a：胸部単純正面像ではびまん性にすりガラス陰影を認める。
b, c：HRCT右上肺野拡大像でも，すりガラス陰影が見られるが内部に細かい網状影があり，さらに牽引性気管支拡張症を認める。発症からすでに数日が経過している症例。

野に均等に分布する。すりガラス陰影の内部には2次小葉より小さな網目状の網状影が覆っており，これがいわゆるcrazy-paving appearanceといわれる。

4）感染症

感染症ですりガラス陰影がある広がりをもって見られることはまれではない。特に冬場においては非特異的な感染症としてびまん性すりガラス陰影の肺炎を経験することが少なくない（図8）。すりガラス陰影は特に非定型肺炎でびまん性に見られる傾向がある[16]。すなわち，細菌感染では主にconsolidationを主体としすりガラス陰影は随伴所見に過ぎないのに対し，ウイルス肺炎はすりガラス陰影を主体とすることが多い[17,18]（図9）。これは最近問題となっているSARSについても同様である[19]。

ニューモシスティス肺炎のHRCT所見は両側びまん性すりガラス陰影が60％以上

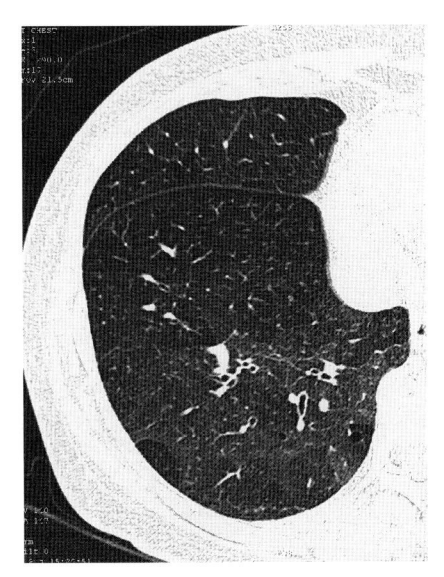

図8 ウイルス性肺炎。42歳女性。
HRCT像ではごく淡いながら広い範囲にすりガラス陰影が広がっている。両側肺に見られた。所見としては極めて非特異的である。

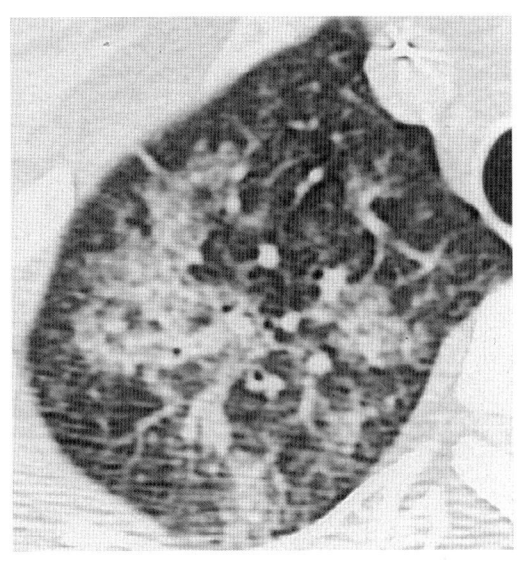

図9 サイトメガロウイルス肺炎。31歳男性，骨髄移植後。
右肺尖部拡大像。やや濃厚なすりガラス陰影が末梢を残す形で分布している。

に見られるほか（**図10**），囊胞形成が30～40％（**図11**），線状網状影が20％前後などである[20)21)]。その他の結節を混在することもあり，画像所見は多彩である。すりガラス陰影は健常部と明瞭に境されたいわゆるpatchwork patternをとることが多い。Consolidationはすりガラス陰影の範囲が広い症例で見られる傾向がある。病期によって陰影に変化が見られ，病初期には主にすりガラス陰影が主体，治癒期になると網状影が見られるようになる。囊胞はしばしば破裂し気胸を呈する。病変は肺門部中心・上肺野中心であることが多い。

5）肺胞出血

びまん性肺胞出血はGoodpasture症候群，肺ヘモシデローシス，SLE・Wegener肉芽腫症・ANCA関連血管炎などの膠原病などに合併して起こる。CT所見はびまん性すりガラス陰影にconsolidationが混じったり混じらなかったりする（**図12**）。また，過敏性肺炎に似た小葉中心性すりガラス陰影（結節状）を呈する症例もある。数日間で小葉間隔壁が肥厚し，crazy-pavingを呈したり，荷重部にすりガラス陰影が移動する症例も見られる。肺胞出血は比較的短期間で陰影が移動するのが特徴であるが，小葉中心性のすりガラス陰影でくるタイプは動きが少ない印象がある。基礎疾患があり，微少な出血を繰り返している場合などは動きが少ないかも知れない。これは，あくまでも筆者の印象である。

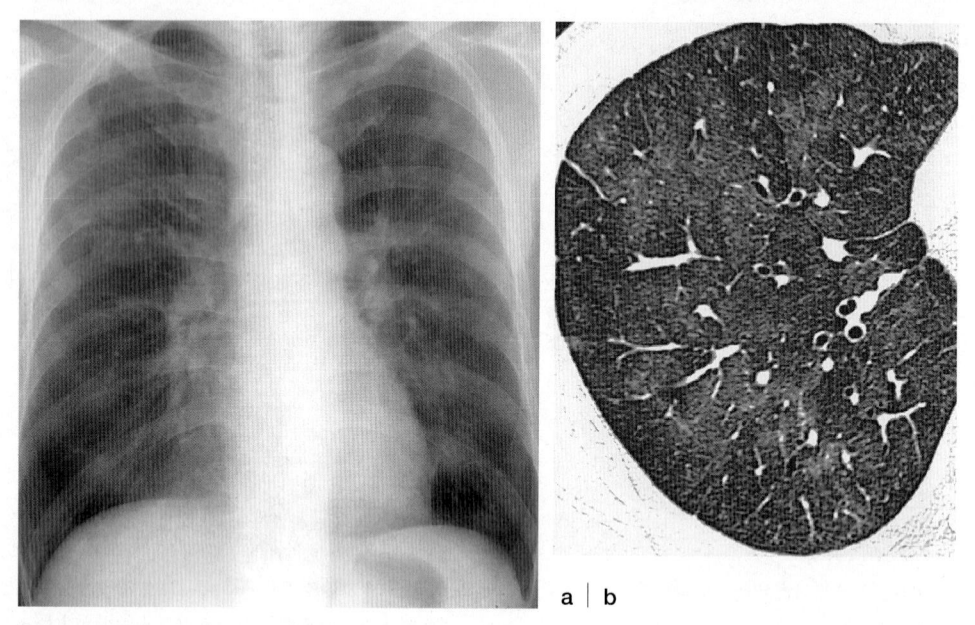

図10 ニューモシスティス肺炎。52歳男性。
　　a： 胸部単純像ではほぼ正常である。
　　b： HRCT像では極めて軽度のすりガラス陰影がびまん性に肺野に広がる。所見は非特異的である。

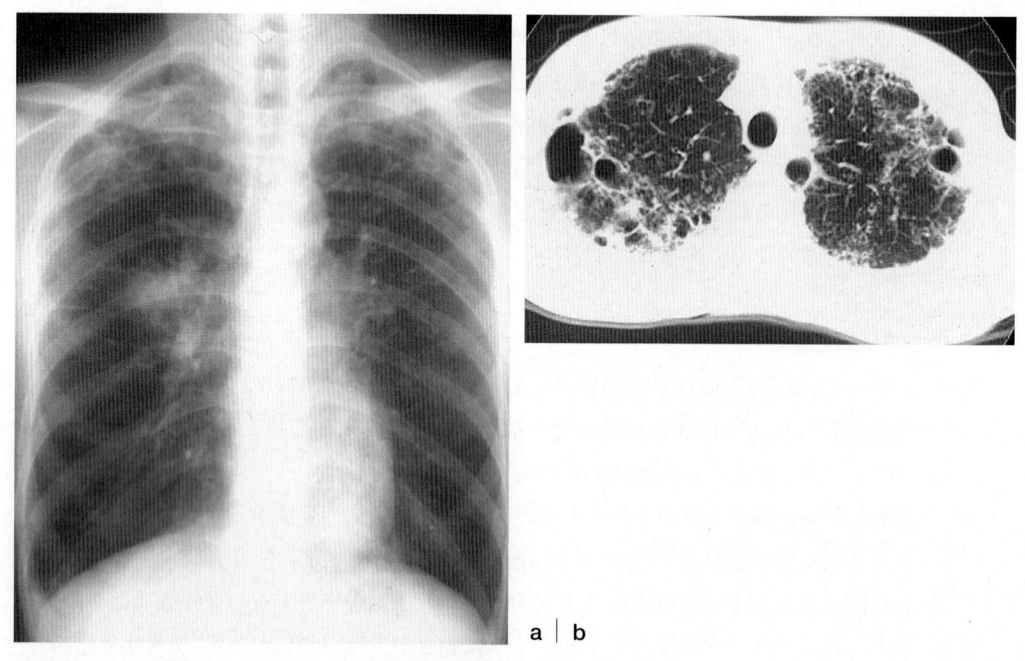

図11 ニューモシスティス肺炎。21歳男性。HIV陽性。
　　a： 胸部単純正面像では両側上肺野に網状影と胸膜下に多数のブラを認める。右肺門部には腫瘤影を認める。
　　b： HRCT像では胸膜直下にブラの形成が見られると同時に，びまん性すりガラス陰影が肺野に見られる。HIV陽性であり，このような画像所見があればニューモシスティス肺炎を強く疑う。

a | b

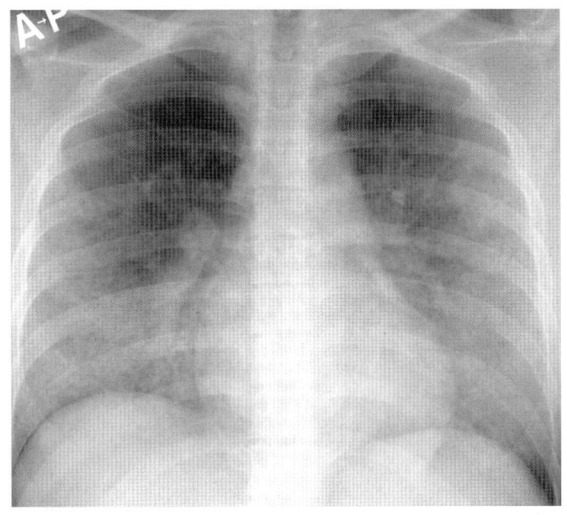

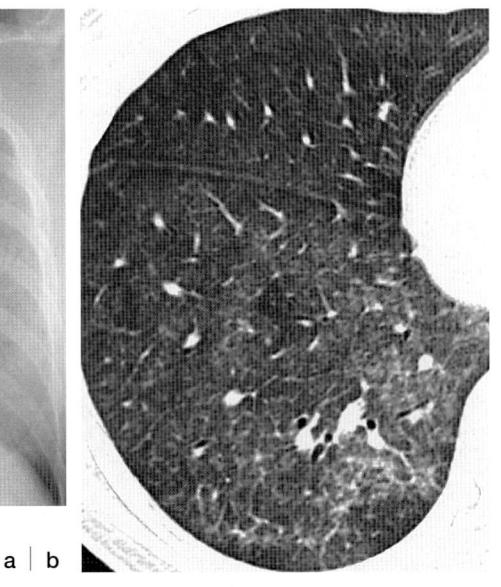

図12 肺胞出血。22歳女性。SLE，C-ANCA陽性例。
- **a**：胸部単純正面像ではびまん性にすりガラス陰影を両側肺に認める。
- **b**：右下葉のHRCT像ではすりガラス陰影に軽度の網状影が混在する。しかし，気管支拡張などの線維化・器質化所見は認められない。所見としては非特異的である。

6）その他

　以前の章で登場したいくつかの疾患がすりガラス陰影を主体とした異常陰影を呈する。忘れてならないのは，「小葉中心性結節」を呈する疾患で登場した過敏性肺臓炎と「広義間質」病変で登場したサルコイドーシスである。（亜急性）過敏性肺臓炎はすりガラス陰影で発症することも多く，おおよそ結節で発症するタイプと互角の頻度と考えられる。下肺野に強い傾向があるが，おおむね全肺野に分布する。その他，呼気CT像を撮影すると陰影のないところにはair trappingが高頻度に見られるのが特徴で，この所見は他疾患では必ずしもよく見られるものではないことから鑑別点になりうると筆者は考えている。
　サルコイドーシスは基本的に粒状影でくる疾患であるが，粒が極めて小さい時などはすりガラス陰影と間違えかねない（**図13**）。よく見るとどこかに粒が見えるかもしれないので，HRCT像を撮影して細部を観察することが必要である。

▶▶▶ 4．まとめ

　すりガラス陰影を呈する疾患は多く，所見自体非特異的であるものが大半である。その中でどうやって画像上鑑別を絞っていくかを，以下の点を中心に述べた。
　①すりガラス陰影だけなのか，そうでないのか
　②病変分布

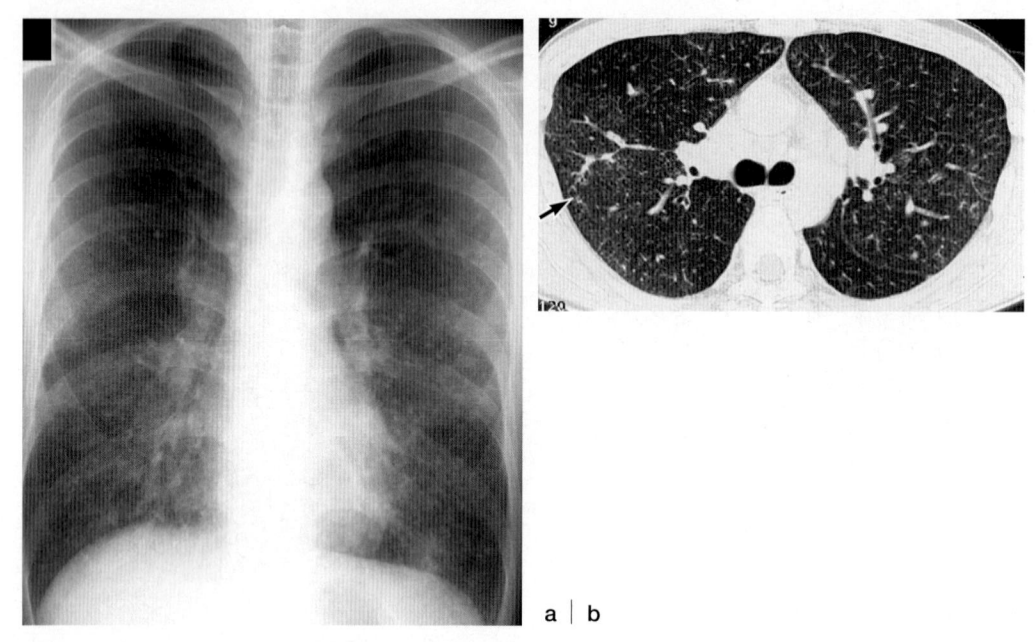

図13 サルコイドーシス。29歳男性。
a： 胸部単純正面像では両側中・下肺野にびまん性すりガラス陰影を認める。
b： HRCT像ではすりガラス陰影の中に拡張した気腔（→）が同定でき，網状に見える。TBLBの標本では密度の高い肉芽腫が認められた。ある程度線維化が進行したものと画像から考えられる。

　　③臨床情報
　　④時間的変化（胸部単純像など）

▶▶▶ 文　献

1) Murayama S, Murakami J, Yabuuchi H, et al. "Crazy paving appearance" on high resolution CT in various diseases. J Comput Assist Tomogr 1999 ; 23 : 749-52.
2) Johkoh T, Itoh H, Muller NL, et al. Crazy-paving appearance at thin-section CT : Spectrum of disease and pathologic findings. Radiology 1999 ; 211 : 155-60.
3) American Thoracic Society/European Respiratory Society International Multidisciplinary Consensus Classification of the Idiopathic Interstitial Pneumonias. This joint statement of the American Thoracic Society (ATS), and the European Respiratory Society (ERS) was adopted by the ATS board of directors, June 2001 and by the ERS Executive Committee, June 2001. Am J Respir Crit Care Med 2002 ; 165 : 277-304.
4) Johkoh T, Muller NL, Colby TV, et al. Nonspecific interstitial pneumonia : Correlation between thinsection CT findings and pathologic subgroups in 55patients. Radiology 2002 ; 225 : 199-204.
5) MacDonald SL, Rubens MB, Hansell DM, et al. Nonspecific interstitial pneumonia and usual interstitial pneumonia : Comparative appearances at and diagnostic accuracy of thin-section CT. Radiology 2001 ; 221 : 600-5.
6) Johkoh T, Muller NL, Cartier Y, et al. Idiopathic interstitial pneumonias : Diagnostic accuracy of thin-section CT in 129 patients. Radiology 1999 ; 211 : 555-60.
7) Akira M, Yamamoto S, Sakatani M. Bronchiolitis obliterans organizing pneumonia manifesting as multiple large nodules or masses. AJR Am J Roentgenol 1998 ; 170 : 291-5.
8) Lee KS, Kullnig P, Hartman TE, et al. Cryptogenic organizing pneumonia : CT findings in 43 patients. AJR Am J Roentgenol 1994 ; 162 : 543-6.

9) Arakawa H, Kurihara Y, Niimi H, et al. Bronchiolitis obliterans with organizing pneumonia versus chronic eosinophilic pneumonia : High-resolution CT findings in 81 patients. AJR Am J Roentgenol 2001 ; 176 : 1053-8.
10) Muller NL, Staples CA, Miller RR. Bronchiolitis obliterans organizing pneumonia : CT features in 14 patients. AJR Am J Roentgenol 1990 ; 154 : 983-7.
11) Johkoh T, Muller NL, Taniguchi H, et al. Acute interstitial pneumonia : Thin-section CT findings in 36 patients. Radiology 1999 ; 211 : 859-63.
12) Bernard GR, Artigas A, Brigham KL, et al. Report of the American-European consensus conference on ARDS : Definitions, mechanisms, relevant outcomes and clinical trial coordination. The Consensus Committee. Intensive Care Med 1994 ; 20 : 225-32.
13) Goodman LR, Fumagalli R, Tagliabue P, et al. Adult respiratory distress syndrome due to pulmonary and extrapulmonary causes : CT, clinical, and functional correlations. Radiology 1999 ; 213 : 545-52.
14) Desai SR, Wells AU, Rubens MB, et al. Acute respiratory distress syndrome : CT abnormalities at long-term follow-up. Radiology 1999 ; 210 : 29-35.
15) Holbert JM, Costello P, Li W, et al. CT features of pulmonary alveolar proteinosis. AJR Am J Roentgenol 2001 ; 176:1287-94.
16) Tanaka N, Matsumoto T, Kuramitsu T, et al. High resolution CT findings in community-acquired pneumonia. J Comput Assist Tomogr 1996 ; 20 : 600-8.
17) Aquino SL, Dunagan DP, Chiles C, et al. Herpes simplex virus 1 pneumonia : Patterns on CT scans and conventional chest radiographs. J Comput Assist Tomogr 1998 ; 22 : 795-800.
18) McGuinness G, Scholes JV, Garay SM, et al. Cytomegalovirus pneumonitis : Spectrum of parenchymal CT findings with pathologic correlation in 21 AIDS patients. Radiology 1994 ; 192 : 451-9.
19) Wong KT, Antonio GE, Hui DSC, et al. Thin-section CT of severe acute respiratory syndrome : evaluation of 73 patients exposed to or with the disease. Radiology 2003 ; 228 : 395-400.
20) Kuhlman JE, Kavuru M, Fishman EK, et al. Pneumocystis carinii pneumonia : Spectrum of parenchymal CT findings. Radiology 1990 ; 175 : 711-4.
21) Hartman TE, Primack SL, Muller NL, et al. Diagnosis of thoracic complications in AIDS : Accuracy of CT. AJR Am J Roentgenol 1994 ; 162 : 547-53.

第4章 びまん性肺疾患（4）

びまん性 consolidation

▶▶ 症 例

症例 1

　54歳，男性。数カ月来の乾性咳嗽と呼吸困難感を主訴として来院した。呼吸器疾患の既往歴はなく，発熱など感染症の所見はない。胸部単純正面像（図1a）とHRCT像（図1b）を示す。考えられる疾患は何か。

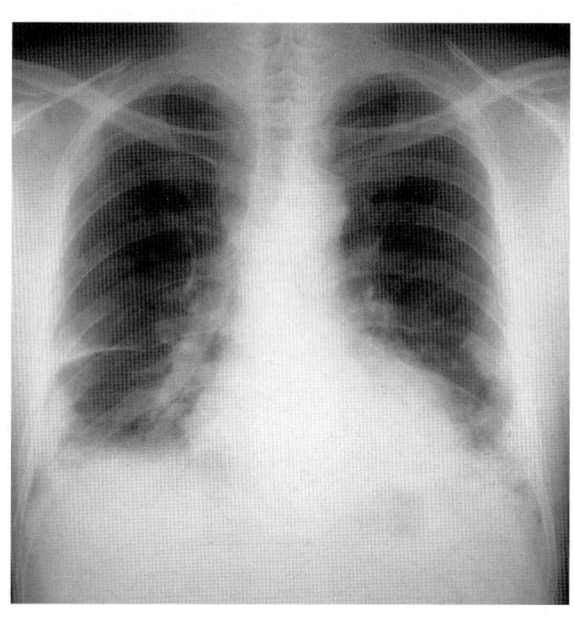

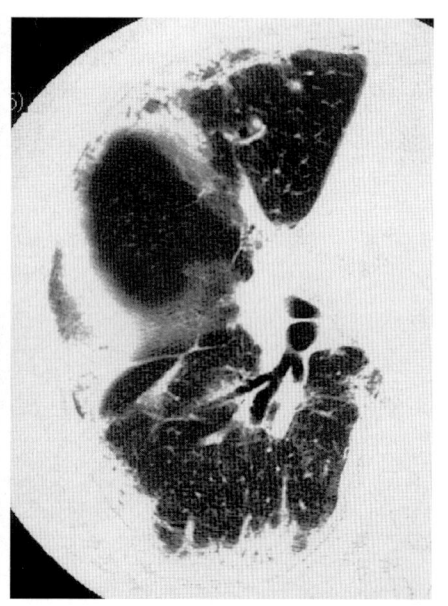

図1　a｜b

症例 2

70歳，男性。しばらく前からの呼吸困難を主訴に来院した。喫煙歴あり。発熱はなく，ばち指なども見られない。胸部単純正面像（**図2**a）とHRCT像（**図2**b），縦隔条件造影CT像（**図2**c）を示す。考えられる疾患は何か。

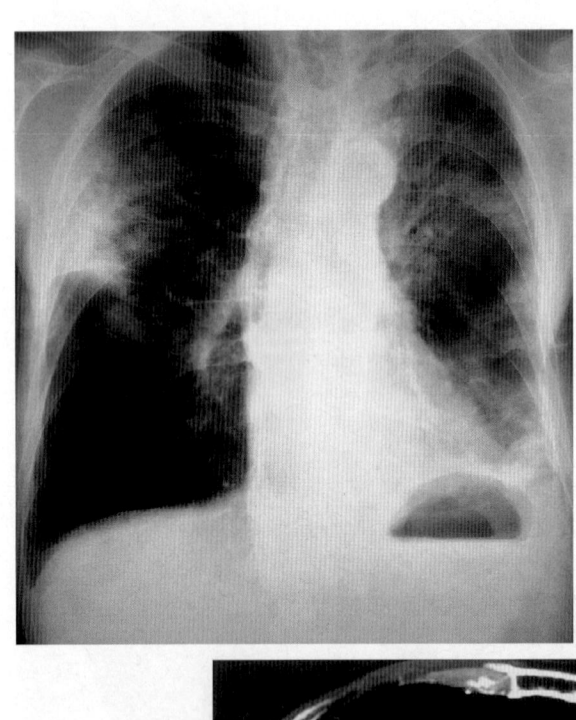

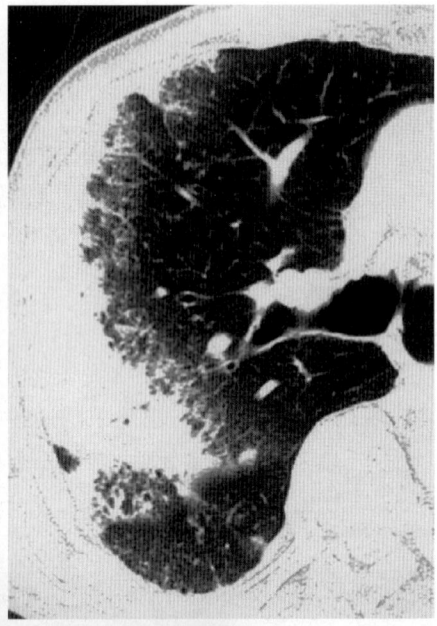

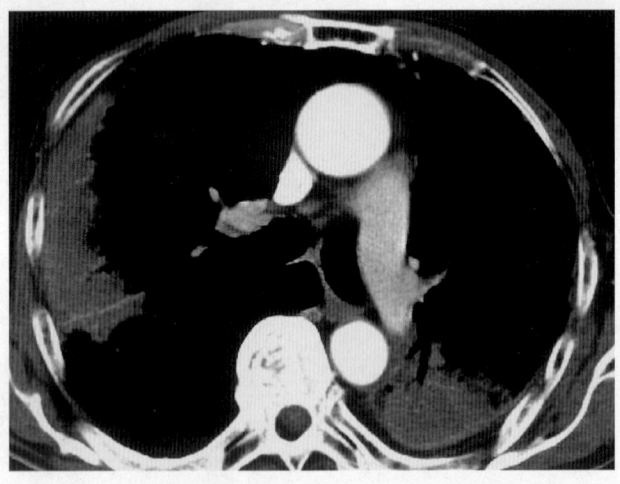

図2 a|b
     c

症例 3

60歳，男性。胃癌で術後数日後に急激な呼吸困難と発熱を生じた。抗菌薬投与で改善なく，挿管となった。胸部単純正面像（図3a）とHRCT像（図3b，c）を示す。考えられる疾患は何か。

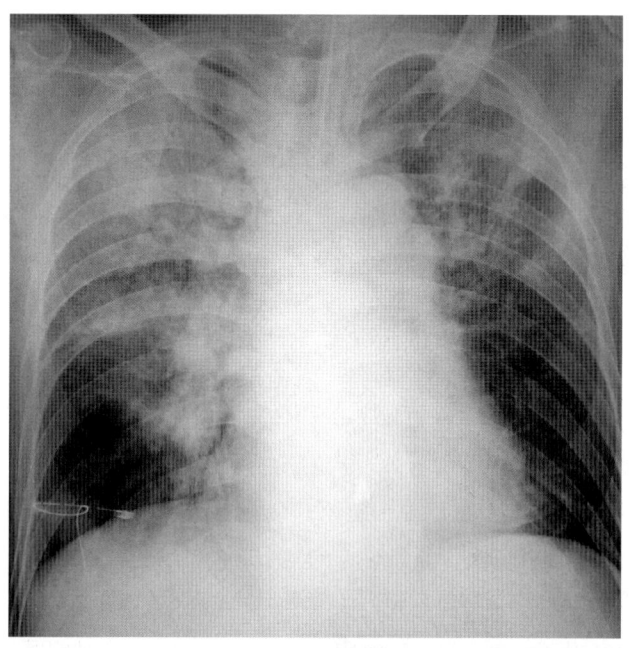

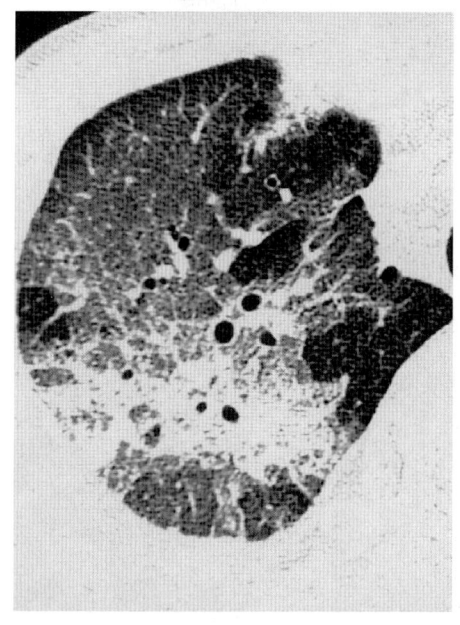

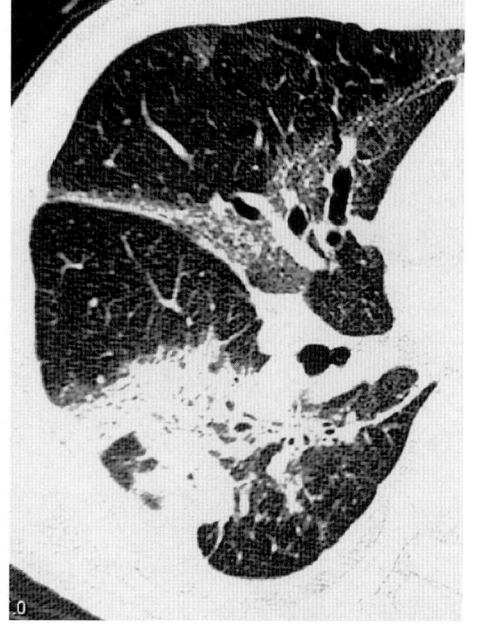

図3 a / b | c

第4章 びまん性肺疾患（4） 41

▶▶▶ 所見の解説と鑑別診断

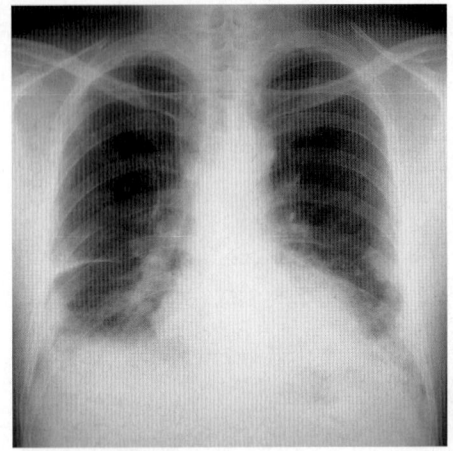

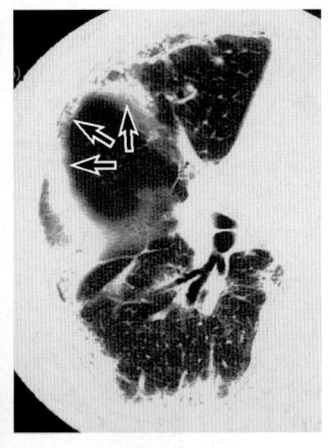

図1 a｜b

　胸部単純正面像では両側下肺野から中肺野にかけて，末梢優位にconsolidationを認める。右上肺葉間裂に沿っても陰影が認められ，基本的に末梢性に分布するconsolidationである。また，下肺野の容積減少が見られることから，器質化・線維化を伴う病変であることが分かる。

　HRCT像は右下肺野の拡大像である。上肺葉間裂に沿うconsolidationが馬蹄形に見える（→）。馬蹄の内側は右中葉ということになる。Consolidationは胸部単純像と同様中下葉の，それも末梢側に分布している。内部にair bronchogramが見える。索引性気管支拡張など線維化所見は乏しい。臨床状況と画像所見から，最も疑われるのはCOPである。本症例はVATS生検によりCOPと診断された。鑑別はNSIPと慢性好酸球性肺炎である。

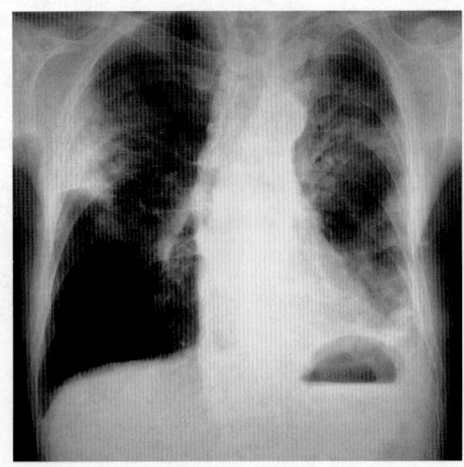

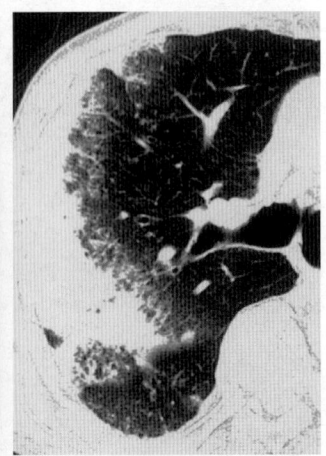

図2 a｜b

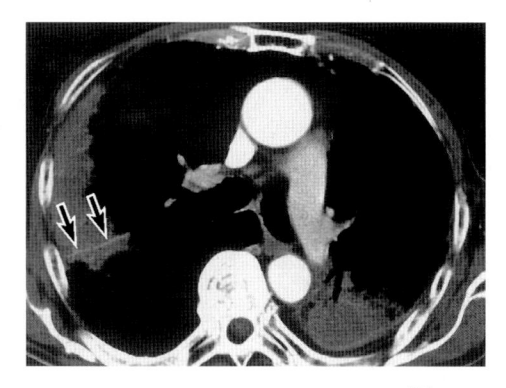

図2 c

　胸部単純正面像では右上葉，左全肺にconsolidationを認める。左は肋骨横隔膜角が鈍化し胸水貯留が疑われる。陰影はやや末梢優位である。
　気管分岐部レベルの右肺拡大HRCT像では，末梢優位にconsolidationを認める。気管支拡張など線維化所見は見られない。また，明らかな気道病変（小葉中心性結節）なども認めない。
　造影CT像では，consolidation自体の濃度が低く，内部に肺血管が造影されて透見できる（→）。いわゆるangiogram signである。
　鑑別診断は上記COP，慢性好酸球性肺炎等のほかに細気管支肺胞上皮癌が鑑別となる。TBLBより肺腺癌が証明された。

症例 3

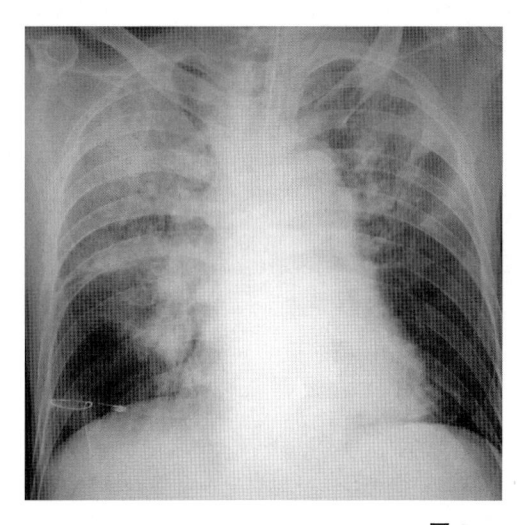

図3 a

第4章　びまん性肺疾患（4）　43

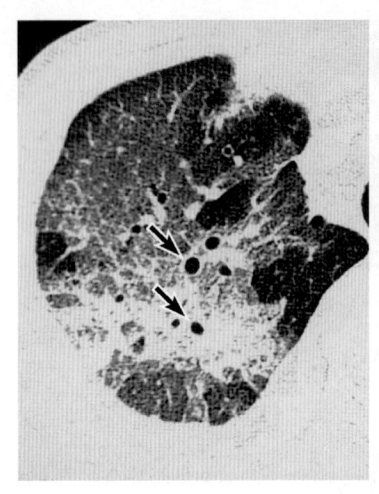

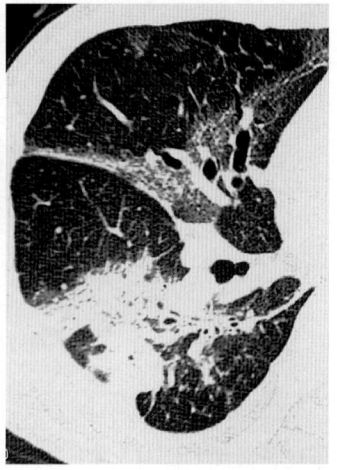

図3 b｜c

　胸部単純正面像では上肺野中心にびまん性consolidationを認める。この陰影はここ数日間で急速に出現したものであった。胸水はなく，肺容積減少もない。
　HRCT像では右肺上葉と下葉が示されている。いずれにおいても，陰影はびまん性すりガラス陰影とconsolidationであり，これら陰影の中に軽度の索引性気管支拡張が見てとれる（→）。
　線維化を伴う病変であり，臨床経過からARDS，画像からもdiffuse alveolar damage（DAD）と考えられる。本症例はステロイドパルスと抗菌薬投与を行い，数週間の経過で救命できた症例である。

ポイント
1. Consolidationとは
2. Consolidationを呈する疾患と鑑別診断

▶▶▶ 1. Consolidationとは

　浸潤影は放射線診断学ではconsolidationといい，適当な日本語がない。英語でconsolidateは，「補強する」とか「統合する」等の意味があるようだが，どういう関係があるのか筆者には不明である。Consolidationはすりガラス陰影よりも陰影が濃厚で，背景にある血管などが見えなくなる程度のものをいう。したがって，しばしばair bronchogramを伴う。Consolidationはすりガラス陰影の濃いものといえるが，consolidationになるには浸出液や異常細胞等がある程度肺胞腔を埋め尽くす必要がある。一般的にconsolidationの原因としては肺胞腔が液体や細胞などが既存構造を残したまま埋め尽くす状況が主となるが，間質に主病巣があってもある程度進行した場

表1 Consolidationを呈する疾患の鑑別診断

	発　症	経　過	陰影分布	胸　水
肺炎	急性	日単位	偏りあり	ありうる
肺胞上皮癌	慢性	月単位	さまざま	ない
悪性リンパ腫	慢性	月・年単位	両側	ない
放射線肺炎	慢性	週単位	照射部に限局	ない
肺水腫	急性	日単位	両側	ある
過敏性肺炎	急性・亜急性	日単位	両側	ない
好酸球性肺炎	慢性・亜急性	週単位	両側	ない
COP	慢性・亜急性	週単位	両側・時に片側	ありうる
NSIP	さまざま	月単位	両側	ない
急性間質性肺炎	急性	日単位	両側	ない

合はやはりconsolidationになりうる。したがって，consolidationは基本的にはair space diseaseの所見であるが，間質性疾患であっても病変が肺胞腔に及ぶ程度のものになるとconsolidationを呈する。

　胸部単純像ではある程度広い範囲に陰影の増強があれば，血管が完全に見えなくならなくてもCT像ではconsolidationのことが多い。研修医や学生などはconsolidationをすりガラス陰影と読影することがあるが，胸部単純像でいうすりガラス陰影は淡い影であり，一見して分かるような陰影の増強はconsolidationと読影した方が無難である。CTでは基本的にHRCT像で読影すべきであり，厚いX線幅の画像ではすりガラス陰影でもHRCT像ではconsolidationのこともある。ただ，筆者はHRCTが有効であるのはconsolidation自体の診断ではなく，むしろ周辺の間質や気道の病変を拾い上げることであると思っている。

▶▶ 2. びまん性consolidationを呈する疾患

　びまん性consolidationを呈する疾患の鑑別診断の多くはすりガラス陰影を呈する疾患と重なる。相違点は，間質性肺炎の多くがリストからはずれる，または鑑別診断のリストの後にくる，悪性腫瘍の一部がリストに入るということである。一般的なことをまとめたものを**表1**に示す。

　Consolidationを呈する疾患の鑑別で重要なのは画像，特に胸部単純像の経過，HRCT所見，それに臨床状況である。われわれ放射線科医がしばしば経験するのは入院時の胸部単純像とHRCT像だけから診断を求められることであるが，正直なかなか診断が絞れない。それは，consolidationを呈する疾患が多く，また画像上非特異的であることが多いことによる。

3. 画像以外のこと

　まず，感染症か否かは基本的で，かつ重要である。Consolidationを呈する疾患の最も一般的な疾患が肺炎であるからである。肺炎かどうかは臨床状況からかなり分かるのではないかと思うので，そのような情報は重要である。

　COP，慢性好酸球性肺炎，NSIP等は主に両側性，末梢優位，かつ非区域性に病変が分布する。かつ，これらの疾患は亜急性から慢性の発症をするのが典型的で，画像の変化も緩慢である。

　急性間質性肺炎，ARDS，肺水腫は急性の発症である。前二者は分布も一定のものはなく，多発性に病変が起こり，数日の経過で進行する。

　過敏性肺炎は基本的にはすりガラス陰影を呈する疾患であるが，病変の強いところではconsolidationになる。一般的に過敏性肺炎というと亜急性のものを指すが，なかには急性のものがあり，consolidationで発症する。しかし，これはまれである。

　放射線肺炎は言うまでもなく放射線を照射した領域に限って生じるもので，治療が終わってから4週以降に発症する。鑑別疾患として問題になることは少ないであろうが，画像所見を知っていれば放射線治療後であることがCT像を見ただけで分かる。

　悪性腫瘍がconsolidationを呈するものは肺胞上皮癌と悪性リンパ腫である。いずれも，経過が緩慢で，特に悪性リンパ腫は数年の単位で影が動くものがある。基本的に両側性の陰影で多発性だが，肺胞上皮癌は片肺で発症し，進行して経気道的に他の部位に病変が及ぶことがあると考えられている。症状も当初はないか軽いと考えられる。

4. 画像所見：各論

1) 肺　炎

　Consolidationを呈する疾患の代表は肺炎である。肺炎では区域性に広がる特徴が見られるが，見られないことも多い。また，通常肺炎は片肺であるが，両側性にびまん性に生じる重症肺炎はしばしば他疾患との鑑別が画像上も問題となる。肺炎では胸部単純像上は一葉に限局するように見えても，CT像では同側の他の葉に及ぶものが少なからず存在する。マイコプラズマ肺炎などは特にそういう傾向が見られる。

　肺炎はconsolidationを呈する場合でも，病変の弱いところを見ると気道疾患の特徴としての小葉中心性病変を呈することがあり，鑑別のポイントになりうる（図4）。特にtree-in-budがあれば，間違いなく気道感染症といえる。

2) 悪性腫瘍

　肺胞上皮癌と悪性リンパ腫はconsolidationを呈する。肺胞上皮癌は充実性腫瘤を呈する場合も少なくないが，ここで述べるのは同じ組織型でもまったく違うパターン

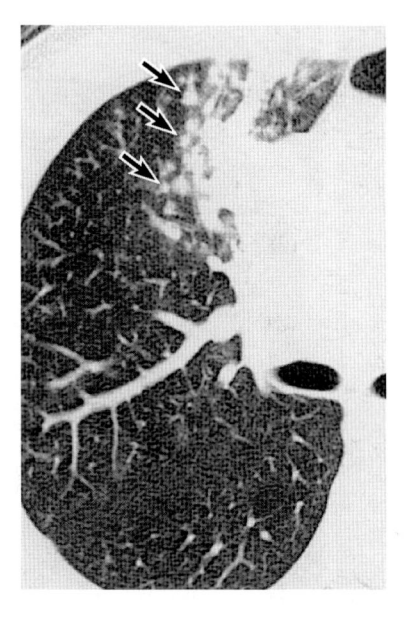

図4 22歳男性，気管支肺炎
右上葉腹側に区域性分布を呈するconsolidationを認める。S3b領域に分布している陰影で，周囲には小葉中心性結節（→）が多数見られ，気道感染症であることを強く示唆する。

を取る。腫瘍細胞が肺胞壁を破壊することなく腔を埋めるためconsolidationとなる。病変は多発性に生じ，おそらく気道を介して反対側にも病変が転移する。したがって，この疾患では腫瘍であるにもかかわらず小葉中心性の病変を見ることがあり，気道疾患と紛らわしい。また，造影剤を投与するとconsolidationの中に肺動脈が浮き出て見えることが高頻度に見られるという特徴がある。これはCT-angiogram signといわれ，肺胞上皮癌に特徴的と報告されたことがある[1]（図2）。しかし，その後，経験が積み重なり，CT-angiogram signは肺炎や結核性肺炎，リンパ腫などでも見られる非特異的サインであることが分かってきた[2]。それでも，このサインは他の疾患に比べると肺胞上皮癌で高頻度に出るサインであるというのが筆者の経験である。

まれに，一部の悪性腫瘍は組織学的に肺胞上皮癌と同様の転移をするので，注意が必要である[3]。これらは組織学的にも肺胞上皮癌と区別がつかず，臨床的に転移性であることが分かることがある。原発巣では膵癌，消化管悪性腫瘍，胆嚢癌等が経験的に多い。したがって，肺胞上皮癌の組織診断が得られた際には念のため腹部や消化管などもチェックしておくことが賢明かもしれない。

肺原発悪性リンパ腫は亜急性・慢性に経過する両側性の陰影で，consolidationを生じる。Consolidationは腫瘤状であったり，肺炎様であったりさまざまである（図5）。気管支血管束が肥厚するタイプに比べるとはるかに頻度が高い。慢性に経過するものほど悪性度が低く，年余にわたりゆっくり経過する。

3）COP，慢性好酸球性肺炎（chronic eosinophilic pneumonia, CEP）

これら2疾患は極めて類似した画像所見を呈するので，一緒に述べる。筆者はかつて両者のHRCT像での相違点を調べ，ブラインドで読影試験をしたことがある[4]。当時はNSIPが臨床的に流布する以前の研究であったため，COPと診断された症例のな

第4章　びまん性肺疾患（4）　47

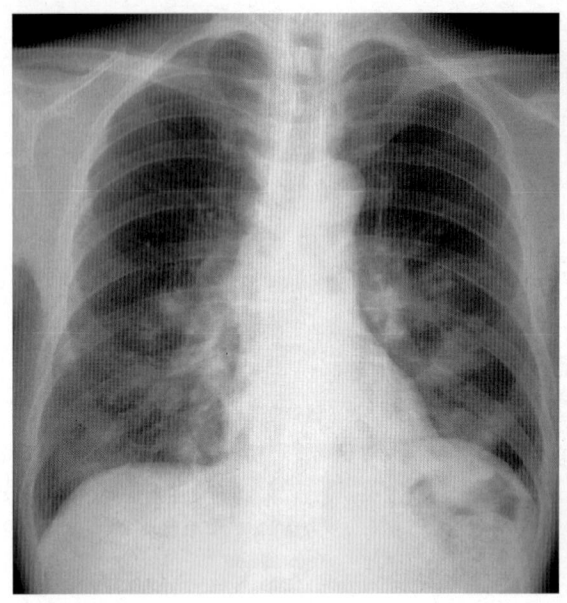

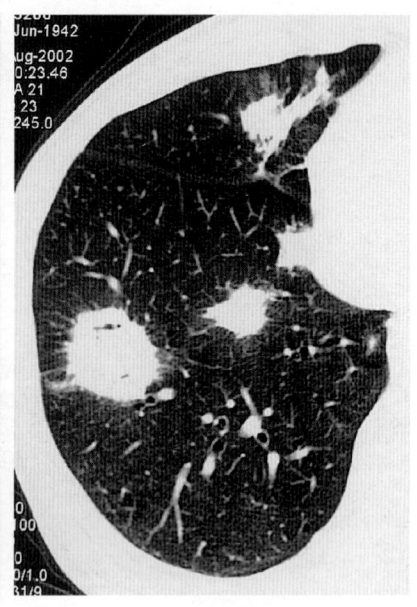

図5 60歳男性，悪性リンパ腫（diffuse large B cell type）
a：胸部単純像では両側下肺野に多発性結節影とその癒合像を認める。
b：右下肺野部分のHRCT像では多発性に結節影を認めるが，結節の内部にair-bronchogramが認められることからairspace noduleであることが分かる。Consolidationの結節状の陰影である。鑑別はCOPと細気管支肺胞上皮癌であろう。

かにNSIPが入っていた可能性がある。COPでは，①腫瘤を生じるタイプが30％程度あるが，CEPではそのような症例が少ないこと，②気管支壁肥厚や気管支拡張症を伴うことが比較的多いこと，③小葉内網状影を伴うことが多いが，逆に，CEPでは④小葉間隔壁のスムーズな肥厚が見られること，⑤すりガラス陰影を主体とする頻度が多い等の相違点が分かった[4) 5)]。筆者ともう1人の専門家との読影では以上のデータを踏まえ，7割程度の症例で鑑別が可能であったので，ある程度の予測はつくのであるが，やはり意外な症例が多く鑑別は難しいという結論に至った。特に，結節や塊状影を生じるCOPは注意が必要である。それらは数mm大～数cm大まで及び，多くは小葉中心性に分布する。器質化肺炎であるので，結節状のconsolidationである。このパターンは悪性リンパ腫で見られることもあり，両者の鑑別が難しいこともありうる。

いずれも両側性のconsolidationで，末梢優位である。COPでは気管支血管束に沿うことも多い[6)]。上・下の分布はCOPが下肺野に多いという報告もあるが[7)]，CEPと比較しても有意差はないという報告もある[4)]。

CEPは末梢優位のconsolidationまたはすりガラス陰影を呈する疾患で，上・中肺野に優位に見られる傾向がある（図6）。COPと極めて類似するが，画像所見の相違点はすでに述べた。治療に対してもステロイドに素早く反応することは周知の通りで

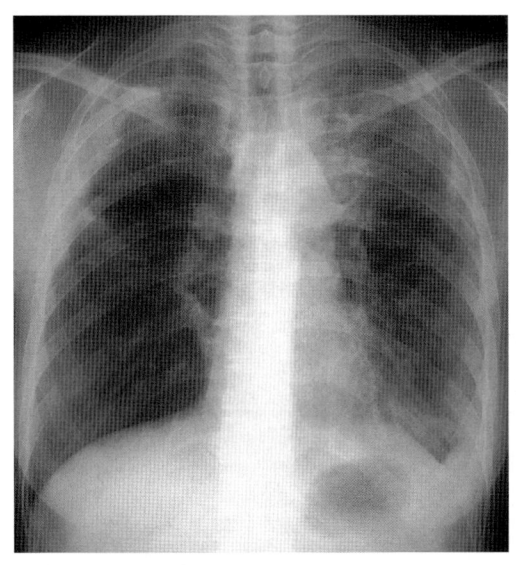

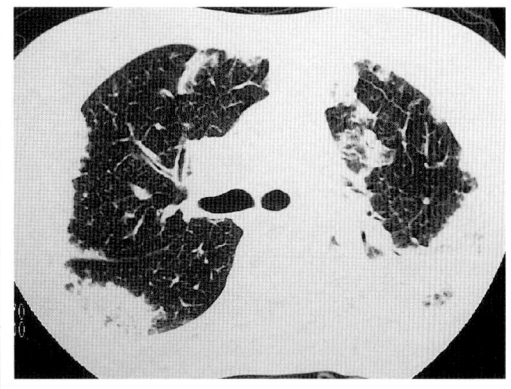

図6 32歳女性，慢性好酸球性肺炎
- **a**：胸部単純正面像では両側上肺野・末梢側優位にconsolidationを認める。いわゆる，photonegative butterfly shadowであり，この像だけでもPIE症候群を第一に疑う。
- **b**：HRCT像でも末梢側に非区域性に分布する（すなわち，気管支の支配と関係のない）consolidationを認める。こうした分布は非感染性疾患の特徴である。腹側肺には小葉間隔壁の肥厚が見られる（→）。PIE症候群では，しばしば広義間質の肥厚が見られる。

あり，また高率に再発するのも特徴である。

4）肺水腫

肺水腫は静水圧の変化に伴うものと，血管透過性が亢進するものとあり，ここでは静水圧の亢進するものについて述べる。血管透過性が亢進するものについてはすでに別章（第3章 p.23）で述べたので，そちらを参考にしていただきたい。静水圧の変化に伴う肺水腫とは簡単に言えば心源性肺水腫が大部分で，尿毒症性のものが一部含まれるであろう。心源性のものは陰影の動きが早く，他方尿毒症性のものはさまざまである。基本的には心拡大を認めるが，急性にeventが起きた場合など（急性心筋梗塞，心室性不整脈）は心拡大が起きる前に肺水腫状態になることもあるので，心臓が大きくないことは肺水腫を除外する根拠にはならない。心源性肺水腫の最初のサインは上肺野での血管影が下肺野の血管影と同じ太さまたはそれ以上になることである。これを肺血流の再分布（redistribution）という。次いで血漿成分が肺間質に漏れ出し，画像上は肺血管影のボケと広義間質の肥厚（Kerley's line）とともに，びまん性すりガラス陰影が出現する[8]。さらに病態が進行するとconsolidationとなる。病変は肺門中心になるのが普通であるが，静水圧によるので患者の体位にも上る。患者が臥位であれば背側に，側臥位になっていることが多ければ片肺有意になる。また，肺気腫があればその部分には陰影は出にくい。また，しばしば感染を被っていることがあり，

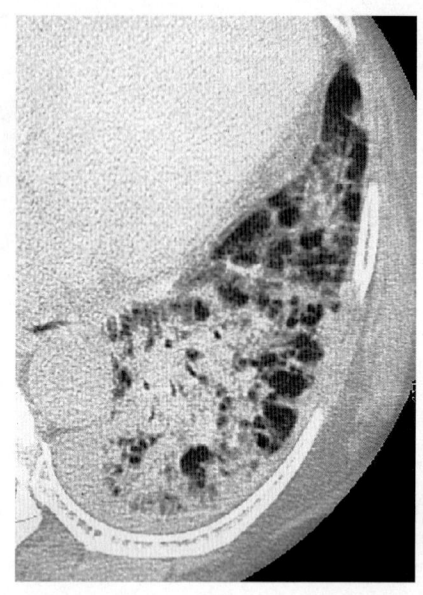

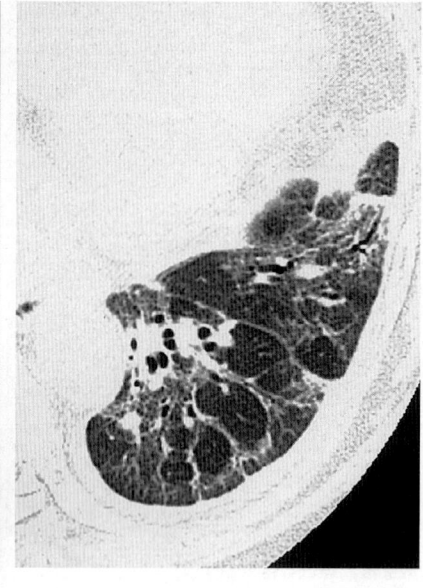

図7 54歳女性，NSIP
- a：左下葉HRCT像。全体に分布するconsolidationと混じって網状影が認められる。これだけでは，非特異的であるが胸部単純像などを加味すると間質性肺炎の像であった。COPとの鑑別が問題となる。
- b：22カ月後。ステロイド投与後であるが，網状影主体の陰影で，全体に肺が縮んでいる。COP等ではもっと改善が期待されるが，NSIPでは同じconsolidationであってもこの症例のように治りはよくない。

陰影が左右均等にならない原因になりうる。
　HRCT像では小葉間隔壁の肥厚（Kerley's line），肺門中心（体位により，下肺野，加重部など）のすりガラス陰影やconsolidation，それに肺門側の気管支血管束の肥厚等が見られる。胸膜下に陰影が少ない理由は末梢肺に溜まった水が胸膜側へドレナージされるためである。肺門側は静水圧が高いのでドレナージが効きにくい。

5）特発性間質性肺炎

　COPのほか，NSIPとAIPがconsolidationを呈しうるが，IPF/UIPでもまれながら見られるという。NSIPは基本的にはすりガラス陰影が見られる疾患であるが，しばしばすりガラス陰影に加えて同時に見られることがある。NSIPでのconsolidationは主に胸膜下に見られる。そういう症例では当然であるが，COPとの鑑別が問題となる。画像では治療の前後でどの程度改善が得られるかが大切な鑑別点となるのではないかと考えている（図7）。

6）放射線肺炎

　2ステージに分けられる[9]。
　第1ステージは照射終了後1〜3カ月後に発症し，3〜4カ月後に最も激しくなる。発症は種々の因子により決定し，放射線照射量が30mGyでは起こらず，40mGy以上

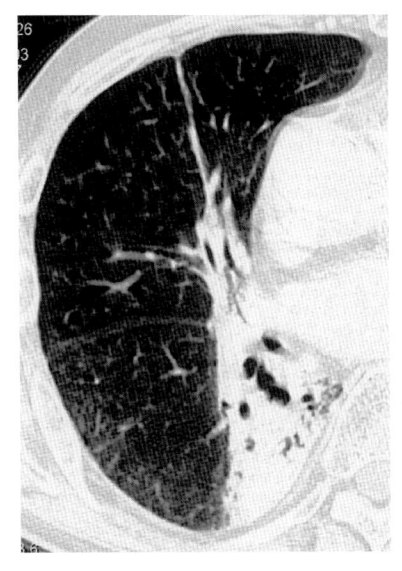

図8 73歳男性,放射線肺臓炎
右S⁶の肺癌に対する放射線治療後数ヵ月後のHRCT像である。照射野が前後から肺門を含んだ縦隔であることから,線で引いたような境界をもつconsolidationが見られる。内部の気管支は拡張しており器質化・線維化による肺の収縮である。

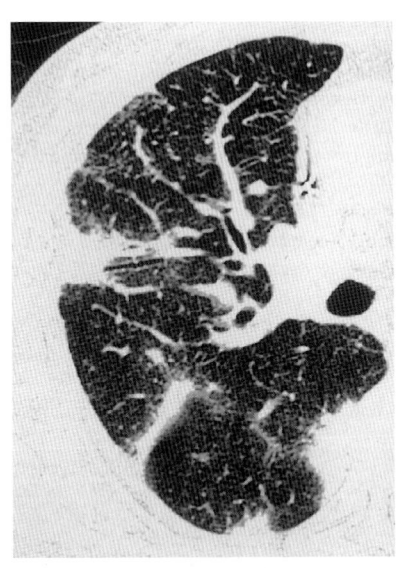

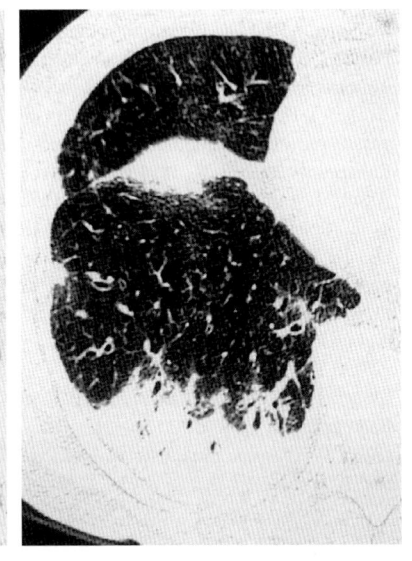

図9 71歳女性,サルコイドーシス
a: 末梢側に多発するconsolidationと腹側に多発性粒状影が見られる。
b: 右肺底部のHRCT像ではair-bronchogramが見られ,明らかにconsolidationである。このようなサルコイドーシスは比較的まれであるが,粒状影の混在とconsolidationが堅そうな印象を受ける等,肺炎などで見られるconsolidationとは異なるものである。

になると大部分で何らかの陰影が見られるようになる。病理学的にはdiffuse alveolar damage（DAD）であり,画像的にはすりガラス陰影からconsolidationが照射領域に一致して,または照射領域内に見られる。照射領域の外にも陰影が見られることがあるが,過敏性の反応で軽度である。まれに,陰影が多発性に両側肺に見られるようになることがあり,この場合は2次性のCOPである。

第2ステージは照射後6カ月～1年に見られるもので，radiation fibrosisといわれる。これは第1ステージの肺炎が完全に治らなかった場合，強い収縮を伴う線維化が起こるものである（図8）。網状影，気管支拡張や胸膜肥厚などの線維化の所見が随伴してみられる。

7）その他

その他，consolidationを呈する疾患のなかにサルコイドーシスがある（図9）。サルコイドーシスは比較的多い疾患であるが，consolidationを呈するケースは決して多くはない。HRCT像では，病変の軽いところにサルコイドーシスの特徴である広義間質の粒状影が見えるはずなので，一生懸命探すことが必要になる。

▶▶ 文　献

1) Im JG, Han MC, Yu EJ, et al. Lobar bronchioloalveolar carcinoma : "angiogram sign" on CT scans. Radiology 1990 ; 176 : 749-53.
2) Maldonado RL. The CT angiogram sign. Radiology 1999 ; 210 : 323-4.
3) Foster CS. Mucus-secreting 'alveolar-cell' tumour of the lung : A histochemical comparison of tumours arising within and outside the lung. Histopathology 1980 ; 4 : 567-77.
4) Arakawa H, Kurihara Y, Niimi H, et al. Bronchiolitis obliterans with organizing pneumonia versus chronic eosinophilic pneumonia : High-resolution CT findings in 81 patients. AJR Am J Roentgenol 2001 ; 176 : 1053-8.
5) Akira M, Yamamoto S, Sakatani M. Bronchiolitis obliterans organizing pneumonia manifesting as multiple large nodules or masses. AJR Am J Roentgenol 1998 ; 170 : 291-5.
6) Lee K, Kullnig P, Hartman T, et al. Cryptogenic organizing pneumonia : CT findings in 43 patients. AJR Am J Roentgenol 1994 ; 162 : 543-6.
7) Preidler KW, Szolar DM, Moelleken S, et al. Distribution pattern of computed tomography findings in patients with bronchiolitis obliterans organizing pneumonia. Invest Radiol 1996 ; 31 : 251-5.
8) Gluecker T, Capasso P, Schnyder P, et al. Clinical and radiologic features of pulmonary edema. Radiographics 1999 ; 19 : 1507-31.
9) Logan P. Thoracic manifestations of external beam radiotherapy. Am J Roentgenol 1998 ; 171 : 569-77.

第5章　びまん性肺疾患（5）

モザイクパーフュージョン
(mosaic perfusion)

▶▶ 症　例

症例 1

　75歳，女性。慢性の呼吸困難感を主訴に来院した。肺機能では1秒量の強い低下が見られるが，肺活量や拡散能はほぼ正常であった。胸部単純正面像（図1a）とHRCT像（図1b）を提示する。鑑別診断はどのような疾患が考えられるか。

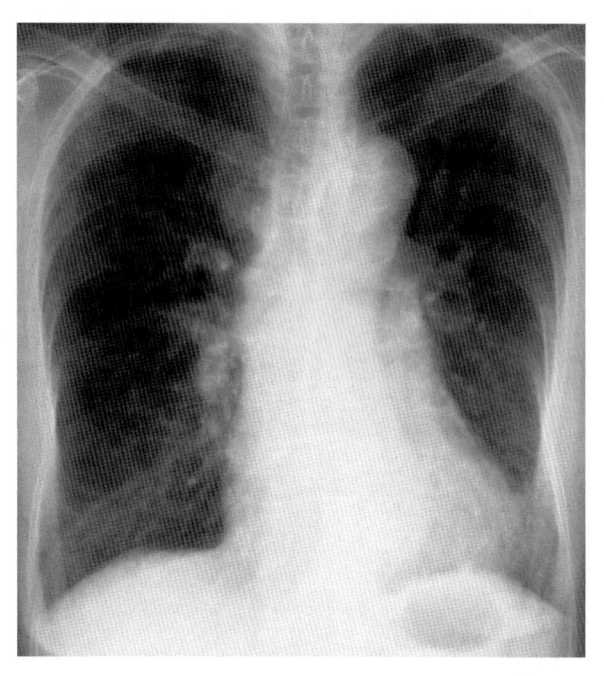

図1　a

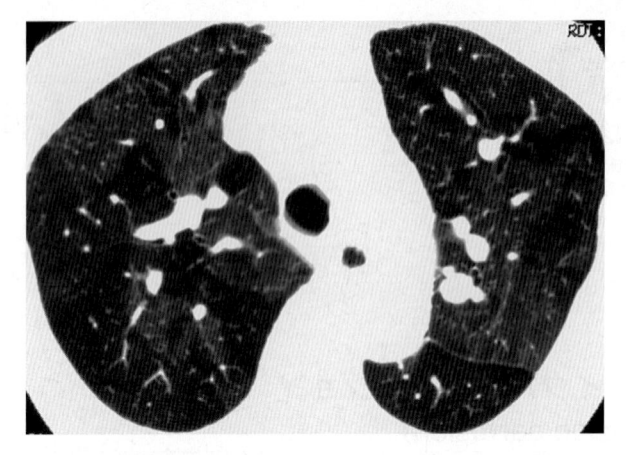

図1 b

症例 2

67歳，女性。慢性の呼吸困難感を主訴に来院した。肺機能上は軽度の拡散能低下が見られる。胸部単純正面像（図2a）とHRCT像（図2b）を提示する。鑑別診断はどのような疾患が考えられるか。

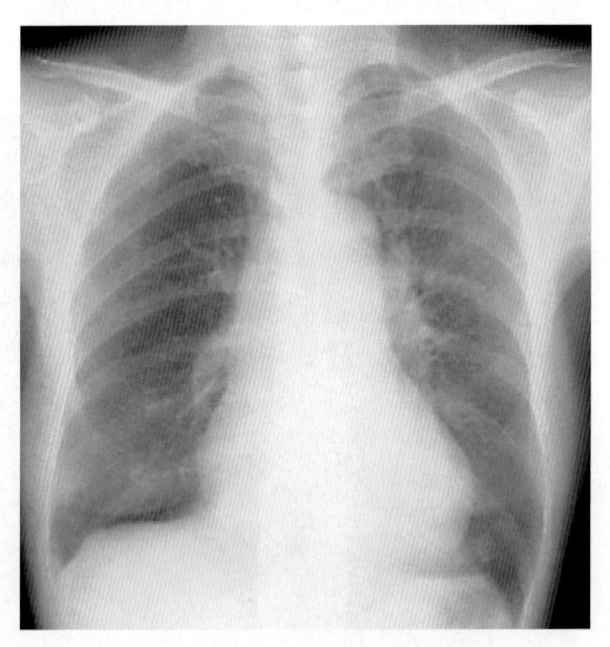

図2 a

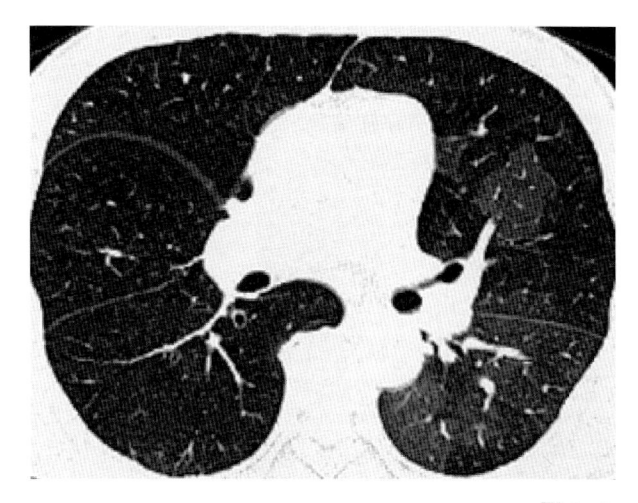

図2 b

症例 3

67歳，女性。数カ月前から咳嗽があり，徐々に呼吸困難感が出現した。微熱がある。胸部単純正面像（図3a）とHRCT像（図3b）を提示する。鑑別診断はどのような疾患が考えられるか。

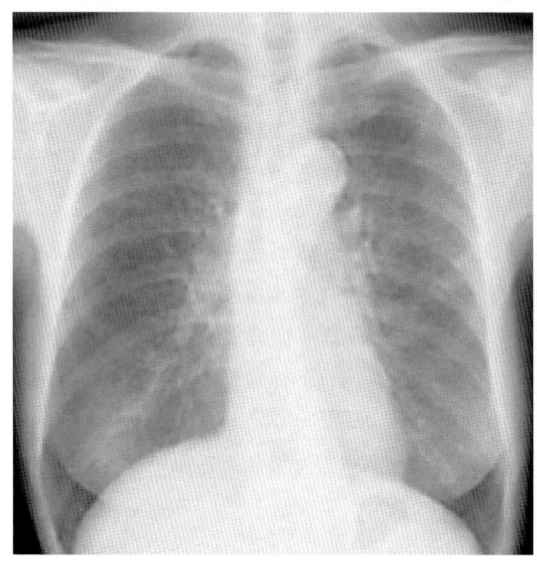

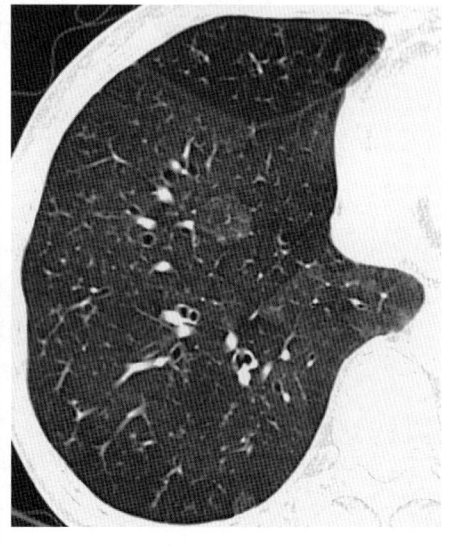

図3 a｜b

第5章 びまん性肺疾患 (5) 55

▶▶ 所見の解説と鑑別診断

症例 1

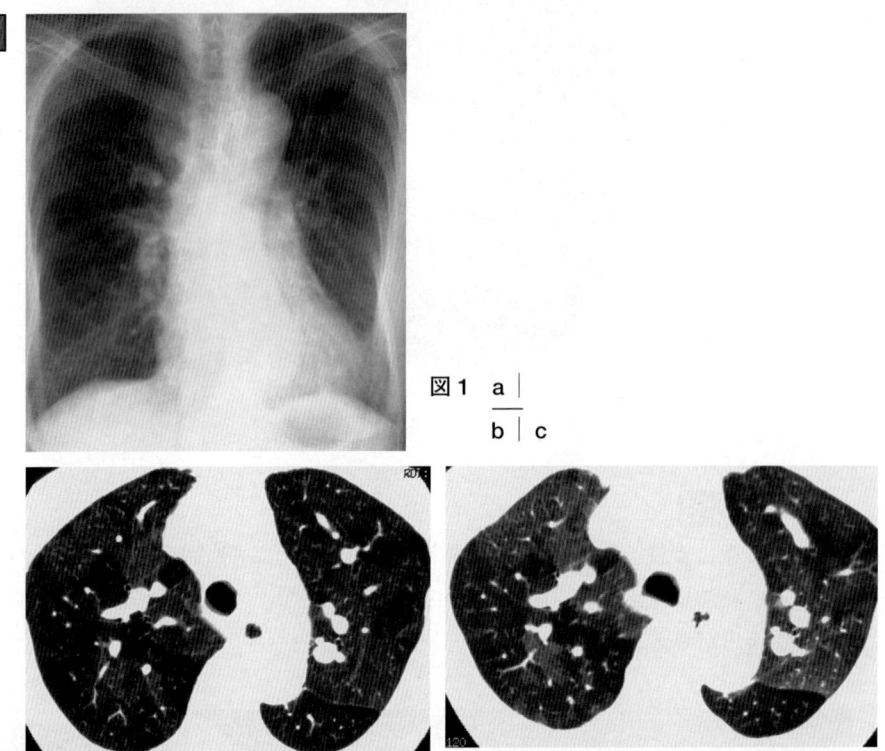

図1 a
　　 b｜c

　胸部単純正面像（**図1**a）では若干の心拡大と肺門部肺動脈の拡張がある。右傍気管部には腫瘤性病変を疑うが，血管影かもしれない。肺野は特記すべき所見は見られない。

　HRCT像（**図1**b）では高・低吸収域の混在した所見が見られる。肺動脈は近位側で拡張しているが，高吸収域で血管影が豊富に見える。Mosaic perfusionの所見である。**図1**cは呼気時に撮影したHRCT像であるが，高・低吸収域のコントラストが顕著で低吸収域にair trappingがあることを示す。慢性の閉塞性疾患であり，閉塞性細気管支炎（BO）を第一に考える。病理所見は得られていないが，臨床的にBOと診断した症例である。肺動脈の拡張は慢性閉塞性障害による肺高血圧と考えられる。

症例 2

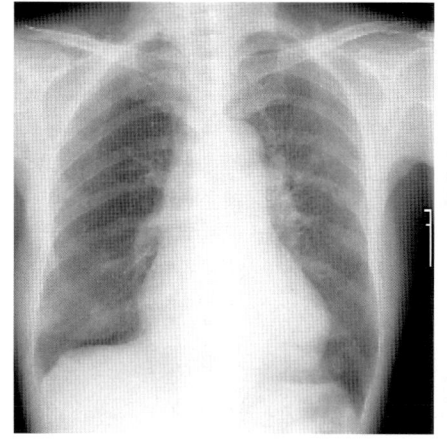

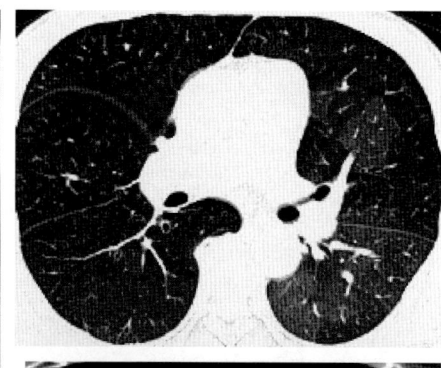

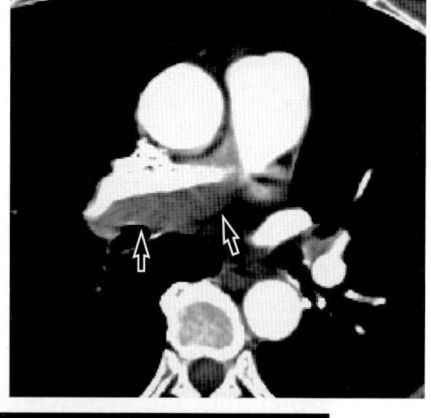

図2
a	b
	c
	d

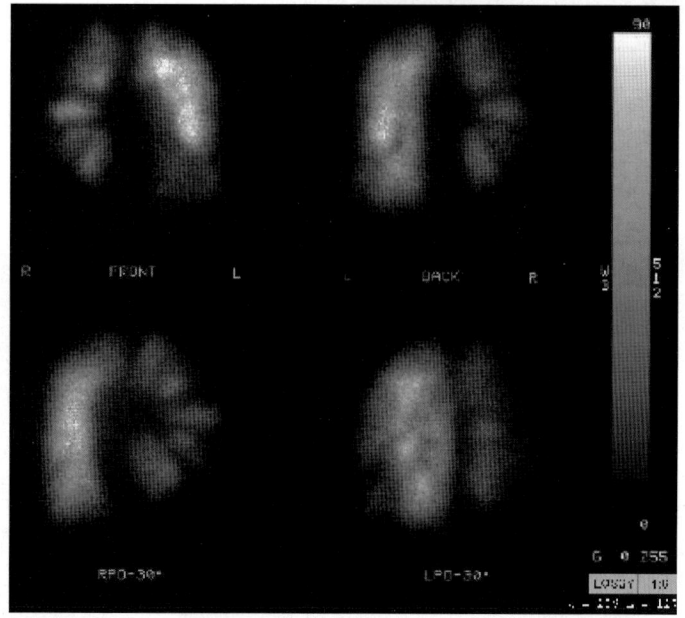

第5章 びまん性肺疾患（5） 57

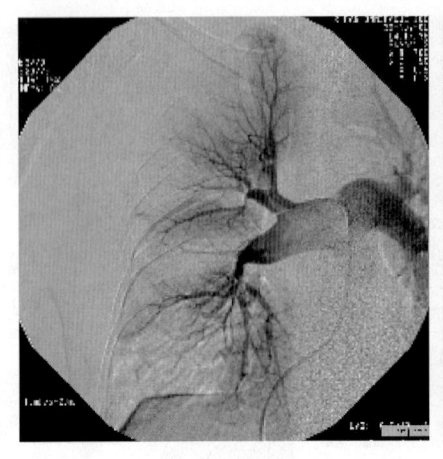

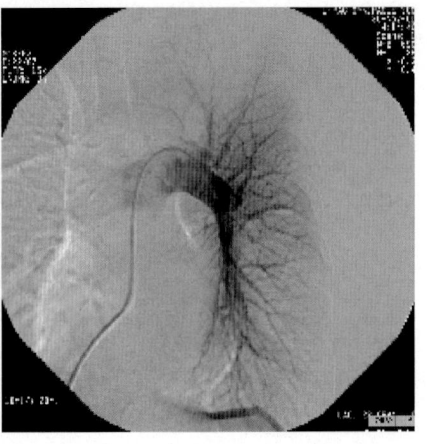

図2 e|f

　胸部単純正面像（**図2a**）では若干の心拡大があり，過膨張が疑われる。肺門部の血管影は特に目立ってはいない。慢性の呼吸困難感であり，COPD等を考える。HRCT像では肺気腫の所見はない（**図2b**）。左肺野は下葉が高吸収域で，上葉にいわゆるmosaic perfusionが見られる。右肺は全体に低吸収域である。高吸収域内では血管がわずかに太く，低吸収域では血管がまばらで細い。

　造影CT像で，右肺動脈本幹に慢性の壁在血栓が見られ（**図2c**，→），慢性肺塞栓症と診断できる。血流シンチでは右肺野は全体および左下葉で血流が低下している（**図2d**）。肺動脈造影で区域レベルの肺動脈に狭窄，末梢でのperfusionの欠損像が認められる（**図2e, f**）。

症例 3

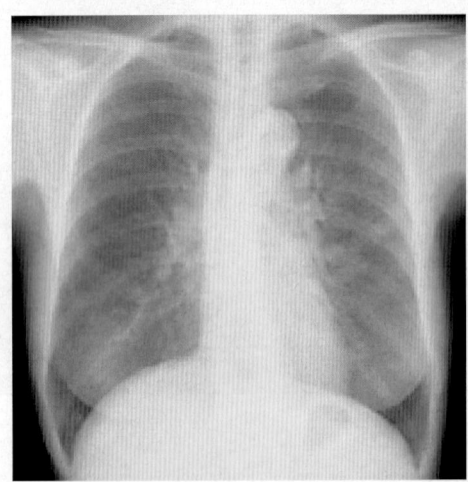

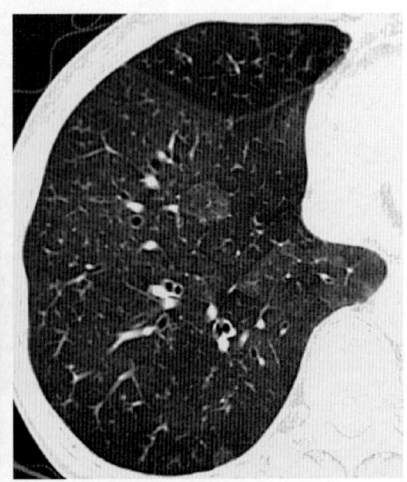

図3 a|b

図3 c｜d

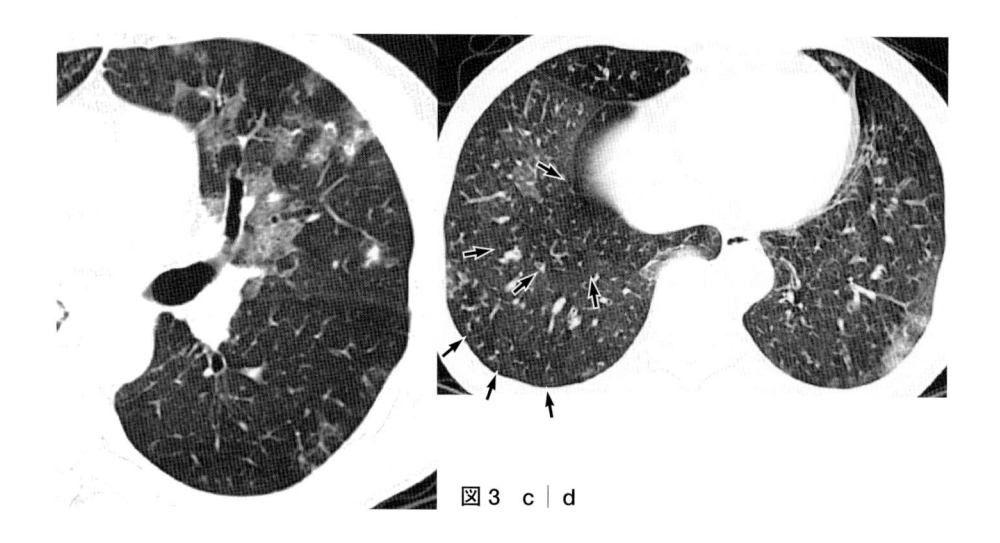

胸部単純正面像（図3a）では両側肺にすりガラス陰影が疑われる。HRCT像（図3b, c）では，明らかなすりガラス陰影がびまん性に認められる。それに混在するようにして低吸収域が見られる。図3dは呼気時に撮影したHRCT像であるが，低吸収域はair trappingであることが判明する。このように，すりガラス陰影を主体としながらも，air trappingを混在するものは過敏性肺炎に典型的に見られる。Tricosporon抗体価高値，気管支鏡下肺生検で肉芽腫が証明された。過敏性肺炎の症例である。

> **ポイント**
> 1. Mosaic perfusion とは
> 2. Mosaic perfusion とすりガラス陰影の違いと鑑別
> 3. Mosaic perfusion の鑑別診断

▶▶▶ 1. Mosaic perfusion

　肺野濃度が不均一で，低吸収域と高吸収域とが混在して認められることはしばしば経験する。最も一般的であるのは高吸収域がすりガラス陰影である場合で，正常肺は相対的に低吸収域としてCT像で認められる場合である。この場合は，もちろんmosaic perfusionとはいわない。それに対して，低吸収域が病的であり正常肺が相対的に高吸収域として認められる場合をmosaic perfusionという。Perfusionという言葉が示すように主に血流が健常部より低下することにより肺野が暗く見えると考えられているが，その原因は大きく分けて2つある（表1）。

　第一は，気道閉塞によりその気管支・細気管支末梢にair trappingが見られる場合で，肺血管はhypoxic vasoconstrictionを生じ血流が低下する（症例1）。この場合，血流低下以上に空気が溜まることが肺野を暗く見せる原因となっていると考えられ

表1　Mosaic perfusionの原因

1. 気道疾患によるもの	気道閉塞によるair trappingがregionalなhypoxic vasoconstrictionを生じる
2. 肺動脈疾患によるもの	文字通り，慢性の肺血流低下による

る。第二の場合は，肺動脈の血流が慢性的に低下して生じるもので，文字通りmosaic perfusionを呈する（症例2）。慢性肺血栓塞栓症が代表的である。

　Mosaic perfusionはmosaic patternと呼ばれることがあり，やや意味が異なるので注意が必要である。すなわち，後者では前者での意味に加えてすりガラス陰影と健常肺が混在する場合を含み，意味としてより範囲が広いと理解される。Mosaic patternとはそういう点でやや曖昧な使い方であり，それなりの使い勝手があるが誤解を受けないように注意を払う必要がある。本章ではより厳密な意味でmosaic perfusionを使用する。Mosaic perfusion patternという言い方もあり紛らわしいが，おおむねmosaic perfusionと同じ意味と理解している。

2. Mosaic perfusionの解釈

　Mosaic perfusionでは低吸収域内の肺血管がそうでない領域の肺血管より細くなることが70％の症例で認められる[1]。肺血管の太さに注目するのは肺野濃度の鑑別に重要な情報を提供するので，注意して観察することが求められる。すりガラス陰影の時には病変部と非病変部との肺血管の太さは同一である。したがって，肺血管が低吸収域で細く認められれば確実にmosaic perfusionであると解釈できる。

　Mosaic perfusionの原因として，気道疾患に伴うair trappingと肺血栓症による直接の血流低下があることはすでに述べた。一般的に前者では何らかの気道病変（気管支拡張症等）が見られるのが普通であり，鑑別に困難を来すことは決して多くはない。時に，気道の変化が少ない場合がありうるが，そのような際には吸気でHRCTを撮影した後，呼気状態で撮影すると鑑別が容易となる。呼気状態ではair trappingの領域ではほとんど肺野濃度が上昇しないのに対し，正常な肺野ではそれなりの濃度上昇をするため，mosaic perfusionが強調されるからである（図1c，3d）。肺血管疾患ではそのようなことは基本的には見られないはずではあるが，実際は肺動脈閉塞が慢性化すると気道にも変化が生じてair trappingが起こることは興味深い[2]。

　呼気CTは気道疾患によるmosaic perfusionとすりガラス陰影の鑑別にも有効である。すりガラス陰影でも呼気状態では高・低の濃度コントラストが不明瞭となるからである。

　蛇足になるが，呼気状態で撮影されると肺野がモザイク状に見えることがある。これは，気道閉塞で末梢側の肺野にair trappingが生じている状態が，呼出状態で強調されたもので，息止めのうまくできない患者でしばしば見られる（図4）。きちんと

吸気で撮影されればそうしたモザイク状の陰影にはならないかもしれず，解釈には注意が必要である。

▶▶▶ 3．Mosaic perfusionとすりガラス陰影

　すりガラス陰影が存在する場合，健常肺は相対的に低吸収域に見えることから，mosaic perfusionと間違う可能性がある。先にも述べたように，最大の鑑別点は血管の太さであるが，少数の症例ではmosaic perfusionでも血管の太さに変化が見られずすりガラス陰影と誤診する可能性がある。繰り返しになるが，mosaic perfusionとすりガラス陰影単独の病変は白と黒のコントラストがついた肺野がモザイク状に入り乱れる点では同じであるが，黒が病変か白が病変かという違いがある。さらに，症例3のようにmosaic perfusionにすりガラス陰影を合併するという状況も見られる（図3）。すなわち，すりガラス陰影が広範囲にあり，一見普通に見える肺野が実は病的に低吸収域となっている場合である。そのような状況は決してまれではなく，肺炎や過敏性肺炎などでは高頻度に認められる。

　Mosaic perfusionにすりガラス陰影を混在する場合，極めて判断が難しい症例がある。

▶▶▶ 4．Mosaic perfusionの鑑別診断

1）気道疾患
　気道疾患でのmosaic perfusionはair trappingが原因である。気道が種々の原因で閉塞し末梢側に空気がとらえ込まれることにより生じる。

　気管支拡張症は代表的なmosaic perfusionを呈する疾患である（図5）。Mosaic perfusionは気管支拡張症の範囲と相関があり，かつまた肺機能上の閉塞性障害の程度にも相関が見られる[3]。気管支拡張症の診断はHRCTで行われるのが一般的になっているが，確たる診断基準があるものではなく，軽症の場合は読影者の主観によるところがある。Cylindrical，varicose，cysticと3つの段階があり後2者は診断に困ることは少ないが，cylindricalの場合の診断は特に判断が分かれやすい。一般的には気管支内腔が，①伴走する肺動脈より拡張している，②胸膜下1cm以内に認められる，③正常な先細りが見られない，等をもって気管支拡張症と診断する。①の肺動脈との関係では，健常者でも気管支径が肺動脈より広い症例が多く見られることもあり，1.5～2倍以上の拡張としている識者もいる。この一点だけを取り上げて診断するのは危険で，他の随伴する所見を広く見渡して気管支拡張症と判断すべきであろう。

　気管支拡張症は種々の疾患に伴う。びまん性汎細気管支炎は代表的な疾患であるが，病変が広範囲にわたることからmosaic perfusionも肺野末梢側に広範囲に見られる（図6）。エリスロマイシンでの治療によってもmosaic perfusionには改善が見られな

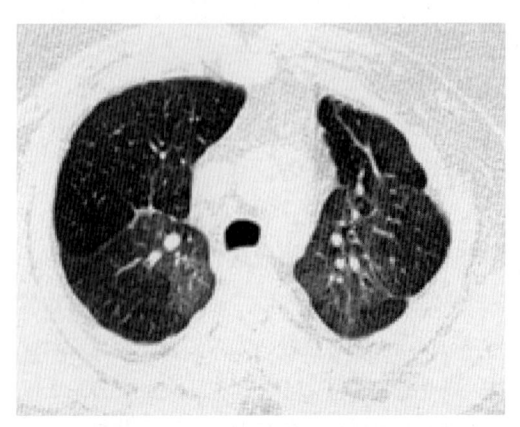

図4 22歳男性，知能障害があり，息止めが上手くできない症例
末梢側に低吸収域，中枢側に高吸収域を認める。これは呼気状態で撮影されたものと考えられ，気管膜様部が前方に突出している。肺野にモザイク状の陰影が認められる原因は呼気時のair trappingが主たる原因であり，すりガラス陰影がある症例ではない。

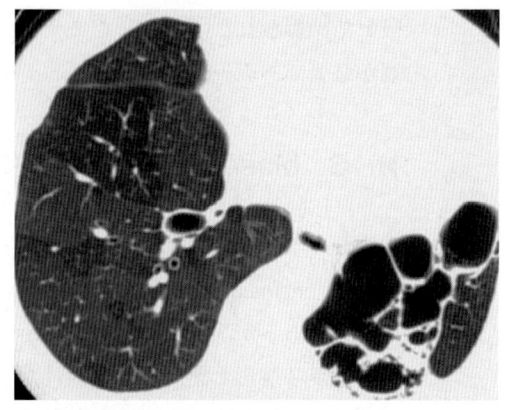

図5 55歳女性，気管支拡張症
左下肺野に多数の嚢胞性病変が見られ，嚢胞状気管支拡張症である。右肺には気管支拡張症はないが，mosaic perfusionを認める。気管支拡張症は限局している症例であっても，air trappingは健常に見える肺にもしばしば認められる。

いという[4]。

閉塞性細気管支炎 (bronchiolitis obliterans：BO) は末梢気道の線維性狭窄であり，基本的に不可逆性である。同じ名前ではあるが，末梢気道内の肉芽腫性ポリープ (BOOPのBO) とは異なるものである。特発性のものもあるが，多くは2次性であり，肺や骨髄などの移植後や有害ガスの吸引，ウイルス感染，膠原病等が原因となることが多い。病変が肺内でランダムに生じるため生検でも病変が採取されるとは限らず，組織診断が難しいケースがある。移植後のBOの場合は，1秒量の低下など一定の臨床的条件を満たす場合に組織診断なしでbronchiolitis obliterans syndromeということもある[5]。BOのHRCT所見はmosaic perfusion，気管支拡張症などであるが，正常のこともある。Mosaic perfusionはair trappingが原因であるので，呼気CTを撮影することにより，mosaic perfusionが顕在化する以前にBOの診断が可能となる症例が少なからず存在する[6) 7)]。気管支拡張所見は随伴所見であり前面に出るものではなく，比較的画像所見が乏しいかmosaic perfusionが主たる所見となることが多い。肺機能で高度の閉塞障害が見られるのに対して，画像所見が軽度の場合等は本疾患を疑う根拠になる。また，著明なmosaic perfusionが全肺野に広範囲に見られる場合なども本疾患を疑う。

BOの亜型でSwyer-James症候群がある (**図7**)。幼児期の呼吸器感染症に伴う合併症で，主にウイルス肺炎後のBOと考えられている。画像所見は胸部単純像で左右いずれかの肺の透過性が亢進して，unilateral hyperlucent lungといわれる。HRCT像では主にhyperlucentな肺を中心としておおむね両側にmosaic perfusionがみられる。

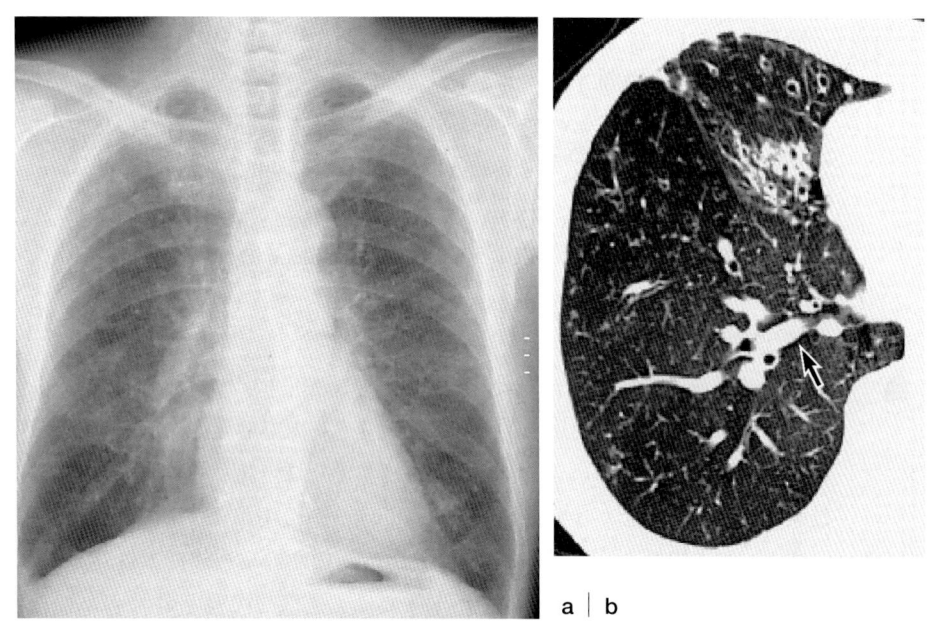

図6 75歳男性，びまん性汎細気管支炎，治療後
 a：胸部単純正面像では軽度の気管支拡張症があり，過膨張が若干見られる。結節影は少数である。
 b：右下葉HRCT像。結節はほとんど見られない部位。中葉に気管支拡張症があるが，肺野末梢に低吸収域を認める。下肺静脈（→）周囲が高吸収域に見えるがこの周辺が健常な肺であり，末梢側はair trappingによるmosaic perfusionである。

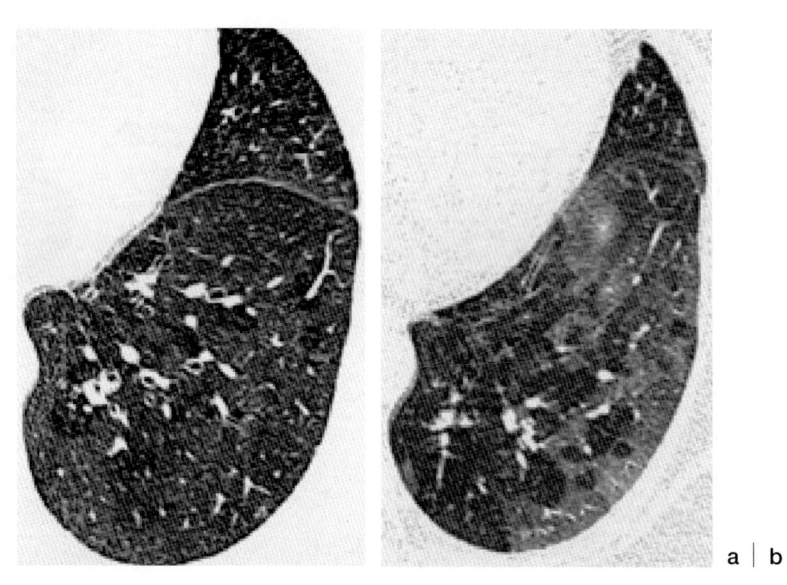

図7 22歳男性，気管支喘息
 a：左下葉での通常のHRCT像ではわずかながらmosaic perfusionが認められる。
 b：ほぼ同じレベルでの呼気時HRCT像では広範囲にair trappingを認める。Air trappingがmosaic perfusionの原因である。

喘息は通常CT像を撮影する対象にはならないが，合併する肺気腫や気管支拡張症，アレルギー性気管支肺アスペルギローシス等の疾患を鑑別する目的でCT像が撮影される。HRCT像では正常のことも多いが，気管支壁の肥厚や軽度の拡張症は多くの症例で観察される。Mosaic perfusion, 粘液栓等も比較的多くみられるが，mosaic perfusionはair trappingが原因である[8]（図8）。画像所見は非特異的な急性・慢性気道病変が主体であり，多くの症例ではmosaic perfusionは見られない。

2) 肺動脈疾患

慢性肺血栓塞栓症ではmosaic perfusionを高頻度に認める[9]。Mosaic perfusionは慢性的な肺血流の低下を反映したものであり，病変部の濃度が低下する。不思議なことに，急性肺塞栓症でmosaic perfusionはあまり見られない。また，動物実験でも肺動脈を遮断して約1カ月間はmosaic perfusionが出現しないことが分かっている[10]。したがって，慢性血栓症でのmosaic perfusionは単なる血流低下以外の原因があるのではないかと推測されている[2]。CT像では気道疾患で見られるのと同様にmosaic perfusionが両側肺野にみられる。通常は気道疾患と異なり気管支拡張症やtree-in-bud等の所見はみられないが，長期間観察すると気管支が徐々に拡張してくるという報告もある[11]。一般的に，気道疾患に伴うmosaic perfusionとの鑑別には呼気CTが有用

a | b

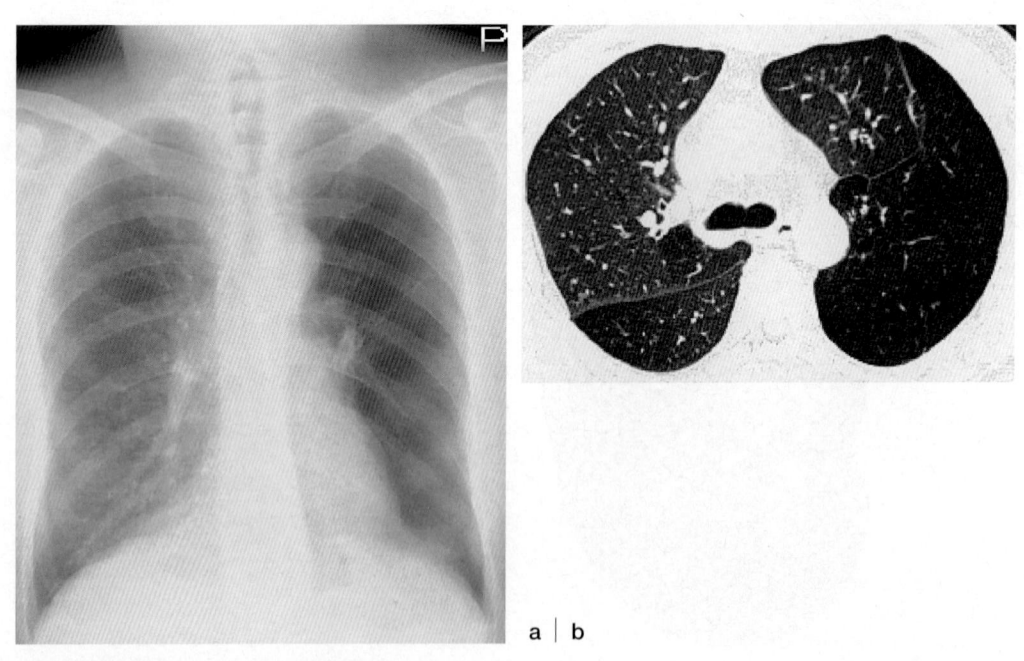

図8　55歳男性，Swyer-James症候群
- **a**： 胸部単純正面像では左肺野の透過性が亢進し，いわゆるunilateral hyper lucent lungとなっている。
- **b**： 気管分岐部におけるHRCT像。左肺では濃度が低下し血管影も右に比べると明らかに細く少ない。Mosaic perfusionの所見である。左肺のmosaic perfusionの原因は気道閉塞によるair trappingが原因である。

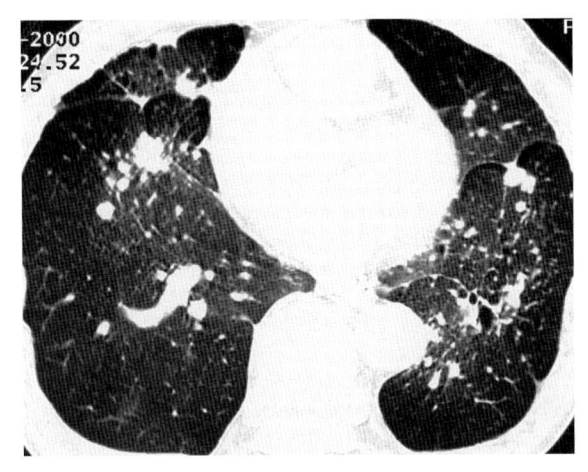

図9 62歳男性, 珪肺による肺高血圧と mosaic perfusion
肺野内層と外層で明らかな濃度の違いが見られる。内層では肺動脈が拡張しじん肺結節が見られるのに対し, 外層では濃度が低下し肺動脈も明らかに細い。肺高血圧症で見られる mosaic perfusion は外層における血流の低下によると説明されているが, 本症例では病理学的に内層に肺胞出血があり, すりガラス陰影を合併していたと考えられる。

であるといわれている。すなわち気道疾患では呼気時の air trapping のためコントラストが大きくなるのに対し, 肺動脈疾患による mosaic perfusion では air trapping がないので濃淡のコントラストは小さくなるというわけである。しかし, 慢性肺血栓症でも air trapping が見られる症例があるという報告もあり, 鑑別が難しい症例があると考えられる[2]。また, 慢性血栓症では肺動脈圧が高くなっていることが多く, CT 像でも肺動脈本管が拡張していることが多い。肺機能上も閉塞性障害は見られても決して主体となる病態ではなく, その点で気道疾患との鑑別ができるのではないかと考えられる。

　肺高血圧は種々の原因で生じる。原発性のものはまれであり, 多くは心疾患や慢性肺疾患で生じる。Mosaic perfusion は肺血栓塞栓症で見られるのと同様にみられ, 中枢側の肺動脈に拡張を伴う（図9）。肺野は中枢側が高, 末梢側が低吸収域となる。末梢側は血流が低下しているためと考えられるが, 慢性肺高血圧に伴う肺出血が中枢側に高吸収域の原因となっている場合もある。

▶▶▶ 5. まとめ

　Mosaic perfusion を呈する疾患は主に気道疾患である。Mosaic perfusion は非特異的な気道閉塞の所見であることが多いが, 肺動脈疾患, 特に慢性血栓症でも見られる。Mosaic perfusion はすりガラス陰影と画像所見が似ているので, 見慣れていないと判断を誤ることがある。鑑別には病変内の肺動脈の太さを観察すること, 呼気CTを追加することなど, いくつかの手段がある。

▶▶▶ 文　献

1) Im JG, Kim SH, Chung MJ, et al. Lobular low attenuation of the lung parenchyma on CT : Evaluation of forty-eight patients. J Comput Assist Tomogr 1996 ; 20（5）: 756-62.
2) Arakawa H, Stern EJ, Nakamoto T, et al. Chronic pulmonary thromboembolism. Air trapping

on computed tomography and correlation with pulmonary function tests. J Comput Assist Tomogr 2003 ; 27 (5) : 735-42.
3) Ooi GC, Khong PL, Chang-Yeung M, et al. High-resolution CT quantification of bronchiectasis : Clinical and functional correlation. Radiology 2002 ; 225 (3) : 663-72.
4) Yamada G, Igarashi T, Itoh E, et al. Centrilobular nodules correlate with air trapping in diffuse panbronchiolitis during erythromycin therapy. Chest 2001 ; 120 (1) : 198-202.
5) Nomenclature and for clinical staging of chronic dysfunction in lung allografts. International Society for Heart and Lung Transplantation. J Heart Lung Transplant 1993 ; 12 (5) : 713-6.
6) Bankier AA, Van Muylem A, Knoop C, et al. Bronchiolitis obliterans syndrome in heart-lung transplant recipients : Diagnosis with expiratory CT. Radiology 2001 ; 218 (2) : 533-9.
7) Arakawa H, Webb WR. Air trapping on expiratory high-resolution CT scans in the absence of inspiratory scan abnormalities : Correlation with pulmonary function tests and differential diagnosis. AJR Am J Roentgenol 1998 ; 170 (5) : 1349-53.
8) Lynch DA, Newell JD, Tschomper BA, et al. Uncomplicated asthma in adults : Comparison of CT appearance of the lungs in asthmatic and healthy subjects. Radiology 1993 ; 188 (3) : 829-33.
9) Bergin CJ, Rios G, King MA, et al. Accuracy of high-resolution CT in identifying chronic pulmonary thromboembolic disease. AJR Am J Roentgenol 1996 ; 166 (6) : 1371-7.
10) Im JG, Choi YW, Kim HD, et al. Thin-section CT findings of the lungs : Experimentally induced bronchial and pulmonary artery obstruction in pigs. AJR Am J Roentgenol 1996 ; 167 (3) : 631-6.
11) Remy-Jardin M, Remy J, Louvegny S, et al. Airway changes in chronic pulmonary embolism : CT findings in 33patients. Radiology 1997 ; 203 (2) : 355-60.

第6章 びまん性肺疾患（6）

肺嚢胞性陰影／空洞性陰影

▶▶ 症　例

症例 1

　47歳，女性，5年前から徐々に進行する呼吸困難を主訴に受診した。喫煙歴なし。胸部単純正面像（図1a），HRCT像（図1b）を示す。

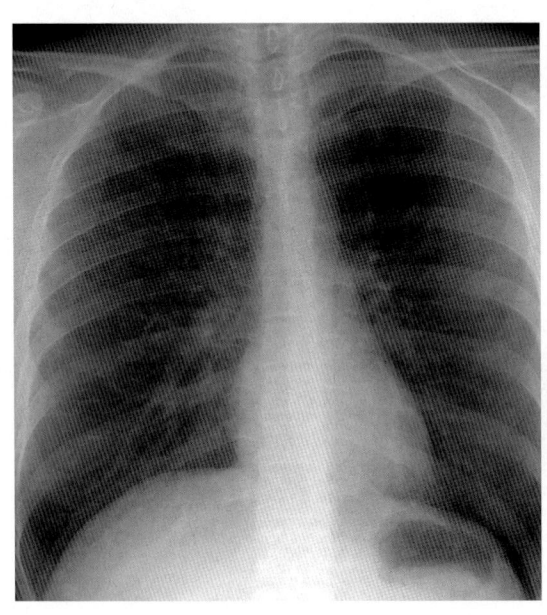

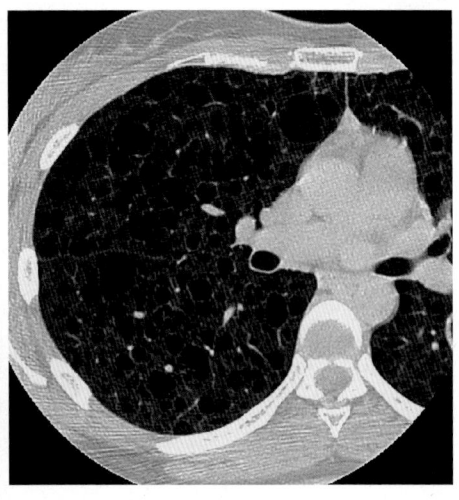

図1　a｜b

症例 2

72歳，男性，皮疹，労作時息切れを主訴に受診した。胸部単純正面像（図2a），CT像（図2b, c）を示す。

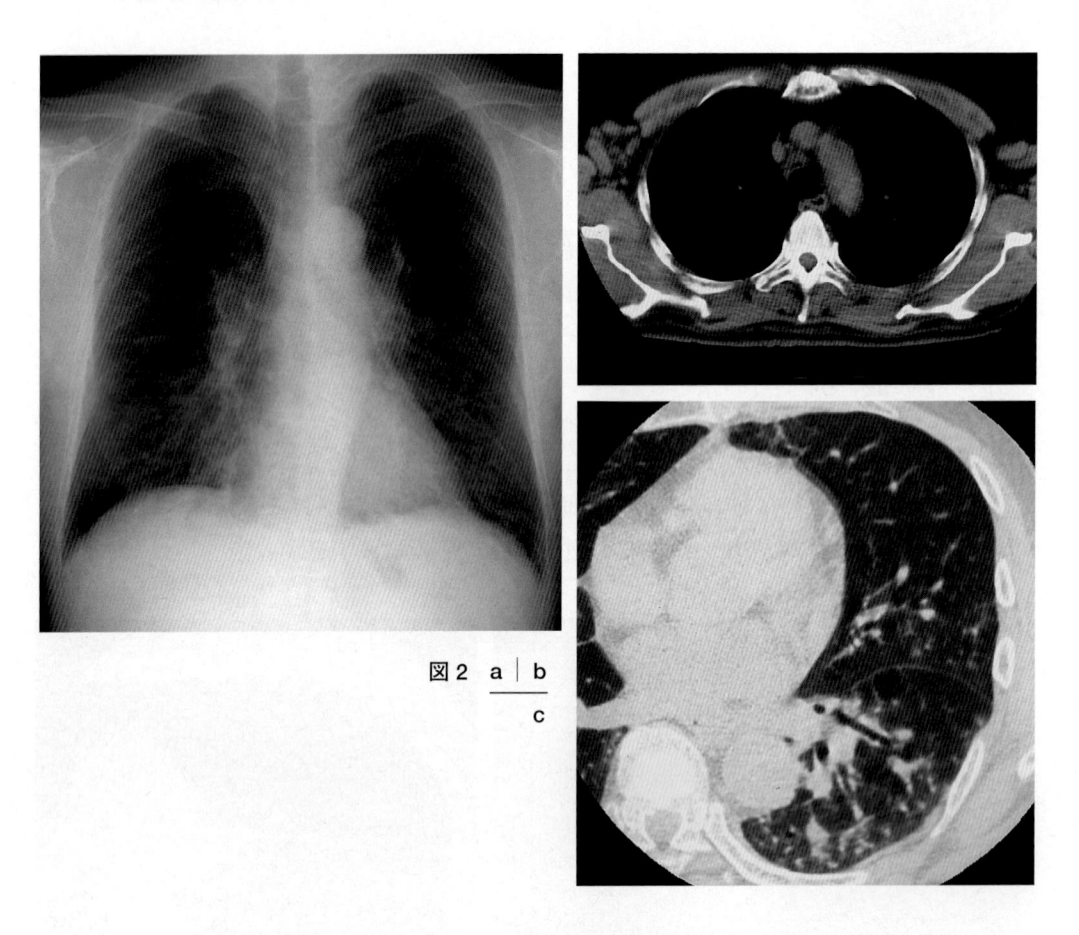

図2 a｜b
　　　 c

症例 3

21歳，男性，半年間の進行性呼吸困難を主訴に来院した。喫煙歴あり（1日20本5年間）胸部単純正面像（図3a），HRCT像（図3b, c）を示す。

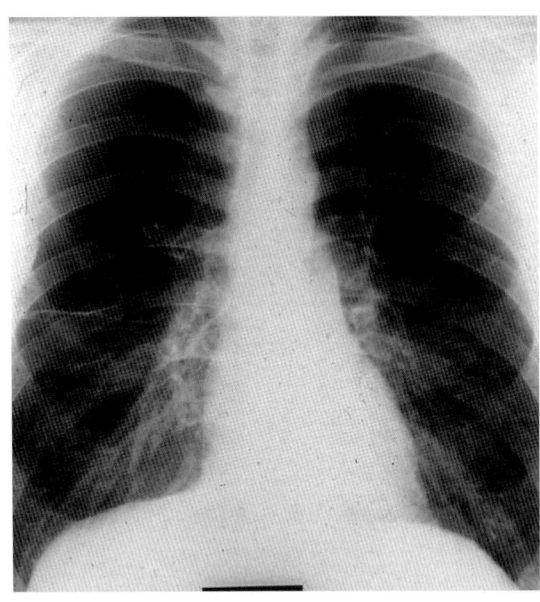

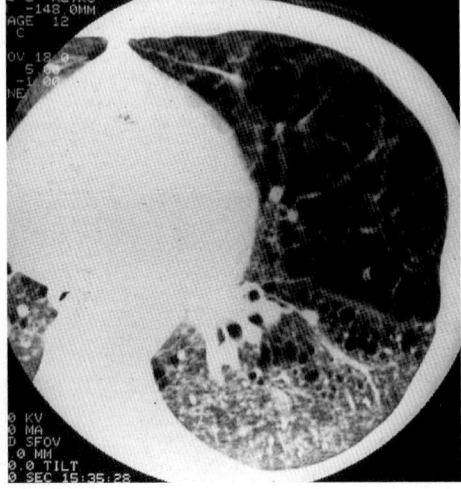

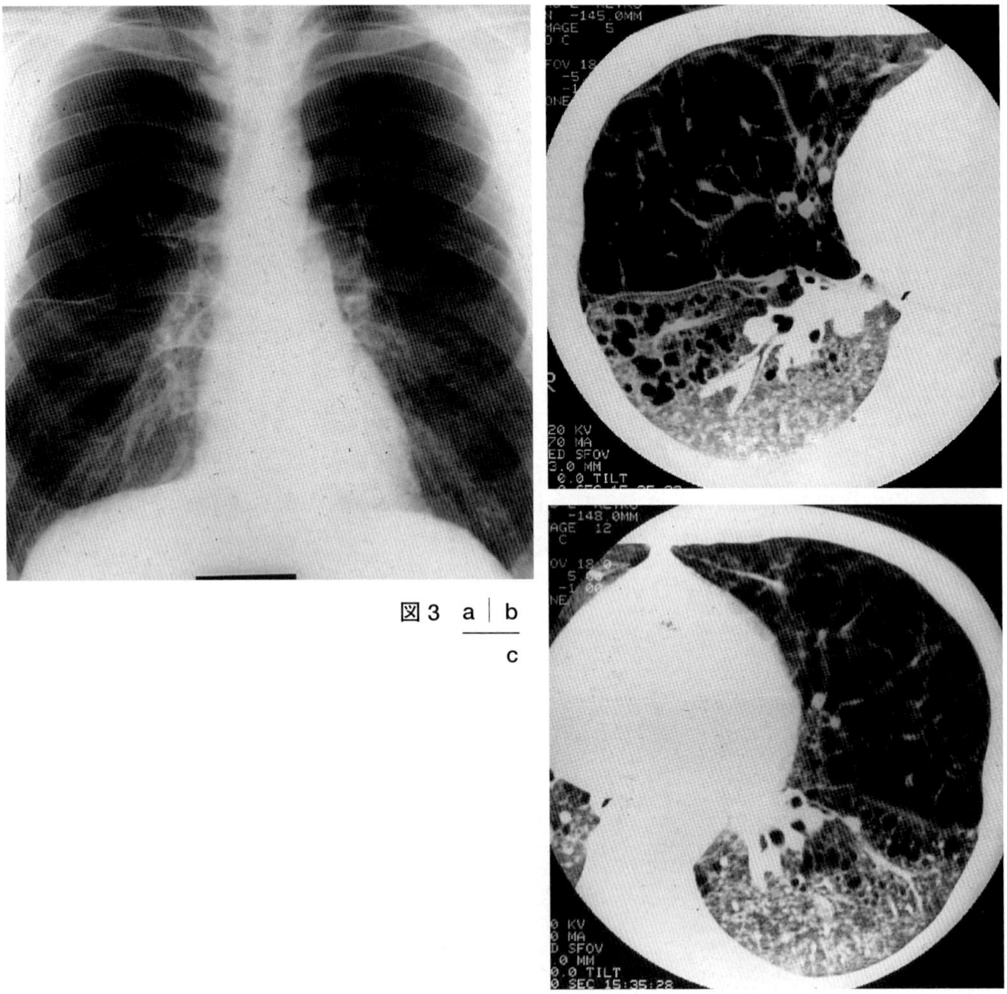

図3 a｜b
　　　 c

▶▶ 所見の解説と鑑別診断

症例 1

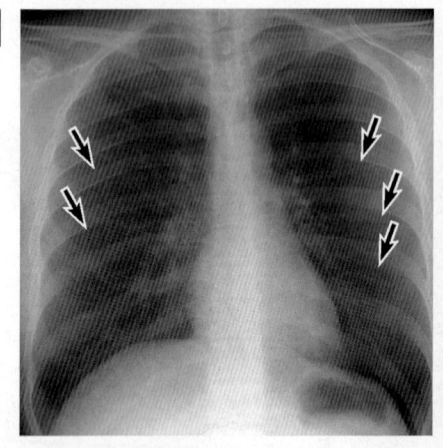

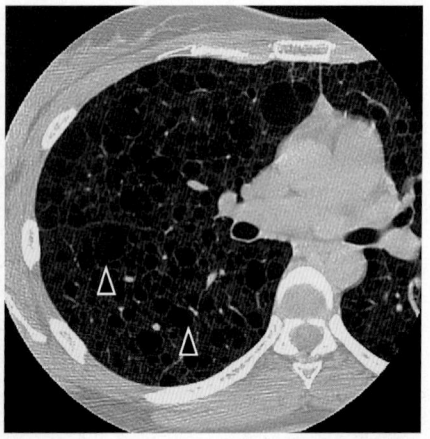

図1 a｜b

　症例1の胸部単純正面像（**図1a**）では，全肺野にわたって，網状あるいは線状（→）の陰影があり肺野の濃度がまだらに見える。またHRCT像（**図1b**）では，全肺野にわたり気腔 air cyst が多発している（▶）。気腔の壁は，肺気腫と異なり，薄いが明瞭に存在する。患者の性別や年齢，喫煙歴のないことなどを考慮するとリンパ管平滑筋腫症 lymphangiomyomatosis（LAM）が考えられる。

症例 2

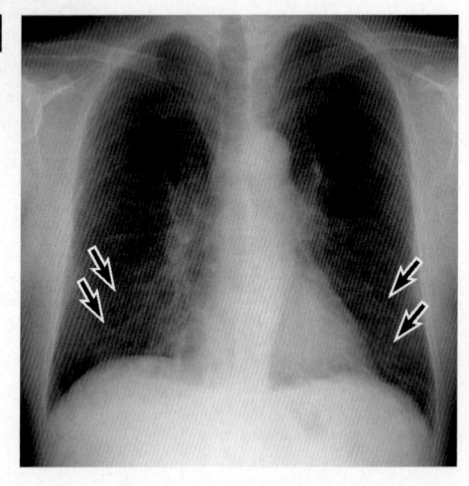

図2 a

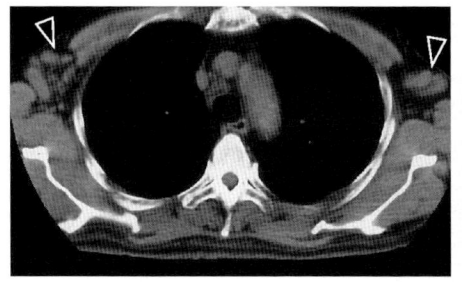

図2 b｜c

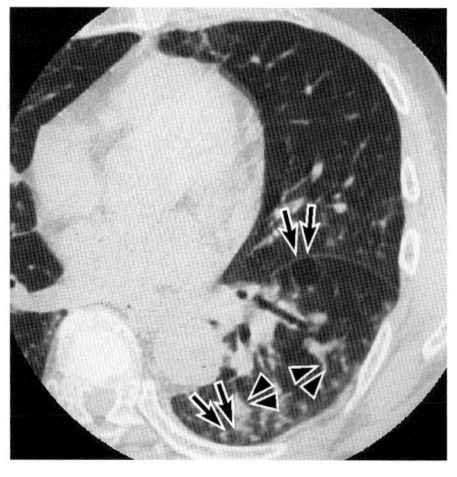

　症例2の胸部単純正面像（図2a）ではほぼ全肺野にわたって間質性陰影が見られるが，陰影は気管支血管束沿いの分布をとっている（→）。縦隔条件CT像で両側の腋窩中心にリンパ節腫大（▶）が見られる。HRCT像（図2c）で下肺野優位に囊胞性陰影（⇒）が散在しているとともに気管支血管束の不整な肥厚（▶）が疑われ血管気管支周囲のリンパ路に添う広義間質に病変が存在していることが考えられる。囊胞壁は薄いが存在している。臨床的には，特有の皮疹，多クローン性ガンマグロブリン血症がありidiopathic plasmocystic lymphadenopathy（IPL）に伴う肺病変と考えられる。

症例 3

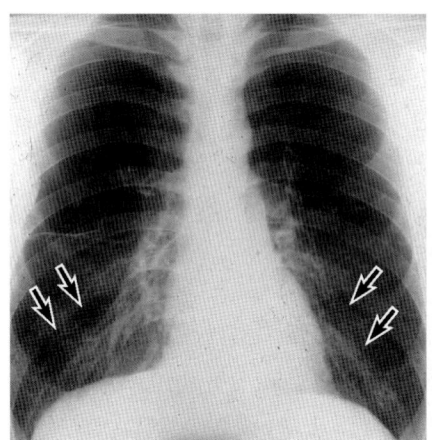

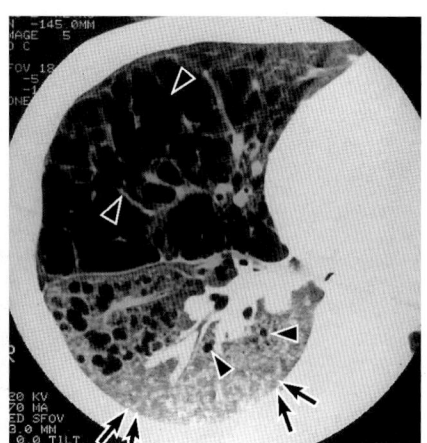

図3 a｜b

第6章　びまん性肺疾患（6）　71

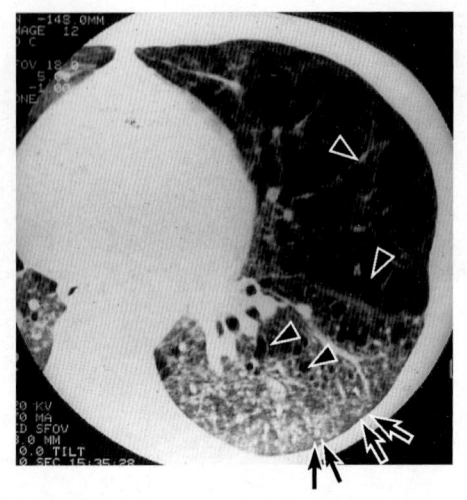

図3 c

　症例3の胸部単純正面像（図3a）では上肺野は気腫状で下肺野優位に網状陰影と結節陰影が認められる（→）。HRCT像（図3b, c）では上肺野腹側優位に囊胞性変化が多数見られる（▶）。また下葉には小葉中心性結節（⇉）や小囊胞（▶）の多発が見られる。患者には喫煙歴があり，患者の年齢，性，BAL，TBLBの所見からランゲルハンス組織球症と考えられる。画像所見からもリンパ平滑筋腫症としては結節陰影が目立つ点が否定的である。

ポイント
1. 囊胞性陰影の読影，鑑別診断
2. 気管支血管束沿いに分布する陰影
3. 上肺野優位の網状陰影，間質性陰影

▶▶▶ 1. 囊胞性陰影の鑑別診断

　肺内に見られる限局性の低吸収域は一般的には囊胞cystあるいは気腔air cystとよばれる。画像的に気腔とよばれるのは，壁が明瞭であるが，均一で薄い限局性の低吸収域で，内部に液体や充実性の物質が充満している場合には，液体や軟部組織の濃度を示すことがある。気腔は，リンパ脈管筋腫症（図1）やリンパ球性間質性肺炎（図2），肺アミロイドーシス，ランゲルハンス組織球症（図3），多発性神経線維腫症（図4）などで認められる。気腔の壁は病理学的には上皮あるいは線維組織からなり，リンパ脈管筋腫症では平滑筋細胞に類似する紡錘形の細胞からなる。気腔に類似する低吸収域として見られるものに，肺気腫や蜂窩肺の囊胞性陰影，ブラ，ブレブ，気瘤，空洞あるいは空洞性結節などがあげられる。画像上は気腔の壁は明瞭に存在しているが，その厚みは1mm程度である[1]。

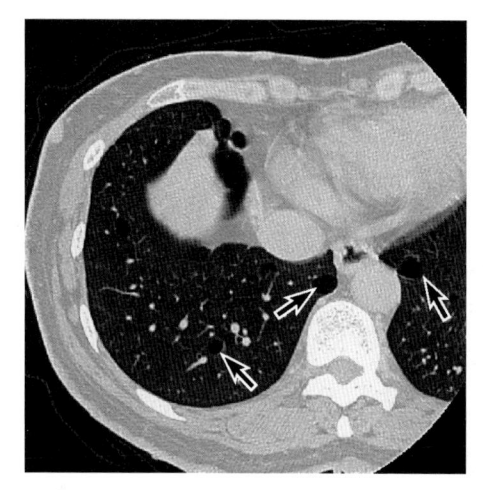

図4 多発性神経線維腫症
HRCT像で両側肺野に散在性に気腔（→）を認める。気腔には薄い壁が存在している。

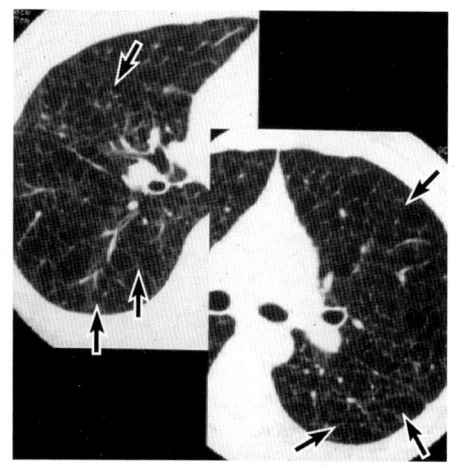

図5 リンパ脈管筋腫症（LAM）
進行したリンパ脈管筋腫症例で，気腔の多発（→）を認める。気腔間には正常の肺はほとんど残存していない。

LAM（lymphangiomyomatosis）リンパ平滑筋腫症（図1）は生殖可能年齢の女性にのみ発症する原因不明の疾患であるが，結節硬化症に伴うものでは男性にも発生することがある。また最近では比較的高齢者にも発見されることがある[2)～5)]。初期には嚢胞は散在性で嚢胞間には一見正常の肺野が介在するが（図1），進行すると種々の大きさの多発嚢胞を形成し，正常の肺組織がほとんど同定できなくなる（図5）。肺気腫と異なり嚢胞壁が存在するが，嚢胞壁は比較的薄く一様である。嚢胞の形態は通常円形のものがほとんどであるが，進行例ではやや変形したものも見られる。気胸（図6）や乳び胸水を合併する。その他に後腹膜腫瘍としてリンパ脈管筋腫や腎の血管筋脂肪腫（図7）を合併することがあるが，血管筋脂肪腫合併例では結節硬化症との鑑別が問題になるが，両者は遺伝子的にも共通の異常があり，類縁の疾患である。

IPL（idiopathie plasmocytic lymphadeuopathy），MCD（multicentric Castleman disease）の肺病変などにおいても肺野に嚢胞性病変を形成することがある[6)～10)]（図2）。LIPでは病変の主座は血管気管支周囲や小葉間隔壁などの広義間質であり，CT像上では血管気管支束の不整な肥厚や小葉間隔壁の肥厚像がその主体になる。これに加えてリンパ球浸潤などによるすりガラス陰影が斑状に認められる（図8）。嚢胞の形成機序として，リンパ球の末梢細気管支壁への浸潤によるcheck valve機構の結果細気管支の拡張が生じ嚢胞を形成する機序や浸潤した炎症細胞からのサイトカインなどにより肺実質の破壊が生じ嚢胞を形成する機序などが想定される。前者の場合には嚢胞の形成部位は気管支に関連するのでいわゆる小葉中心性分布を示す傾向にある。

LCH（Langerhans cell histiocystosis）ランゲルハンス組織球症は，喫煙者に好発する肉芽腫性疾患である[11)]。かつて，肉芽腫を形成する組織球の由来が不明であったため組織球症X（histiocytosis X）とよばれた。最近電顕的にラケット型の

図6 気胸を合併したリンパ脈管筋腫症：嚢胞（→）

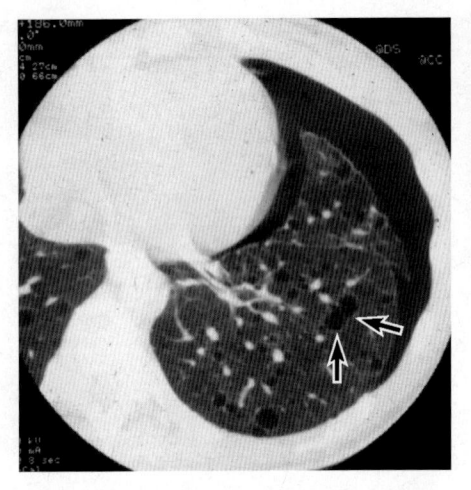

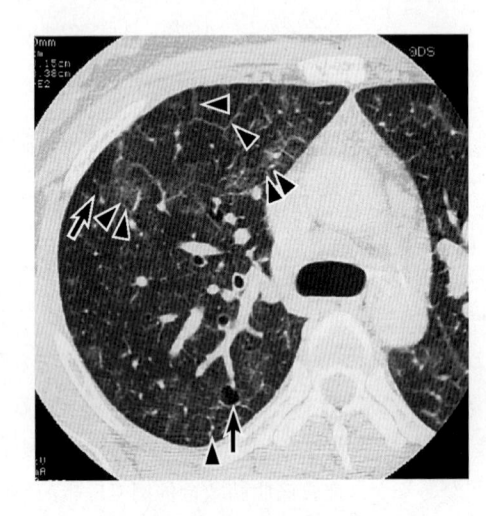

図7 腎血管筋脂肪腫
右腎下極に脂肪を含む腫瘍を認める。

図8 MCD
肺野に小葉間隔壁の肥厚（▶），すりガラス陰影（▶），嚢胞（気腔→）の形成を認める。

　Birbeck顆粒を有する組織球がランゲルハンス組織球由来であることが同定されたためにランゲルハンス組織球症LCHとよばれるに至った。本症は臨床的に3病型に分けられるが，肺に好発するのは好酸球性肉芽腫である。その他のLettre-Siwe, Hand-Shueller-Christian病は小児に好発し，全身症状を伴うより重篤な疾患である。
　本症で見られる嚢胞は円形のものから不整型のものまでさまざまで上肺野優位に見られる（図9）[12)～16)]。嚢胞の形成機序として空洞性結節の薄壁化（図10），肺実質の破壊による2次的な嚢胞の形成や細気管支病変によるcheck valve機構などが想定される。薄壁嚢が多数重なり単純撮影で網状陰影が形成されると考えられる。時に高度の嚢胞性病変を形成することがある（図3）。その他の嚢胞性疾患との鑑別は，結節性や空洞性結節を伴うことや，空洞性病変が上肺野に強いこと，嚢胞の形がさまざまであること，臨床的には喫煙歴を有することなどである。
　多発性神経線維腫症でも肺嚢胞を認めることがある（図4）。多発性神経線維腫における嚢胞の形成機序は不明であるが，進行はなく先天的な嚢胞である可能性が考え

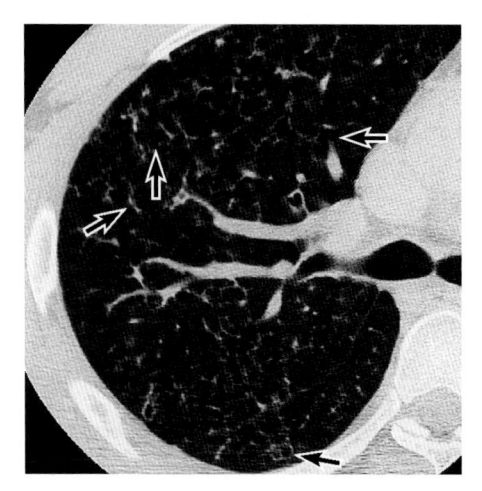

図9 囊胞性陰影を中心としたランゲルハンス組織球症

上肺野優位の囊胞（気腔）→の形成を認める。異常陰影はほぼ壁の薄い囊胞陰影のみからなり、種々の形態を示している。

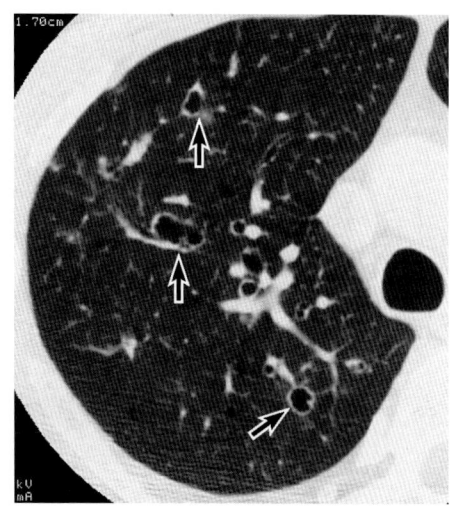

図10 ランゲルハンス組織球症における空洞性結節

やや壁の厚い囊胞あるいは空洞性結節（→）を認める。その形態は必ずしも円形を示していない。

られる。いわゆる囊胞に類似するものとして、肺気腫、蜂窩肺における小囊胞、ブラ、ブレブ、気瘤、気管支拡張症、空洞や空洞性結節などがあげられる。

肺気腫は肺実質の破壊を伴う肺含気量の増加と定義されるが、病理学的には小葉中心性肺気腫（**図11, 12**）、汎小葉性肺気腫、傍胞隔型肺気腫（**図13**）、傍瘢痕型肺気腫に分類される。またbullous emphysema（**図14**）は病理学的にはその原因を特定できないが、大型のブラを多数含む肺気腫を指す。

小葉中心性肺気腫は小葉内部でも高次呼吸細気管支中心の肺の破壊性病変であり、画像的には一見健常な肺野に囲まれた壁のない低吸収域がその所見でありLAA（low attenauation area）とよばれる（**図11**）。壁が証明できない点が囊胞とは異なる。しかし、炎症を合併したものや周囲肺実質が圧排されて壁があるように見えることもあるので注意を要する。汎小葉性肺気腫は破壊が小葉全般に及ぶのが病理学的特徴で、画像上は肺野全般の濃度の低下と肺血管陰影の狭細化がその主体になる。小葉中心性肺気腫に見られるLAAは認められないが、重症の小葉中心性肺気腫との画像的病理学的な鑑別は困難なことがある。傍胞隔型肺気腫は最も外層の小葉一層の気腫である。通常は肺機能には異常を来さない。傍胞隔型肺気腫はブラに発育するものと考えられる。傍瘢痕型肺気腫は瘢痕病変の周辺に形成される不規則な肺気腫で、瘢痕による肺の容積減少により生じる。

蜂窩肺による小囊胞（**図15**）は、やや壁が厚くその大きさは10mm程度以下である。単に囊胞ではなく囊胞が2列以上に集合して蜂窩肺を形成しているが囊胞間の部分はすりガラスあるいは比較的濃厚な陰影を示す。

ブラ（**図16**）、ブレブは肺内に限局した低吸収域で、その壁は1mm以下の厚み、

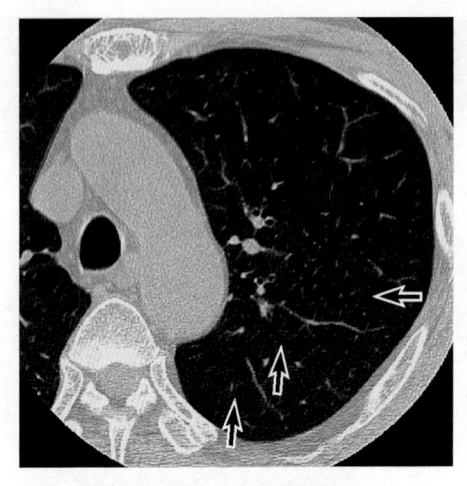

図11 軽度の小葉中心性肺気腫
わずかの小葉中心性非秋腫例であるが，壁が証明できない小さな低吸収域（LAA）（→）が一見健常な肺野に囲まれて存在している。

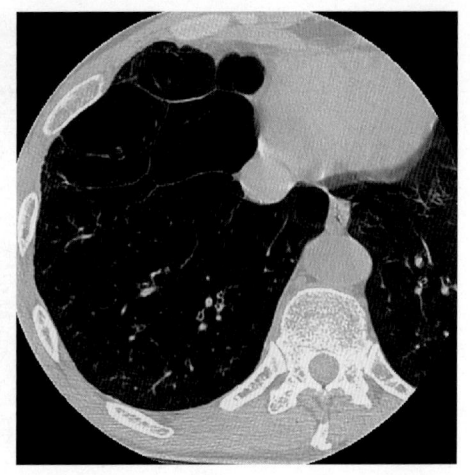

図12 進行した小葉中心性肺気腫
進行した小葉中心性肺気腫と考えられる例であるが，腹よりでは汎小葉性肺気腫との鑑別は困難である。

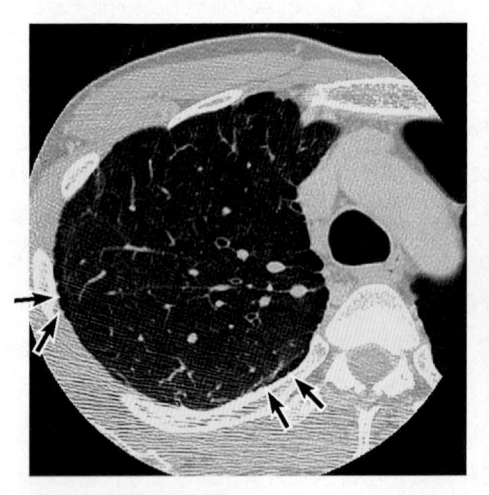

図13 傍胞隔型肺気腫
最外層の小葉のみに小葉全体にわたる気腫（→）を認める。傍胞隔型肺気腫であるが，ブラと関連するものと考えられる。

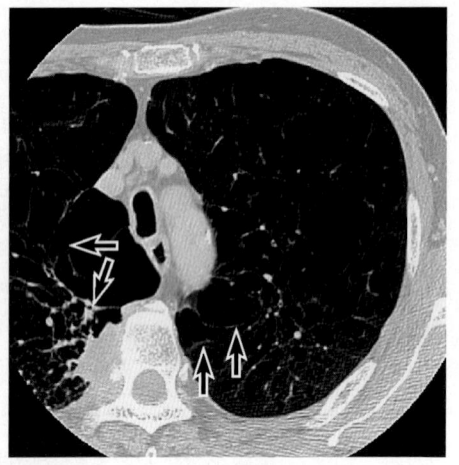

図14 Bullous emphysema
大型のブラ（→）を含む気腫性病変を示す。

大きさは1cm以上であることが多い。ブレブは胸膜内の気腔であるが，ブラとの実際的な鑑別はできない。いずれも胸膜直下あるいは肺実質内の壁のやや厚い気腔であり，air cyst，囊胞との区別は曖昧なところがある。

　気瘤は，肺炎の治癒過程で形成される薄壁の囊胞性陰影である。最も一般的に見られるのは小児のブドウ球菌性肺炎の治癒過程で見られるものであるが，HIV感染者のニューモシスティス肺炎でも肺炎巣内部に多数の囊胞性陰影が形成されることがあり，一種の気瘤と考えられている（**図17**）（第3章図11参照　p.34）[17]。HIV患者で

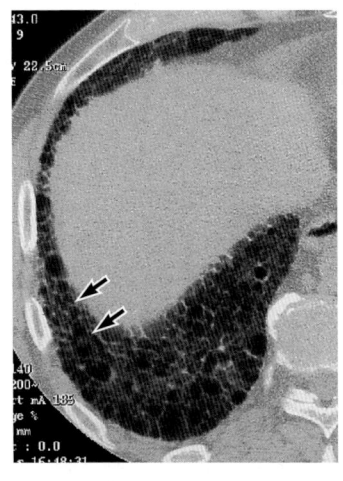

図15 蜂窩肺
10mm以下の小嚢胞が多発し，その壁は厚い。多数の嚢胞が集簇し(→)，全体として蜂巣様に見える

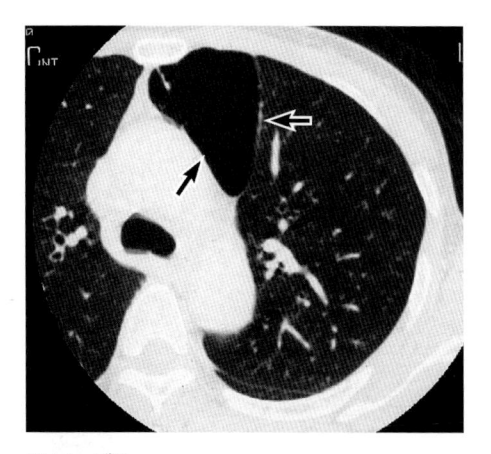

図16 ブラ
左上葉内側よりに大きなブラ（→）を認める。

は若年者であってもbullous emphysemaが肺尖部中心に進行することがあるとかつて報告されたが，おそらくニューモシスティス肺炎の不十分な治療により形成された気瘤によるものと考えられている[18]。これらの気瘤の破裂により気胸を発症することがある。

　気瘤の形成機序にはいくつかの説がある，肺炎の治癒過程で細気管支病変によりcheck valve機構が生じ気腔を形成するという説や肺実質の破壊に伴い気腔が形成されるという説もある。気瘤は薄壁の嚢胞性陰影であるが，先行する肺炎病巣が存在するのが特徴である。

　気管支拡張症は，その形態により，cystic，varicose，cylindrical（図18）に分類される。嚢胞状気管支拡張症は一見すると嚢胞の集合と見えるが，連続したスライスを観察することにより分岐した部分や気管支に連続する部分を証明することができる。病変内部での気管支拡張が小空洞に類似し，鑑別ができないこともある。

　空洞は病理学的には充実性病変が軟化融解し，その内容が経気管支的に排泄されることにより生じた空隙をさすが，画像的には壁が不均一あるいは均一に厚い嚢胞性陰影をさすにすぎないことが多い。これは空洞様陰影の形成機序まで画像で推論できない場合が多いからである。最も代表的な例は肺化膿症（図19）や肺結核症（図20）の場合に見られるものである。ランゲルハンス組織球症では薄壁嚢胞の形成機序としていくつかのものが想定されている画像の経過を観察すると結節の空洞化（図9）と空洞壁の菲薄化から薄壁嚢胞を形成するとする機序が有力である。

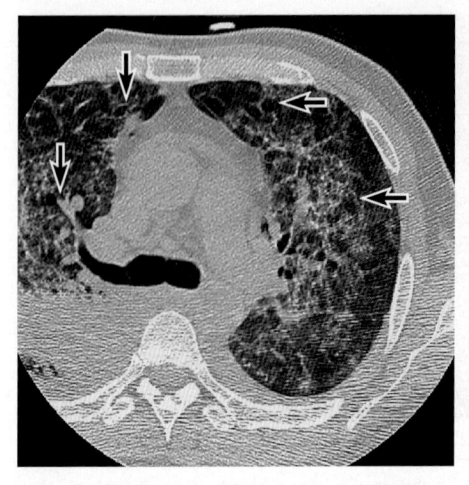

図17　AIDS患者のニューモシスティス肺炎
両側肺にほぼびまん性にすりガラス陰影が認められる。すりガラス陰影の内部に囊胞性陰影（→）が見られる。

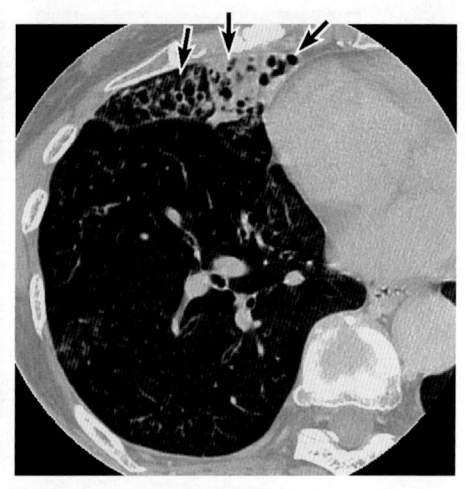

図18　囊胞状気管支拡張症
右中葉に囊胞性陰影（→）と斑状のconsolidationが見られる。囊胞状気管支拡張症の症例である。

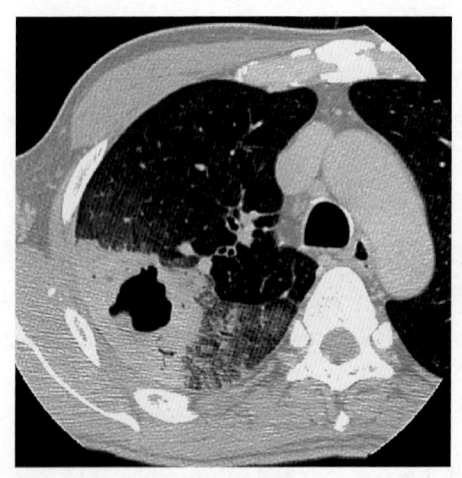

図19　肺化膿症に見られる空洞
濃厚なconsolidation内部に空洞が見られる。

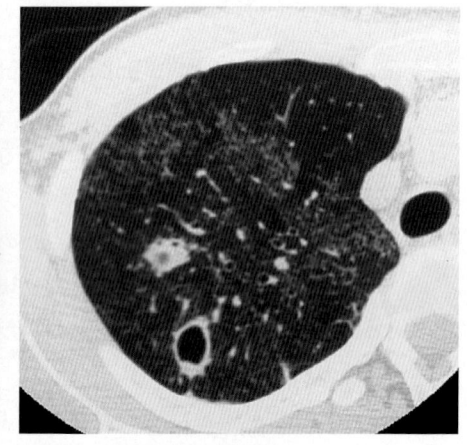

図20　結核症に見られる空洞
右肺尖部に壁の比較的薄い空洞と結節陰影，小粒状陰影を示す気道撒布巣を伴っている。

▶▶ 2．上肺野優位の網状陰影，間質性陰影

　通常間質性肺疾患に見られる網状陰影は下肺野優位に認められることが多い。上肺野優位に網状陰影を中心とする間質陰影が見られる疾患は，ランゲルハンス組織球症や塵肺症，肺結核症，非定型抗酸菌症，強直性脊椎炎に伴う肺線維症，慢性間接リウマチに伴う肺線維症の一部，特発性上葉限局型肺線維症（網谷病）などがある。ランゲルハンス組織球症では多数の薄壁囊胞の重畳効果により網状陰影を呈するものと考えられる。

▶▶ 3. 気管支血管束の肥厚

血管気管支束の肥厚はリンパ路に病変の主体をおくサルコイドーシス，リンパ増殖性疾患，リンパ球性間質性肺炎，癌性リンパ管症などで認められる所見である。一方，膠原病に伴う間質性肺炎や非特異性間質性肺炎などでは気管支血管束に沿う間質陰影が見られやすく単純撮影で気管支血管束沿いの陰影を呈する。

▶▶ 文　献

1) Naidich JP. High resolution computed tomographyof cystic lung disease. Semin Roentogenol 1991 ;26 : 151-74.
2) Lenior S, Grenier P, Brauner MW, et al. Pulmonarylymphangiomyomatosis and tuberous sclerosis :comparison of radiographic and thin section CT findings Radiology 1990 ; 175 : 329-34.
3) Templeton PA, McLoud TC, Mueller NL, et al. Pulmonarylymphangiomyomatoosis : CT and pathologicfindings. J Comput Assist Tomogr 1989 ;13 : 54-7.
4) Sherrier RH, Chiles C, Roggli V, et al. Pulmonarylymphangiomyomatosis CT findings AJR 1989 ;153 : 937-40.
5) Mueller NL, Chiles C, Knulling P. Pulmonary lymphangiomyomtosis correlation of CT with radiographic and functional findings. Radiology 1990 ; 175 : 335-9.
6) Johkoh T, Mueller NL, Ichikado K,et al. Intrathoracic multicentric Castleman disease : CT findings in 12 patients. Radiology 1998 ; 209 : 477-81.
7) Johkoh T, Muller NL, Pickford HA,et al. Lymphocytic ineterstitial pneumonia : Thin section CT findings in 22 patients. Radiology 1999 ; 212 : 567-72.
8) Ichikawa Y, Kinishita M, Koga T, et al. Lung cyst formation in lymphocytic interstitial pneumonia : CT features. J Comput Assist Tomogr 1994 ; 18 : 745-8.
9) Johkoh T, Ichikado K, Akira M, et al. Lymphocytic interstitial pneumonia : Follow-up CT findings in 14 patients. J Thorac Imag 2000 ; 15 : 162-7.
10) McGuinness G, Scholes JV, Jagirdar JS, et al. Unusual lymphproliferative disorders in nine adults with HIV or AIDS : CT and histopathologic findings. Radiology 1995 ; 197 : 59-65.
11) Hartman TE, Tazelaar HD, Swensen SJ, et al. Cigarette smoking : CT and pathologic findings of associated lung diseases. Radiographics 1997 ; 17 : 377-90.
12) Moore AD, Godwin JD, Muller NL, et al. Pulmonary histiocytosis X ; comparison of radiographs and CT findings. Radiology 1989 ; 172 : 249-54.
13) Kulweck EL, Lynch DA, Aguayo SM, et al. Imaging of pulmonary histiocytosis X. Radiographics 1992 ; 12 : 515-556.
14) Brauner MW, Grenier P, Tijiani K, et al. Pulmonary Langerhans cell histiocytosis : Evolution of lesions on CT scans. Radiology 1997 ; 204 : 497-502.
15) Stern EJ, Webb WR, Golden JA, et al. Cystic lung disease associated with eosinophilic granuloma and tuberous sclerosis : Air trapping at dynamic ultrafast high-resolution CT . Radiology 1992 ; 182 : 325-9.
16) Lee KH, Lee JS, Lynch DA, et al. The radiologic differential diagnosis of diffuse lung diseases characterized by multiple cysts and cavities. J Comput Assist Tomogr 2002 ; 26 : 5-12.
17) Fuerstein I, Archer A, Pluda JM, et al. Thin walled cavities, cysts, and pneumothorax in Pneumocystis carinii pneumonia : Further observation with histopathologic correlation. Radiology 1990 ; 174 : 697-702.
18) Gurney JW, Bates FT. Pulmonary cystic disease : Comparison of pneumocystis carinii pneumatocoele and bullous emphysema due to intravenous drug abuse. Radiology 1989 ; 173 : 12-14.

第7章 びまん性肺疾患（7）

網状陰影

▶▶ 症　例

症例 1

　70歳，男性，数年前から肺に陰影があると指摘されていたが放置していた。最近3カ月前より労作時呼吸困難が徐々に増強してきたために来院した。胸部単純正面像（**図1**a）とHRCT像（**図1**b）を示す。

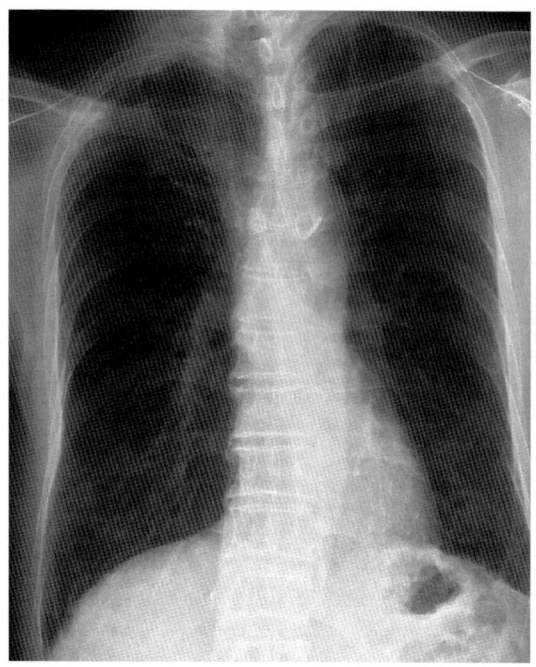

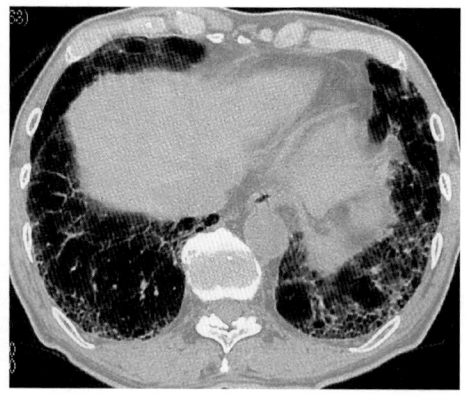

図1 a | b

症例 2

48歳，男性，半年ほど前より乾性の咳嗽が出現，最近労作時呼吸困難が出現したために来院した。胸部単純正面像で両側肺野のすりガラス陰影と網状陰影を認めた。胸部単純正面像（図2a）とHRCT像（図2b）を示す。

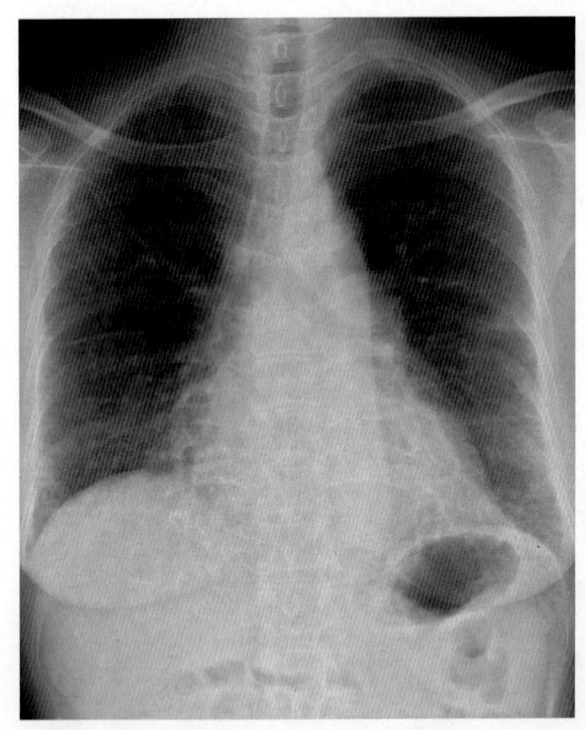

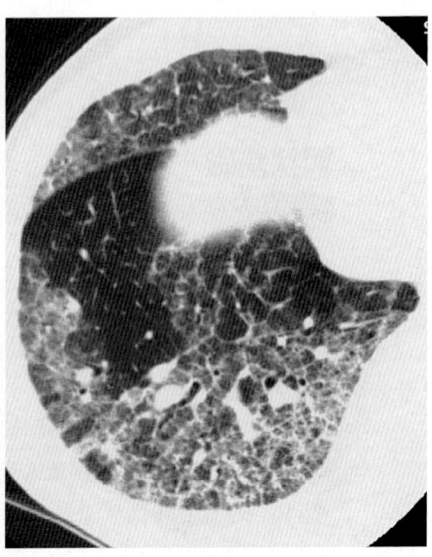

図2 a | b

症例 3

42歳，女性，骨髄異形成症で経過観察中であるが，2～3カ月前より乾性咳嗽と息切れを自覚した．最近増強している．胸部単純正面像（**図3**a），CT像（**図3**b, c）を示す．

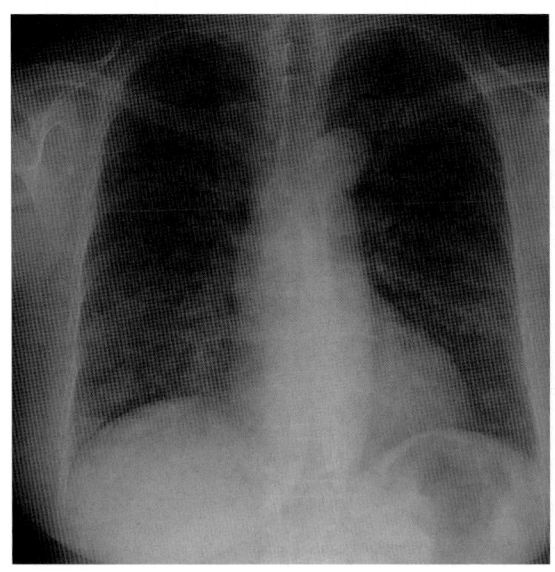

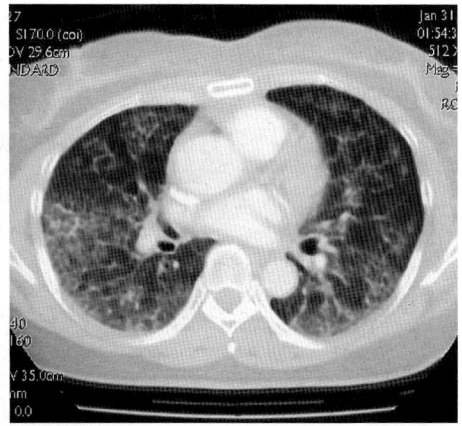

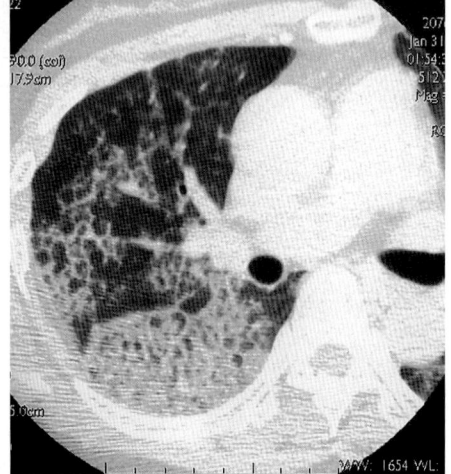

図3 a | b
　　　 c

▶▶▶ 所見の解説と鑑別診断

症例 1

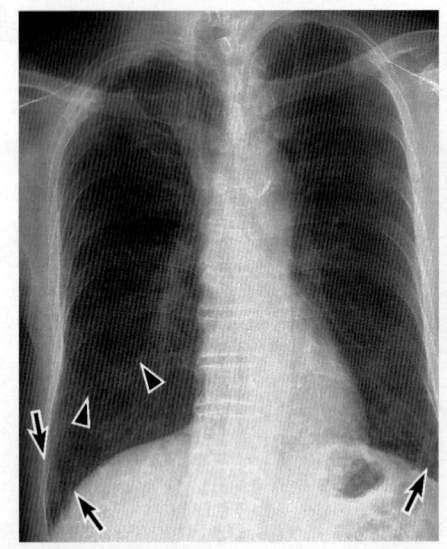

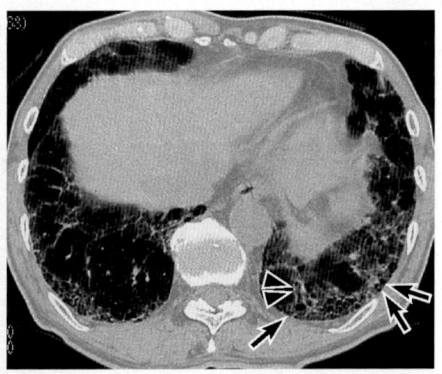

図1 a｜b

　典型的な蜂窩肺陰影である。胸部単純正面像（図1a）では全下肺野の胸膜直下末梢肺優位に網状ない網状結節状陰影を認める（→）。両側肺の容積減少は目立たないが，葉間胸膜は下方に偏位しており下葉の容積減少が強いと思われる（▶）。また右肺尖部に陳旧性肺結核によると思われる陰影を認める。HRCT像（図1b）では，肺野の胸膜直下の領域を中心にすりガラス陰影，網状陰影，蜂窩肺（⇉）の所見を認める。網状陰影の網目の中は完全に空気の濃度を示す点から蜂窩肺との診断ができる。しかし，一部の網目の内部は完全には空気の濃度を示しておらず，その点のみからは蜂窩肺とは言い切れないが，CTの解像度以下の小さな蜂窩肺が存在している可能性が高い。同時に存在する牽引性気管支拡張の存在はこのことを示唆する所見である（▶）。UIP（usual interstitial pneumonia）/IPFによる蜂窩肺症例である。

症例 2

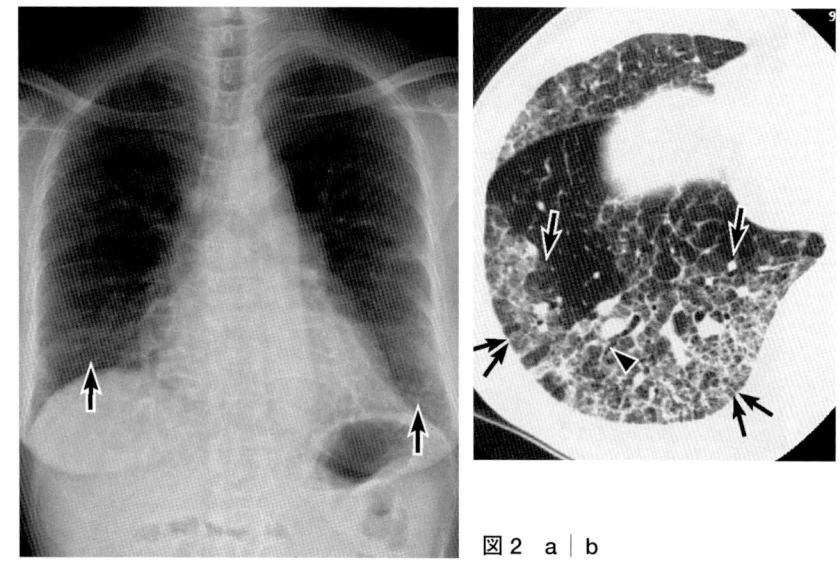

図2 a｜b

NSIP（nonspecific interstitial pneumonia）例である。胸部単純正面像（図2a）では下肺野優位にすりガラス陰影と網状陰影を認める（→）。HRCT像（図2b）でも，肺野にはすりガラス陰影と網状陰影（→）が見られる。陰影の分布は間質性肺炎に一般的な胸膜直下優位の分布であるが，区域〜亜区域性分布を示す部分もある。すりガラス陰影内部には小葉よりも小さいいわゆる小葉内網状陰影（⇉）と牽引性気管支拡張（▶）が見られ，線維化病変が生じているものと思われる。fNSIP（fibrosing nonspecific interstitial pneumonia）例である。

症例 3

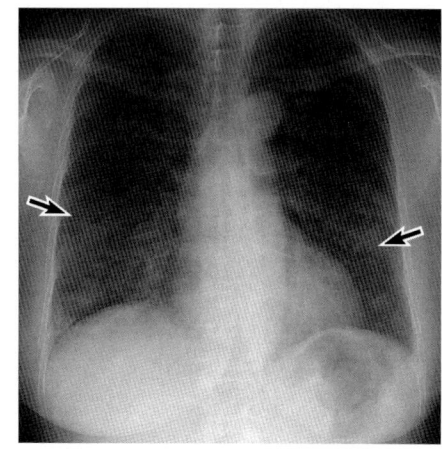

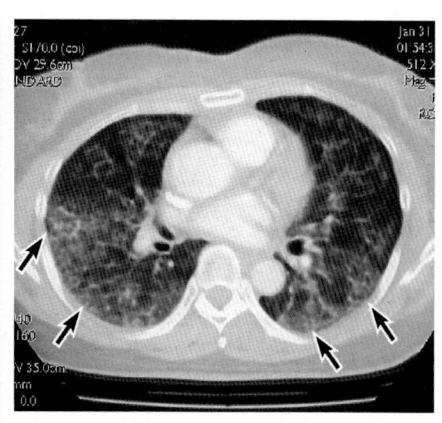

図3 a｜b

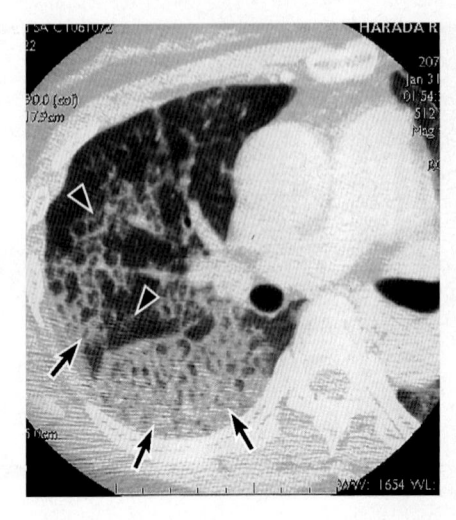

図3 c

　胸部単純正面像（図3a）では下肺野優位に斑状のすりガラス陰影が見られる（→）。肺野条件CT像（図3b），HRCT像（図3c）では肺野に汎小葉性あるいはこれらが融合した多小葉大のすりガラス陰影が見られる（→）。陰影の辺縁は小葉間隔壁で境界されているものと思われ，直線状の辺縁を示している。陰影内部に小2～3mm程度の細かい網状陰影が認められ，小葉内網状陰影（crazy-pavement appearance）（▶）と呼ばれる。小葉間隔壁の肥厚も認められるが，肺野の容積減少は認められない。肺胞蛋白症（pulmonary alveolar proteinosis）症例である。

> ポイント
> 1．蜂窩肺と網状陰影，病理学的背景，鑑別診断
> 2．小葉内網状陰影の意義とその病理学的背景

▶▶▶ 1．網状影の鑑別診断

　網状陰影の病理学的背景は多彩で，多くの病変により網状陰影を示すことが知られている。胸部単純撮影における網状陰影は真の網状陰影ばかりでなく，線状陰影の重積効果によっても網状の陰影を来す。この代表例としてカーリーC線やランゲルハンス組織球症における上肺野の網状陰影があげられる（図4）。カーリーC線とよばれる網状陰影は，小葉間隔壁の肥厚により生じるが，小葉間隔壁の肥厚による線状陰影の重積効果で網状陰影を示すことになる。またランゲルハンス組織球症では網状陰影は嚢胞性陰影の重積効果により生じる[1)2)]。CTでは断層画像であり，CTの解像度以上の病変であればこのような重積効果はない。

　蜂窩肺は本来病理学用語であり，小さな嚢胞性陰影が集簇し，全体として蜂の巣を見るような肉眼所見を蜂窩肺とよぶ。蜂窩肺は病理学的には肺の構造改変を伴う多発

小嚢胞性病変の集合であるが，UIP/IPFに見られる蜂巣肺は，肺胞の畳み込みと線維化により嚢胞陰影の形成により生じる。画像的にも多発嚢胞陰影で，その壁はやや厚く，小嚢胞が集族し，全体として蜂の巣を見るようである（**図5**）。蜂窩肺を来す疾患の鑑別診断を**表1**にあげる。

　蜂窩肺は間質性肺炎の終末像であり，種々の間質性肺疾患で認められるパターンである。最も典型的にはUIP/IPFで見られる。病理学的にUIP/IPFは，完成されたと初期の胞隔炎が同一の小葉内に混在するなど時間的，空間的にheterogeneityが見られる病変がその特徴である。このようなUIPのパターンは，特発性のUIP以外に，膠原病や慢性過敏性肺臓炎[3]，薬剤誘起性肺炎，Hermansky-Pudlack症候群など多くの疾患で見られる一種の肺の反応様式と考えられる。

表1　蜂窩肺を来す疾患

UIP, NSIP
ARDS, AIP線維化期
膠原病肺
薬剤誘起性肺炎（bleomycin肺など）
慢性過敏性肺臓炎
サルコイドーシス
じん肺（asbestosisなど）
Hermansky-Pudlack症候群

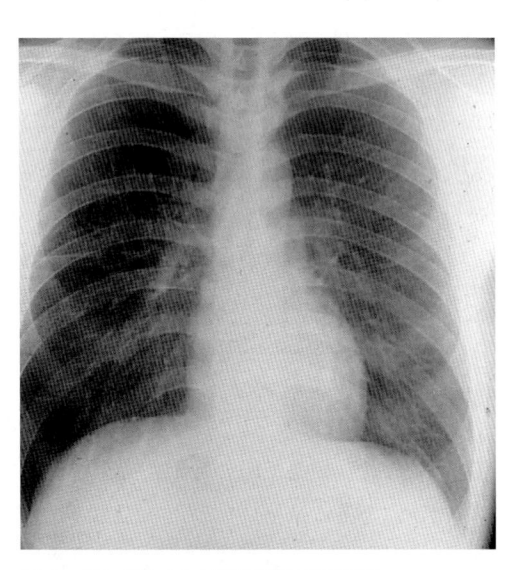

図4　ランゲルハンス組織球症単純撮影
単純撮影で上肺野には網状陰影が認められるが（→），これは薄壁嚢胞壁の線状陰影の重積効果summationにより見られるものである。

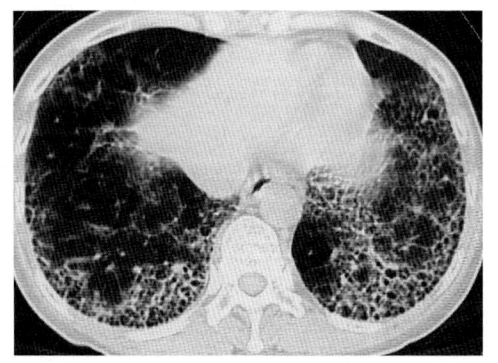

図5　蜂窩肺
完成された蜂窩肺のHRCT画像である。編目は完全に空気の濃度を示し，編目の間には空気以外の肺実質組織は存在していないものと思われる。すりガラス濃度を示す部分はほとんど認められない。

膠原病の肺病変[4)〜7)]は特発性のUIPに比べて気管支血管束沿いの陰影が著明である。病理学的にはUIP，NSIP，COPなど種々のパターンをとりうるが，NSIPのパターンが多いとされる。また慢性過敏性肺臓炎も病理学的に小葉辺縁性に強い変化を有する蜂巣肺の所見を呈し，画像上もUIPに類似する蜂巣肺の所見を呈しうるが，陰影が上肺野にも比較的高度に見られること，小葉中心性結節や気管支血管束沿いの陰影を呈しやすい点などがUIPとはやや異なる。

UIPの画像で見られる蜂窩肺は病理学的所見を反映して，両側下葉の背側よりに強く容積減少を伴う。また蜂窩肺は斑状の分布をとり，病理学的な特徴を反映していると思われる。また特に肺気腫を伴うことがあるが，肺気腫合併の肺線維症の形成機序については定まった見解はない。

画像上の蜂窩肺と病理学的な蜂窩肺を比較する場合いくつかの問題点がある。その第1は，初期あるいは顕微鏡的な蜂窩肺の画像はすりガラス陰影あるいは網状陰影にしかすぎないこと，第2は画像上で蜂窩肺と網状陰影をどのように区別するかの問題，また第3には肺の構造破壊を来す異なる病理形態形成過程で蜂窩肺類似の画像を呈しうる点（例えば肺気腫）である。

急性間質性肺炎やARDSの経過中に線維化が生じる過程で，初期の蜂窩肺では囊胞の大きさが顕微鏡的（顕微鏡的蜂窩肺）でCTの分解能以下であり，病理学的には蜂巣肺であっても画像上は単にすりガラス陰影を示すにとどまる。これはいくらHRCTを用いようと，CTの空間分解能（$0.3mm^2$×スライス厚），濃度分解能がまだまだ不十分なことを示しているものである。ARDSの画像と病理を詳細に対比したIchikadoらの報告[8)]によれば，初期の顕微鏡的蜂窩肺はすりガラス陰影にすぎないが，すりガラス陰影内部の牽引性気管支拡張の存在が，肺実質の容積減少すなわち線維化の存在を示唆する所見として重要とされる[8)〜11)]。ARDSの経過中にすりガラス陰影内部に牽引性気管支拡張を認めた場合は，その部はすでに肺の容積減少を来す構造改変すなわち線維化や顕微鏡的蜂窩肺の変化を起こしている可能性が高い。このことはARDSのCT像の経過をおった報告における，牽引性気管支拡張を含むすりガラス陰影の部は最終的には蜂窩肺の変化を生じるという所見によっても支持される。通常の気道の破壊性炎症による気管支拡張症では，囊状気管支拡張や円筒状の気管支拡張を生じるのに対して，周辺肺の容積減少による牽引性気管支拡張では，軟骨の存在しない部のみが拡張し，全体で蛇腹状の牽引性気管支拡張となる。

NSIPはKatzenstein[12)]により提唱された疾患であるが，UIPに見られる病変の時間的，空間的なheterogeneityを欠き，種々の程度の細胞浸潤と線維化を来す疾患である。Katzensteinは線維化の程度によりType 1〜3に分類した。Type 1はNagaiら[13)]のいうcellular NSIPで，細胞浸潤が主体で線維化に乏しいもに相当する。Type 2，3は線維化の強いものでNagaiらのfibrosing NSIPに相当する。原因疾患としては膠原病や薬剤誘起性肺炎，特発性などさまざまである。NSIPのHRCT所見は多彩である。Cellular NSIPでは気管支血管束沿いに進展するconsolidationが主体で内部に線

維化病変を反映する牽引性気管支拡張を示すことがある。これに対して進行したfibrosing NSIPではすりガラス陰影に加えて線状陰影や網状陰影，蜂巣肺の所見を示す（図6，7）[14)〜16)]。

　NSIPのHRCT像における小葉内網状陰影は葉内の間質の線維化病変に対応していると考えられる。また牽引性気管支拡張の程度は線維化の程度と相関すると報告されている（図8）。またUIP/IPFにおいては小葉内網状陰影は間質の細胞浸潤や線維化巣に対応するとされ，後述するように小葉内網状陰影の病理学的背景は単一のものではないと考えられる。

　第2に蜂窩肺と網状陰影の鑑別点について触れる。画像的に蜂窩肺と診断する場合

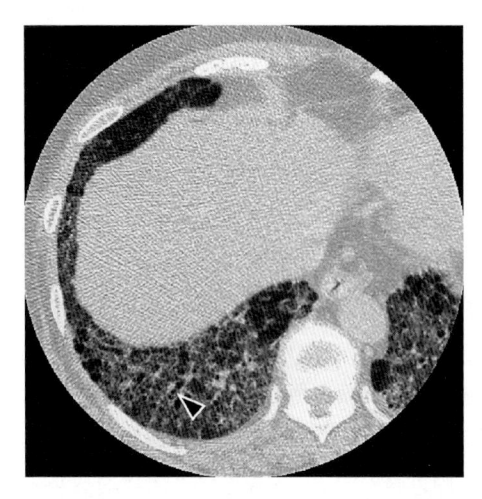

図6　fibrosing NSIP
陰影は胸膜直下のすりガラス陰影と小葉内網状陰影に相当する細かい網状陰影（→）である。一部は完成された蜂窩肺の所見を示している。すりガラス陰影の内部で牽引性気管支拡張（▶）を伴っており，肺野の容積減少を示唆する所見である。NSIPのHRCT画像において，小葉内網状陰影と牽引性気管支拡張の程度は線維化の程度と相関すると報告されている。

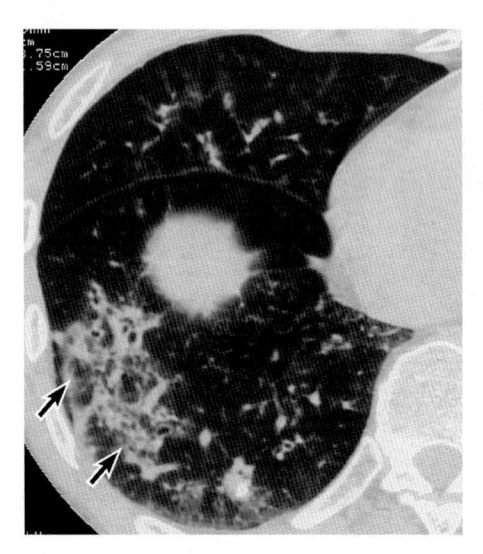

図7　cellular NSIP
肺野末梢および気管支血管束沿いにconsolidation（→）が見られる。網状陰影は認められない。線維化に乏しいcellular NSIPの所見である。

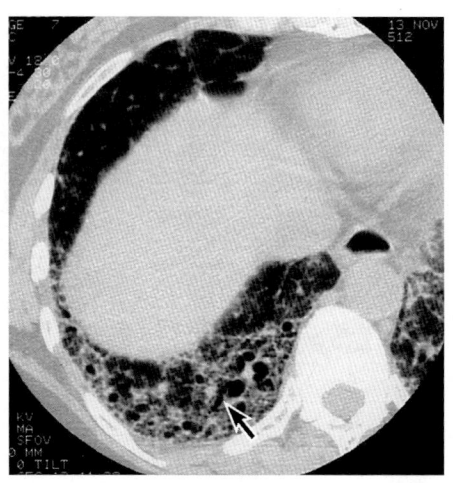

図8　牽引性気管支拡張
蜂窩肺を示す間質性肺炎の例である。蛇腹状の牽引性気管支拡張（→）が見られる。

には，網状陰影であっても，網目と網目の間が完全に空気濃度を示す必要がある。網目と網目の間が完全に空気の濃度ではなくグレーである場合は，蜂窩肺とは断定できない。これは網状陰影の病理学的背景が極めて多彩で，網状陰影すなわち蜂窩肺を意味しないからである。例えば，小葉間隔壁の広義間質沿いの肺病変や細気管支沿いに分布する肺病変でも，網状陰影を示すことがある。この例としてあげられるものにいわゆる小葉内網状陰影がある。したがって網と網の目の間がグレーである場合には蜂窩肺以外の病理学的背景による網状陰影のことがあり，蜂窩肺とは言い切れない。しかし，網状陰影が極めて小さな嚢胞からなる蜂窩肺を表す可能性があることは，先に述べた通りであり，現在の解像力のCT像を見ている限りでは，網と網の間が完全に空気の濃度になる時にのみ蜂窩肺といっておいた方が安全であるが，それにも限界があることを理解しておかなければならない。

　第3の点であるが，蜂窩肺について画像的ではその形成機序を推測できることは少なく，やや壁の厚い小嚢胞性陰影の集合を蜂窩肺とよぶことが一般的である。したがって，画像的な蜂窩肺では，必ずしもUIP/IPF型の線維化の存在を意味しているものではない。すなわちこの場合には蜂窩肺の病理学的定義にも依存はするが，画像上の蜂窩肺と病理学的にいう蜂窩肺の間に微妙なずれが存在する。そのほかの病因や病態で見られる網状陰影や多発小嚢胞性陰影の集簇が蜂窩肺に類似あるいはこれと区別できない可能性を考慮しなくてはならない。

　その例としては，肺気腫の存在する肺に肺胞充填性病変が重畳した状態が挙げられる。小葉中心性肺気腫に肺炎や肺水腫などの肺胞充填性病変が加わると肺気腫部分ではこれらの病変が起こらないので，肺気腫の壁がやや厚く見え全体として胞巣肺に類

a | b

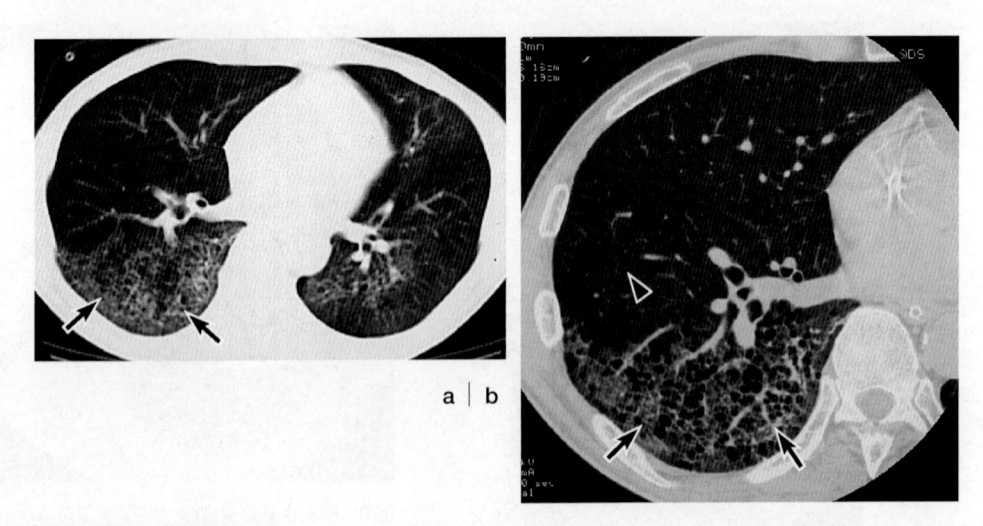

図9　肺気腫に重畳した肺水腫
右肺背側よりに網状陰影（→）が認められる。網状陰影の壁はやや厚く全体として蜂窩肺に類似する。しかし，腹側よりの肺野には小葉中心性肺気腫による肺野の低吸収域（▶）が見られ，網状陰影の原因は肺気腫に合併した肺水腫によるものと思われる。

似することがある（図9）。この場合はそのほかの肺野に肺気腫病変が存在していることが鑑別診断のポイントになる。またランゲルハンス組織球症での網状陰影は肺胞の畳み込みと細気管支の拡張ではなく，囊胞陰影の集合の結果として網状陰影を呈することになる。

▶▶ 2．小葉内網状陰影について

いわゆる小葉内網状陰影（crazy-pavement appearance）は，歩道の敷石様の所見であることから名付けられたが，一見するとマスクメロンの皮のような模様を呈する。当初肺胞蛋白症に特徴的所見として報告されたが，小葉内部には小葉間隔壁のような網状陰影の基礎となる解剖学的構造がないためにその病理学的背景については多くの議論があった。その後小葉内網状陰影は肺胞蛋白症のみならず，肺炎や肺水腫，肺出血，など多くの病態で見られることが分かり，肺胞蛋白症に特徴的な所見ではなくなった（図10，11，表2）。肺胞蛋白症のCT病理相関に関するJohkohらの報告[13]では，この小葉内網状陰影の病理学的基礎は，細葉間の液体のクリアランスの不良な部位に貯留した液体による陰影がCT画像上で網状に見えるとされているが，一方，細気管支およびその周辺に蓄積した液体による陰影でもこのような小葉内網状陰影を呈する可能性も指摘されている。またNSIPではすりガラス陰影と小葉内網状陰影，牽引性気管支拡張などのstructural distortionが見られ，線維化の程度が進むと小葉内網状陰影や牽引性気管支拡張などのstructural distortionが目立つようになると報告

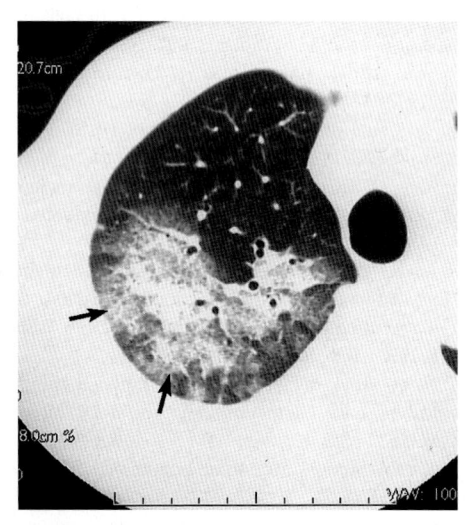

図10　小葉内網状陰影
肺出血に合併した小葉内網状陰影（→）を示す。中心部は濃厚な陰影であるが，その周辺部には淡いすりガラス陰影とその内部の小葉内網状陰影を示す。

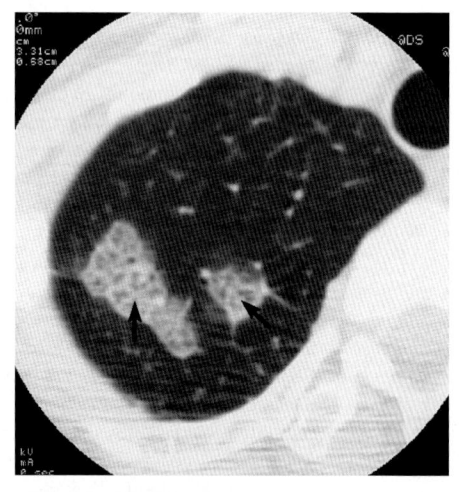

図11　小葉内網状陰影
肺梗塞巣に見られた小葉内網状陰影（→）。直線状の辺縁をもつすりガラス陰影内部に小葉内網状陰影が見られる。

表2 小葉内網状陰影を示す疾患

UIP
慢性過敏性肺臓炎
石綿肺
NIP
そのほかのタイプの間質性肺炎
癌性リンパ管症，リンパ腫，白血病
肺水腫
肺出血
肺炎
肺胞蛋白症

されている[17]。このような場合には小葉内網状陰影の病理背景は小葉内間質の線維化病変に相当すると考えられ，小葉内網状陰影の病理組織学的背景は極めて多彩であると考えられる例となる。

文献

1) Kulweck EL, Lynch DA, Aguayo SM, et al. Imaging of pulmonary histiocytosis X. Radiographics 1992 ; 12 : 515-56.
2) Lee KH, Lee JS, Lynch DA, et al. The radiologic differential diagnosis of diffuse lung diseases characterized by multiple cysts and cavities. J Comput Assist Tomogr 2002 ; 26 : 5-12.
3) Yoshizawa Y, Ohtani Y, Hayakawa H, et al. Chronic hypersensitivity pneumonitis in Japan : An nationwide epidemiologic study. J Allergy Clin Immunol 1999 ; 103 : 315-20.
4) Kim EA, Lee KS, Johkoh T, et al. Interstitial lung diseases associated with collagen vascular diseases : Radiologic and histopathologic findings. Radiographics 2002 ; 22 : 151-65.
5) Muller NL, Colby TV. Idiopathic interstitial pneumonias : High-resolution CT and histopathologic findings. Radiographics 1997 ; 17 : 1016-22.
6) Nishimura K, Kitaichi M, Izumi T, et al. Usual interstitial pneumonia : Histologic correlation wit high-resolution CT. Radiology 1992 ; 182 : 337-42.
7) Terriff BA, Kwan SY, Chang-Yeung MW, et al. Fibrosing alveolitis : Chest radiography and CT as predictors of clinical and functional impairment at follow-up in 26 patients. Radiology 1992 ; 184 : 445-9.
8) Ichikado K, Suga M, Gushima Y, et al. Hypoxia induced diffuse alveolar damage in pigs : Correlation between thin section CT and histopathologic findings. Radiology 2000 ; 216 : 531-8.
9) Ichikado K, Johkoh T, Ikezoe J, et al. Acute interstitial pneumonia : High resolution CT findings correlated with pathology. AJR 1997 ; 168 : 333-8.
10) Honda O, Nishimura M, Tomiyama N, et al. Artificial ventilation induced diffuse alveolar damage in rabbits : Preliminary study of early detection on expiratory high resolution computed tomography. Invest Radiol 2000 ; 35 : 534-8.
11) Johkoh T, Mueller NL, Taniguchi H, et al. Acute interstitial pneumonia Thin section CT findings in 36 patients. Radiology 1999 ; 211 : 859-63.
12) Katzenstein ALA, Fiorelli RF. Nonspecific interstitial pneumonia/fibrosis/: histlogic features and clinical significance. Am J Surg Pathol 1994 ; 18 : 136-47.
13) Nagai S, Kitaichi M, Itoh H, et al. Idiopathic nonspecific interstitial pneumonia/fibrosis : Comparison with idiopathic pulmonary fibrosis and BOOP. Eur Respir J 1999 ; 12 : 1010-9.
14) McDonald SL, Rubens MB, Hansell DM, et al. Nonspecific interstitial pneumonia and usual interstitial pneumonia : Comparative appearances at and diagnostic accuracy of thin section CT. Radiology 2001 ; 221 : 600-5.

15) Park JS, LeeKS, Kim JS, et al. Nonspecific interstitial pneumonias with fibrosis : Radiologic and CT findings in seven patients. Radiology 1995 ; 195 : 645-8.
16) Kim TS, Lee KS, Chung MP, et al. Nonspecific interstitial pneumonia with fibrosis : High-resolution CT and pathologic findings. AJR 1998 ; 171 : 1645-50.
17) Johkoh T, Mueller NL, Colby TV, et al. Nonspecific interstitial pneumonia : Correlation between thin-section CT findings and pathologic subgroups in 55 patients. Radiology 2002 ; 225 : 199-205.
18) Johkoh T, Itoh H, Mueller NL, et al. Crazy paving apprearance at thin-section CT : Spectrum of disease and pathologic findings. Radiology 1999 ; 211 : 155-60.

第8章

びまん性肺疾患（8）

広義間質陰影

▶▶ 症 例

症例 1

　26歳，男性。無症状。検診で胸部異常陰影を指摘される。胸部単純正面像と胸部HRCT像を提示する。

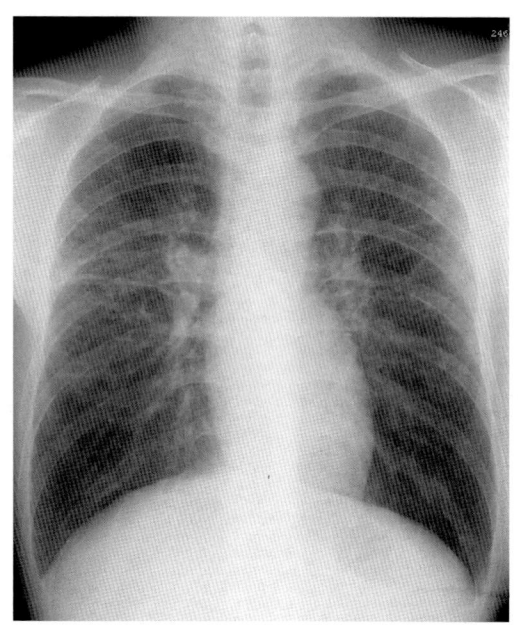

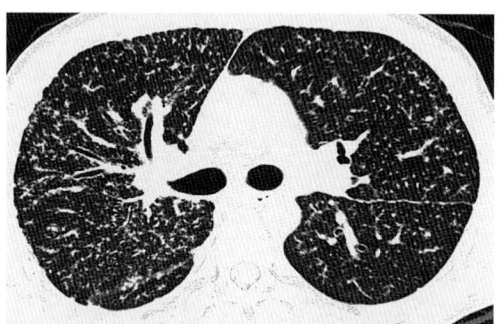

図1　a｜b

症例 2

63歳，男性。しばらく前から呼吸困難感あり，徐々に増悪するため受診した。胸部単純正面像と胸部HRCT像を提示する。

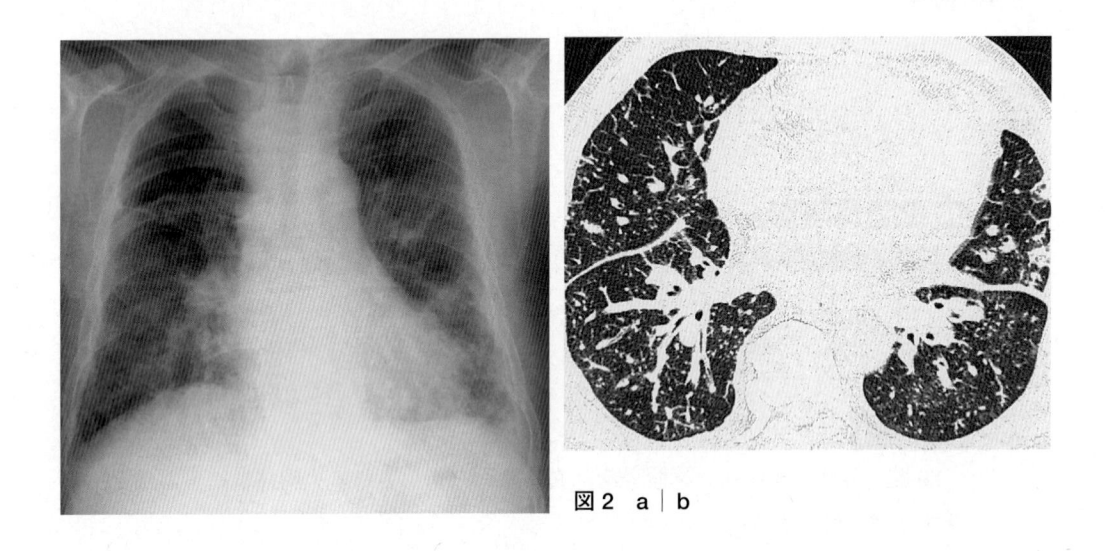

図2 a｜b

▶▶ 所見の解説と鑑別診断

症例 1

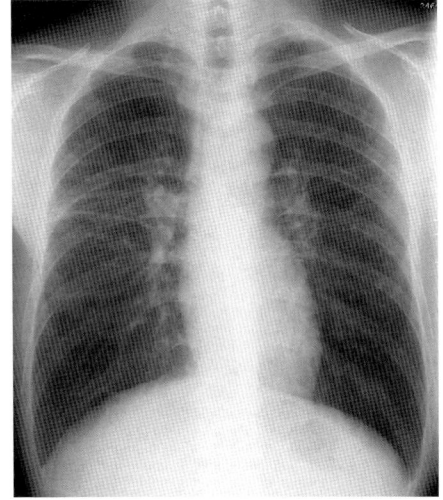

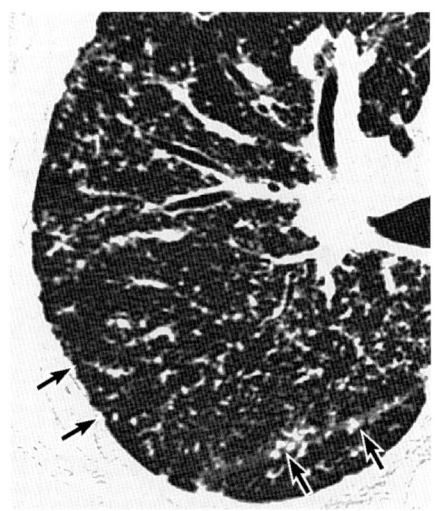

図1 a｜b

　胸部単純正面像では，両側肺門部の陰影増強があり，いわゆるBHLの所見が認められる（図1a）。肺野では中肺野から上肺野にわたり結節・網状陰影がびまん性に認められる。
　HRCT像では小葉間隔壁，胸膜下，末梢側気管支血管束に沿う微細な粒状影が認められる（→）（図1b）。いわゆる広義間質病変であり，この症例は典型的なサルコイドーシスである。

症例 2

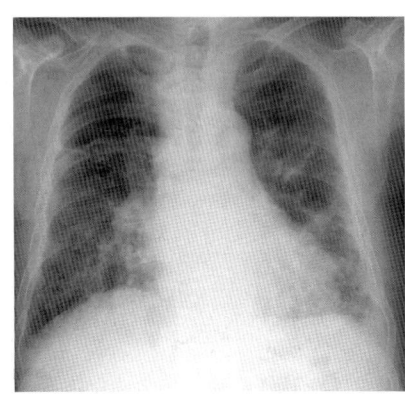

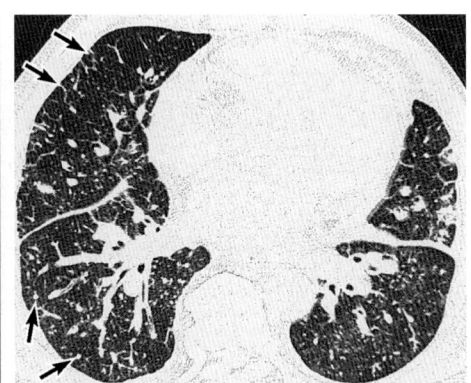

図2 a｜b

　胸部単純正面像では両側びまん性の網状影と一部にconsolidationを認める（図2a）。HRCT像では小葉間隔壁，気管支血管束などにびまん性肥厚が認められる（図2b）。肥厚は比較的スムーズである。末梢側では気管支壁の肥厚（→）や小葉中心性粒状影

第8章　びまん性肺疾患（8）

がみられるが，これも小葉中心の間質の肥厚である．後日，内視鏡で食道に腫瘍が発見され，食道癌による癌性リンパ管症と診断された．

> **ポイント**
> 1．肺の間質の理解
> 2．広義間質を侵す疾患を理解する

▶▶ 1．間質について

肺の間質には以下のものが含まれる：
(1) 肺胞上皮基底膜と血管内皮の間の空間＝肺胞壁
(2) いわゆる「広義間質」
　(a) 小葉間隔壁と胸膜下間質
　(b) 気管支血管束周囲間質

である．肺の間質は肺門側では，気管支血管束に沿う間質（peribronchovascular interstitium）に始まり，末梢では細気管支・肺動脈周囲の小葉中心性間質（centrilobular interstitium）に連続する．これらをまとめてaxial interstitiumとよぶ言い方もある．他方，胸膜直下の間質（peripheral interstitium）は小葉間隔壁を介して肺内に入り，肺胞壁を介して小葉中心性間質・気管支血管束に沿う間質と連続する．このようにして，間質は全体として連続し，肺組織の形態を支える役割をしている．

間質には血管・リンパ管などの脈管と結合織などのほか，細胞成分が混在している．この間質の構成成分である脈管・結合織に異常が起こる疾患では，広義間質が顕在化（肥厚）し，病変の局在が分かるようになる．

間質に病変があるものの代表は特発性間質性肺炎のグループであるが，ここではそれ以外のものに焦点を絞る．特発性間質性肺炎は間質全体に病変が行きわたるが，どちらかというと2次小葉単位で疾患の局在が論じられる．本章では主に広義間質に病変が顕在化してくる疾患をとりあげる．

▶▶ 2．広義間質を侵す疾患

主として広義間質を侵す疾患としては肺水腫，サルコイドーシス，癌性リンパ管症，リンパ増殖性肺疾患，珪肺症，それにウイルス性肺炎等があげられる（**表1**）．

これらの疾患では小葉間隔壁，小葉中心性間質，胸膜直下，気管支血管束などが肥厚し目立つようになる．小葉中心性間質の肥厚は一見すると小葉中心性粒状影に見えることもある（**図3**）．他の部位の病変と併せて考えることにより気道疾患などとの鑑別が可能となるが，サルコイドーシスなどでは難しい症例があるのも事実である．広義間質の肥厚するパターンを図4に示す．

表1 CT像上，広義間質を病変の首座とする主な疾患

1. 肺水腫
2. サルコイドーシス
3. 癌性リンパ管症
4. リンパ増殖性肺疾患
5. じん肺（珪肺症）
6. ウイルス肺炎

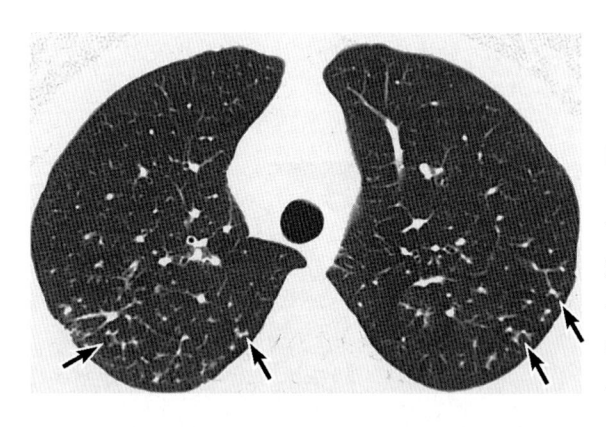

図3 40歳女性，サルコイドーシス，HRCT像

両側上葉背側に粒状影を認める(→)。粒は小葉中心性であり，一見してtree-in-budに見えるため，こういう症例ではこの部分だけ見ると気道疾患と鑑別が難しいかもしれない。

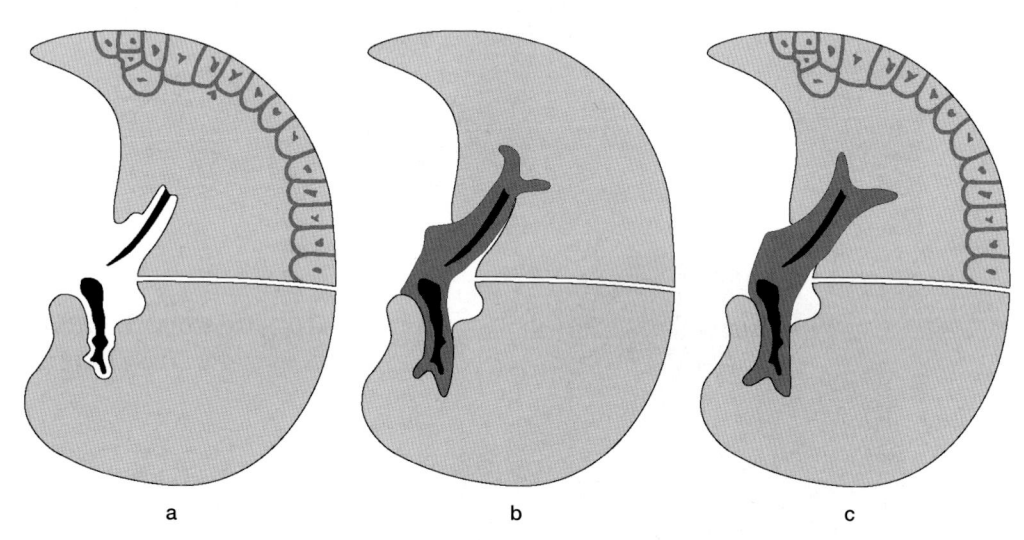

図4 広義間質の肥厚パターン

a：胸膜下や小葉間隔壁，小葉中心などの間質に肥厚を見るタイプ。サイコイドーシス，じん肺，ウイルス性肺炎等に見られる。
b：気管支血管束に肥厚を見るタイプ。このタイプはcのタイプの軽いものと考えられる。
c：気管支血管束のほか，小葉中心，小葉間隔壁などにも肥厚を見るタイプ。肺水腫，リンパ増殖性疾患，癌性リンパ管性などで見られる。ウイルス性肺炎，じん肺では気管支血管束まで肥厚が及ぶことはない。

1) 肺水腫（主としてhydrostatic edema）

血管内皮透過性が亢進するものと（permeability edema）静水圧の亢進するもの（hydrostatic edema）とがあり，広義間質の肥厚が見られるのは主にhydrostatic edemaの時である。Hydrostatic edemaが起こる際はまず上肺野の肺血管が下肺野と同様の太さを呈するようになる。水が間質に漏れ出すと気管支血管束周囲間質や小葉間隔壁が肥厚し，血管影のボケやKerley lineが見えるようになる（**図5**）。ほぼ同時に水は肺胞腔にも漏れ出し，スリガラス影やconsolidationとして認められる。したがって広義間質の肥厚だけが見られる症例はあまりない。CT像では肺水腫の場合小葉間隔壁の肥厚はスムーズである。肺水腫の診断は臨床的な状況や，その他の画像所見，特に経過を考慮することで容易になされる。

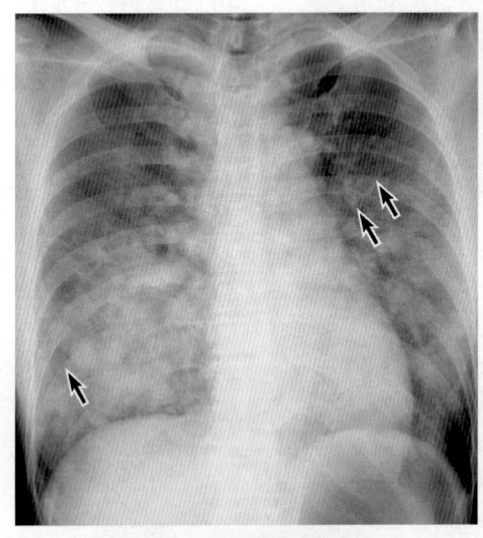

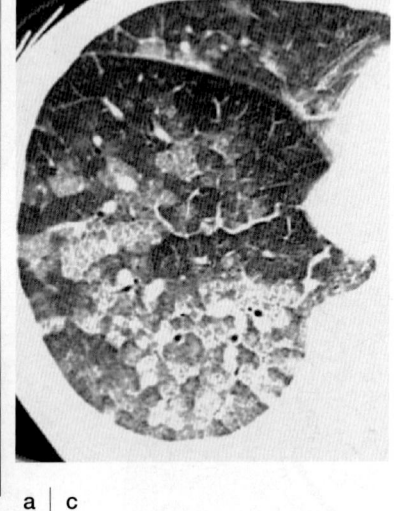

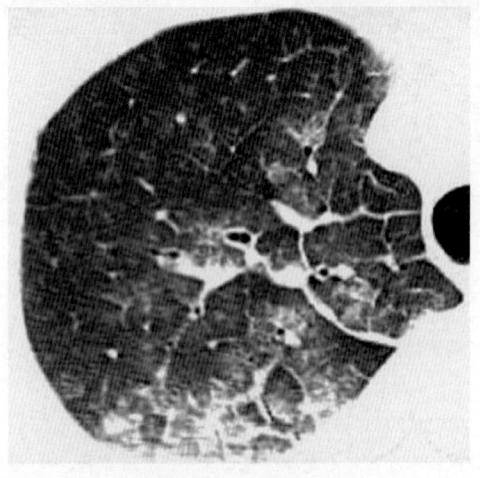

a | c
b

図5 63歳女性，急性心筋梗塞に伴う肺水腫
　a：胸部単純正面像では両肺にびまん性のconsolidationと一部でKerley lineを認める（→）。
　b, c：HRCT像ではびまん性のスリガラス影と小葉間隔壁の肥厚が見られる。スリガラス影は小葉間隔壁で境界されるような2次小葉単位の陰影で，背側に強い傾向がある。また，小葉間隔壁の肥厚もsmoothでポッテリとしており背側に強い傾向が見られる。水が溜っている雰囲気がでている。

2) サルコイドーシス

胸部画像診断では極めて多彩な画像所見を呈する疾患である。サルコイドーシスでは小葉間隔壁，胸膜下間質，気管支血管束周囲間質などに肉芽腫を形成し，癒合と線維化を生じる。肺胞壁には単核球の浸潤が見られるが肉芽の形成はあまり見られない。

したがってサルコイドーシスの肺野病変としては，広義間質に微細な結節を見ることが多く，診断的価値が高い。すなわち，典型的には数珠状の広義間質肥厚を認める時にはサルコイドーシスと診断できる。サルコイドーシスの病変は主に上・中肺野に分布することもヒントになる。また，線維化がある程度進行すると画像上も肺野のゆがみ（parenchymal distortiom）として認められるようになる（図6）。線維化が進めば，上肺野優位のhoneycomb lungになる。

サルコイドーシスの広義間質病変は密度が高くなるとランダムに分布する結節と鑑別が難しくなる（図7）。そういう場合は病変の密度が少ないところを見て診断するようにすべきである。小葉中心に選択的に病変が集まる時には気道疾患との鑑別が難しいことを経験する（図3）。スリガラス影やconsolidationを呈することはあまりないが，肉芽腫が細かい時はそのような所見を呈することがあり，注意を要する。このように，画像所見はバラエティーに富んでいるので，無症状でありながら非常に派手な病変を呈する場合，サルコイドーシスはよい鑑別診断になる。

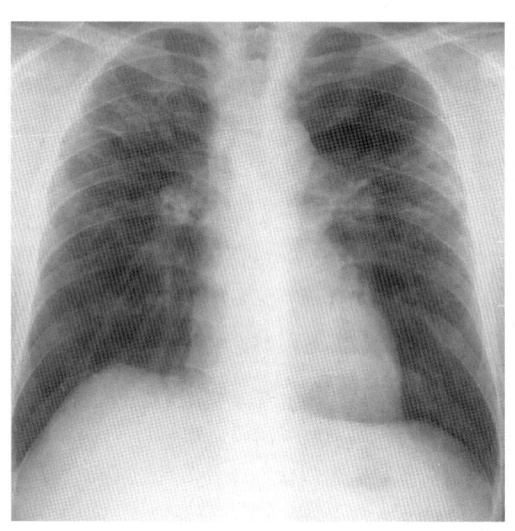

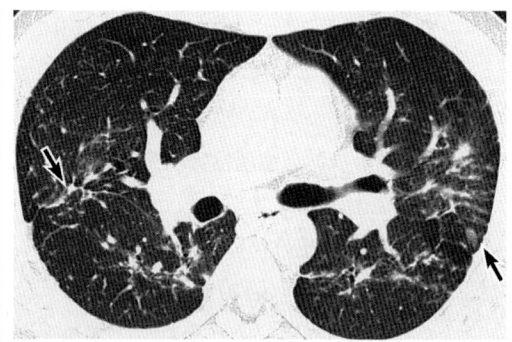

図6　サルコイドーシス，線維化
a：胸部単純正面像では両側上肺野に塊状影と結節影がある。塊状影の周囲には線状影があり，容積が減少している。サルコイドーシスのほか，じん肺症が鑑別となる。
b：HRCT像では多数の結節影が集まり，周囲に線状影を認める（→）。いわゆるparenchymal distortionのため，結節が2次小葉のどこにあるか確定できない。

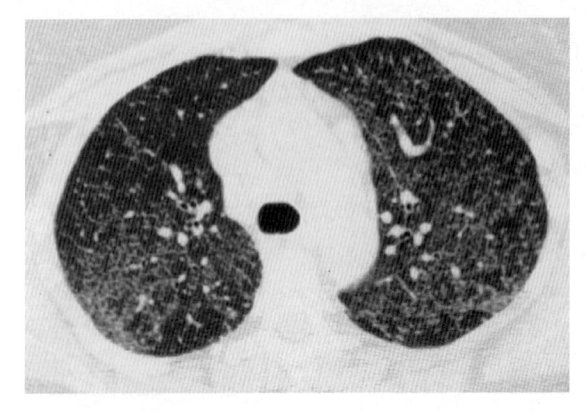

図7 ランダムに分布するサルコイド結節
HRCT像で極めて多くの結節が密に分布している。病変の局在はこの症例ではランダムと判断される。鑑別は粟粒結核であるが，右前側などでは粒状影が少ないなど分布にムラが見られる点で血行性病変として矛盾する。

3）癌性リンパ管症

乳癌，肺癌，胃癌，膵癌，前立腺癌，子宮頸癌，甲状腺癌などで比較的見られることが多い。癌性リンパ管症の画像所見は非特異的であるが，HRCT像では比較的容易に診断に至る。小葉間隔壁，小葉中心性間質，胸膜直下間質，気管支血管束などのすべての，または一部の広義間質に著明な肥厚（多くは平滑である）を認め，しばしば胸水とリンパ節腫大を伴うのが特徴である[1]。また，こうした間質の異常所見が華々しいのに肺実質のゆがみが，まったくといってよいほど認められないという特徴がある。基本的にリンパ管内における腫瘍の増殖が本態であり，線維化などは起こらないためである[2]。病変はしばしば局所的，片側性であることもあり，両側びまん性でないことは本疾患を排除する根拠にはならない。

4）リンパ増殖性肺疾患

悪性リンパ腫を含むリンパ系細胞の増殖する疾患を総称したものである。リンパ増殖性肺疾患はその名が示すとおりリンパ系を侵すため，リンパ管を含む広義間質病変ができるが（図8），全体としてみると広義間質病変がメインとなることはむしろ少ない印象がある[3]。それは，肺原発悪性リンパ腫で最も多いパターンは多発性結節であり，間質浸潤型は極めてまれであること，疾患自体が少ないこと等によると考えられる。移植やAIDSに伴って発症することが多い疾患であるため，逆に日本では珍しい部類の疾患になっているものと考えられる。基礎疾患のない患者に対しては，リンパ増殖性肺疾患は後の方の鑑別に入れるべきであろう。

5）珪肺症

小葉中心性病変（結節）を形成する疾患に含めて論じられることが多いが，実際，広義間質に結節や線維化が見られる症例が多数あり，主として広義間質を侵す疾患に分類すべきと考えている。病変は数mm大の明瞭な結節影が，上肺野・背側優位に見られる。サルコイドーシスや結核と病変分布が類似するため鑑別が難しいこともある。基本的に小葉中心と胸膜直下の広義間質に結節が見られるが，小葉間隔壁の肥厚を

伴うことも多い（図9）。広義間質病変といっても，珪肺症の場合気管支血管束に肥厚を見ることはない。結節は堅いため，画像上もカッチリとした影として認識できる。石灰化を見ることも少なくない。病変が進行すると，大陰影といわれる塊状影を合併する。大陰影は両側性に見られることが多いが片側性のこともあり，腫瘍と鑑別が必要なことがある。英語圏では progressive massive fibrosis（PMF）といわれ，主に上葉背側にできやすい。珪肺の場合は粒状影の癒合からできあがるといわれている。

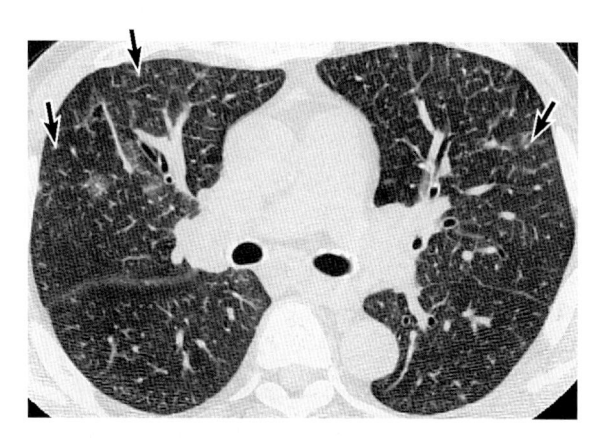

図8 45歳男性，高ガンマグロブリン血漿あり。臨床的に multicentric Castleman disease（MCD）と診断された。
HRCT像で極めて多くの結節が密に分布している（→）。病変の局在はこの症例ではランダムと判断される。鑑別は粟粒結核であるが，右前側などでは粒状影が少ないなど分布にムラがみられる点で血行性病変として矛盾する。

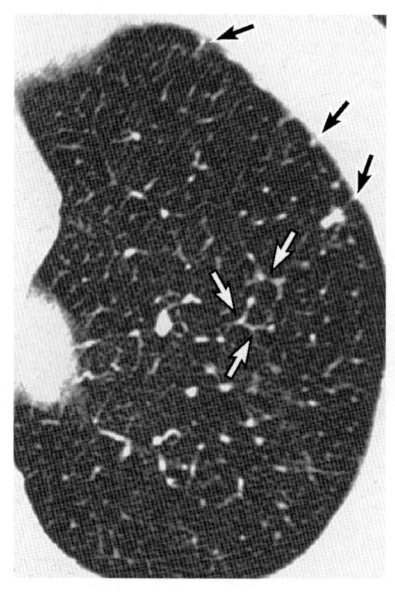

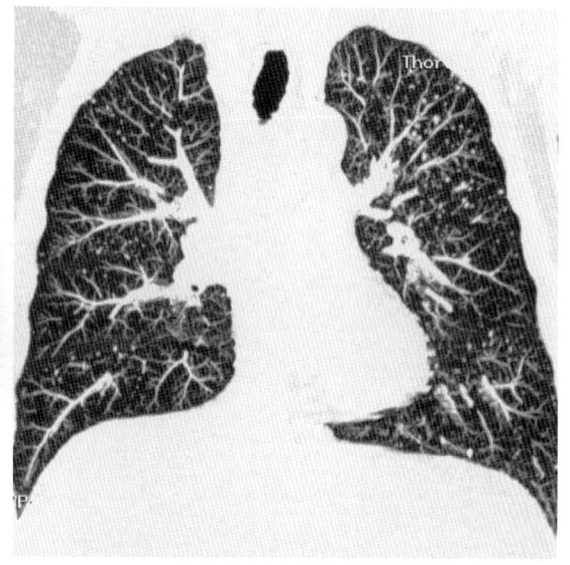

a│b

図9 79歳男性，珪肺症
a： HRCT像では極めて軽微ながら主に小葉中心性の粒状影を認める。その他，胸膜直下にも結節があり，また小葉間隔壁にもスムーズな肥厚を認める（→）。
b： Volume dataから得られたMIP像冠状断。通常のCT像に比べ明らかに多くの粒状影が同定可能である。このイメージでも粒は主に小葉中心に存在することが分かるが，その他の広義間質病変はまったくでていない。

6）ウイルス性肺炎

すりガラス影やconsolidationとともに広義間質の肥厚を見ることがある。従来，胸部単純像ではウイルス，細菌いずれの肺炎も同様の所見を呈することが確認されている。にもかかわらず，病理学的に両者はしばしば鑑別が可能であるといわれる[4]。したがって，CT像特にHRCT像では両者の鑑別が可能なケースがしばしば存在すると考えられる。Groskinは11例の純粋なウイルス肺炎の剖検例の病理学検討から，ウイルス肺炎の病理所見は各ステージにより異なり，①acute interstitial pneumonia, ②lobular or sublobular alveolar inflammatory reaction, ③localized hemorrhagic pulmonary edema, ④generalized hemorrhagic pulmonary edema, ⑤pleural exudation with pleural effusion, ⑥chronic interstitial fibrosis 等であると報告している[4]。経験的に①の感染初期では気管支血管束から小葉間隔壁の肥厚を主な所見を呈する時期にあたると考えられ，実際そのような症例に遭遇することがある（**図10**）。この場合，肺胞腔内への細胞浸潤は少なく広義間質病変が目立つ所見となることが予測される。④の段階になると肺胞腔への細胞浸潤が優性となり間質の肥厚とともに肺野濃度の上昇が目立つ所見となると推測され，その段階では細菌性肺炎などとの鑑別が困難となるものと考えられる。HRCT像では小葉間隔壁の平滑な肥厚が広範囲に見られ，スリガラス影を伴う。

気管支血管束や胸膜直下間質の肥厚を伴うことは基本的にない。肺炎の病変がこれらより末梢の領域であるためと考えられる。

a | b

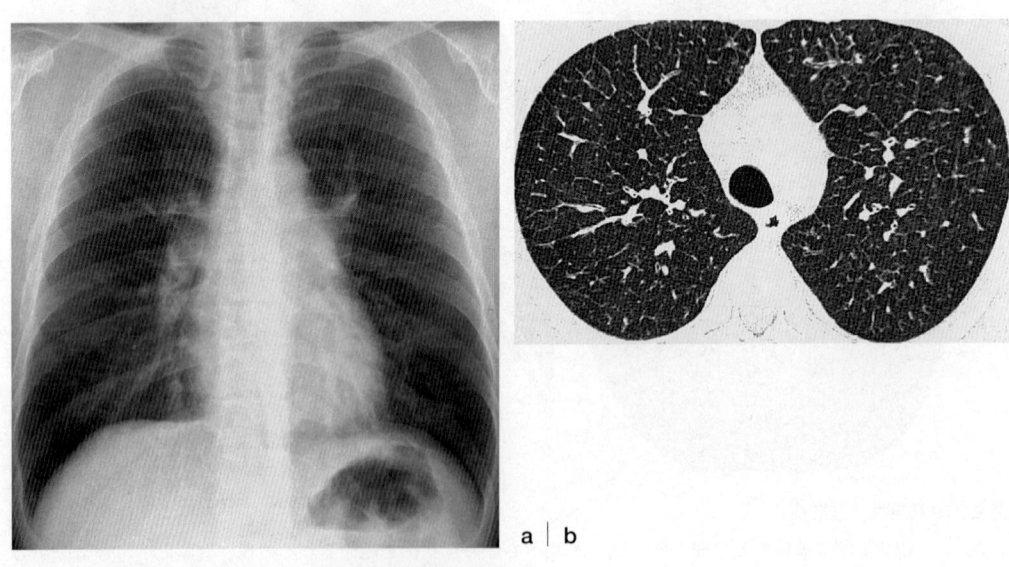

図10　32歳男性，臨床的にウイルス肺炎と診断された症例
　a：両側中・上肺野にびまん性に網状影が見られる。
　b：HRCT像でもびまん性に小葉間隔壁に肥厚が見られる。そのほか，一部で軽度のすりガラス影が混在している。

▶▶▶ 文　献

1) Stein MG, Mayo J, Muller N, et al. Pulmonary lymphangitic spread of carcinoma : Appearance on CT scans. Radiology 1987 ; 162 : 371-5.
2) Munk PL, Muller NL, Miller RR, et al. Pulmonary lymphangitic carcinomatosis : CT and pathologic findings. Radiology 1988 ; 166 : 705-9.
3) Collins J, Muller NL, Leung AN, et al. Epstein-Barr-virus-associated lymphoproliferative disease of the lung : CT and histologic findings. Radiology 1998 ; 208 : 749-59.
4) Groskin SA. Pneumonia and lung abscess, Heizman's The Lung : Radiologic-pathologic correlations, 3d ed. Mosby : St. Louis, 1993 : 705-9.

第9章 気道病変（1）

細気管支炎

▶▶ 症 例

症例 1

54歳，男性，4, 5年前より咳嗽，喀痰が出現した。最近になり労作時の呼吸困難が出現し，喀痰量も増加したために来院した。全野にcrackleを聴取する。胸部正面単純像（図1a）とHRCT像（図1b）を示す。考えられる疾患は何か。

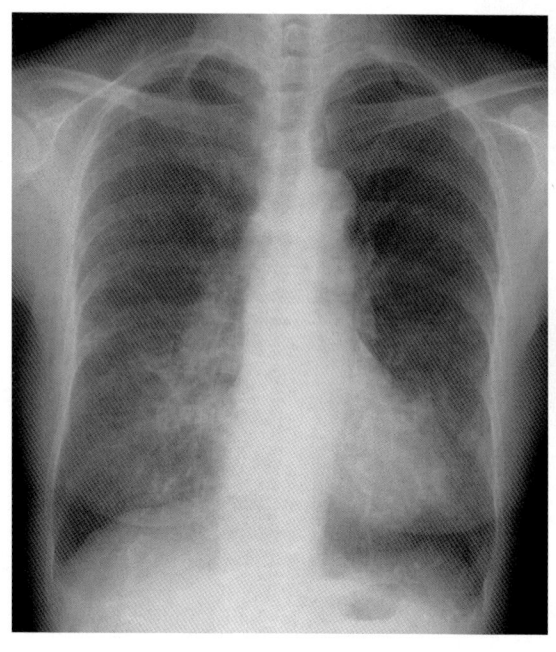

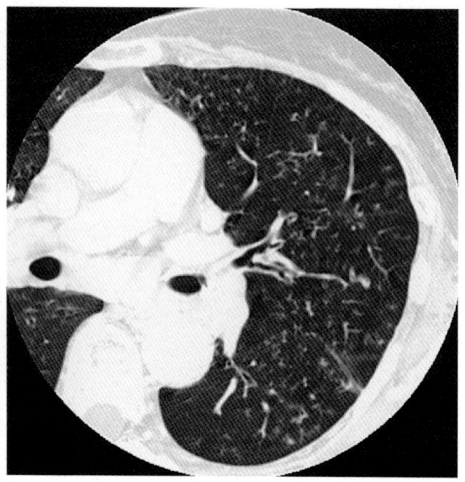

図1 a｜b

症例 2

43歳，女性，4日前より発熱，強い乾性咳嗽が出現したために来院した。来院時白血球12,300/mm³，CRP 14mg/dlと炎症所見を認めた。胸部正面単純像（図2a）とHRCT像（図2b）を示す。考えられる疾患は何か。

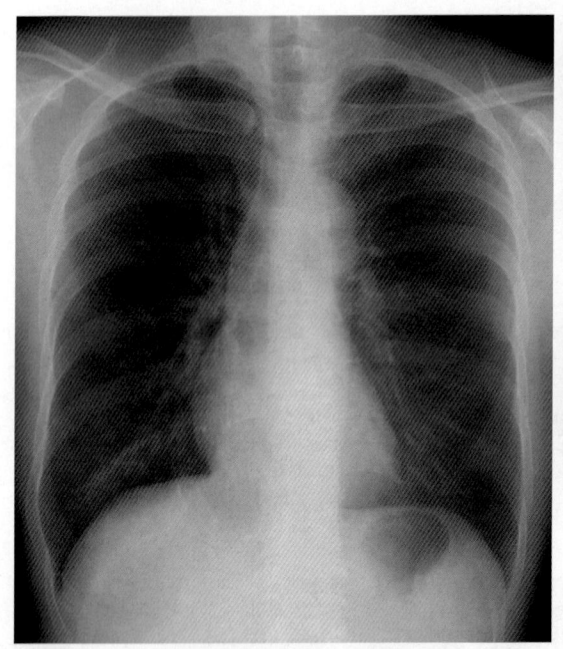

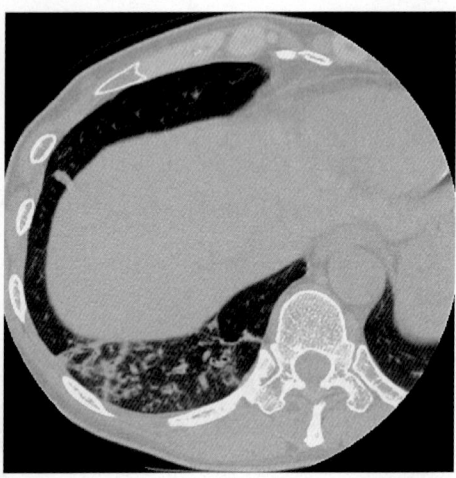

図2 a｜b

▶▶▶ 所見の解説と鑑別診断

症例 1

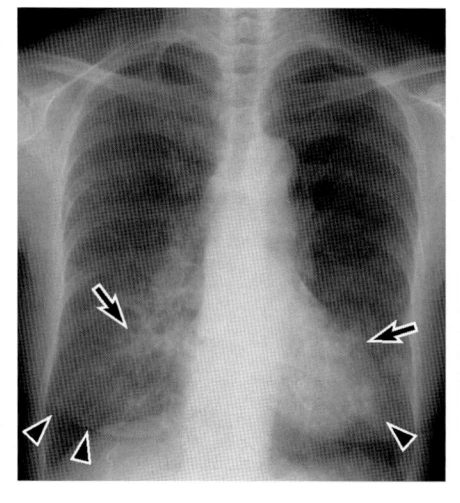

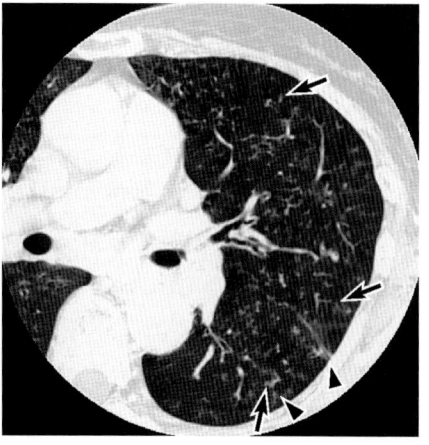

図1 a|b

　胸部単純正面像（**図1**a）では，肺野の容積減少は認められずむしろ肺野はやや過膨脹を示し，下肺野中心に気管壁肥厚（→）および小粒状陰影（▶）を認める。HRCT像（**図1**b）では，肺野全般にわたって，胸膜面などの小葉辺縁構造からやや離れて分布する小結節陰影や分岐状陰影（→）が見られ，小細気管支壁の肥厚とその周囲の炎症性病変に相当する。細気管支から連続性に比較的中枢側の気管支壁の肥厚へと連続している。また小気管支には気管支拡張症（▶）を認めるが，肺野末梢の浸出病変を表す斑状のconsolidationは認められない。びまん性汎細気管支炎（diffuse panbronchiolitis）と思われる。

症例 2

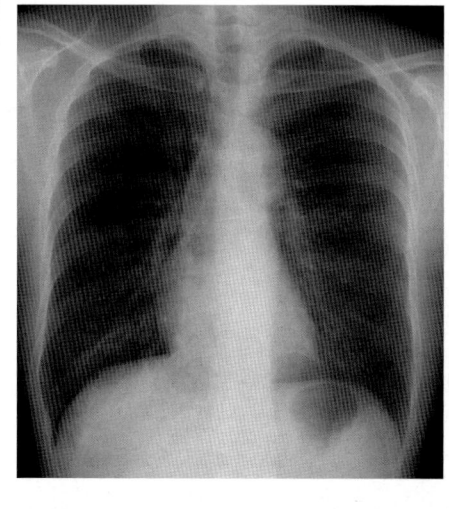

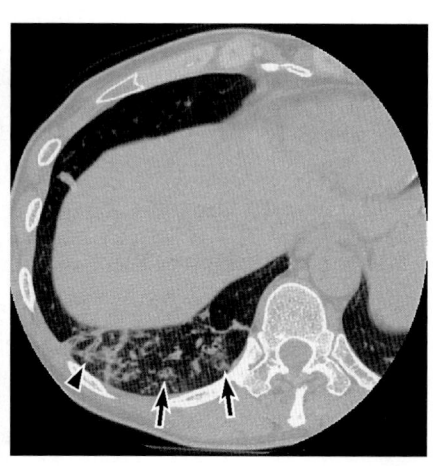

図2 a|b

　胸部単純撮影正面像（**図2**a）では両側下肺野中心に気管支壁の肥厚を認める。HRCT像（**図2**b）では，小葉中心性分布を示す結節陰影や分岐状陰影が認められ

第9章　気道病変（1）

(→)，この周囲に斑状のconsolidationを伴っている（▶）。細気管支炎を中心とする細気管支肺炎の像である。臨床症状と合わせて異型肺炎が最も疑われる。臨床的にはペア血清でマイコプラズマ抗体価の有意の上昇がありマイコプラズマ肺炎と診断された。

ポイント
1. 細気管支病変の画像診断
2. 種々の原因による細気管支病変

▶▶▶ 解　説

いわゆる閉塞性細気管支炎（bronchiolitis obliterans）は一般的にはproliferative bronchiolitisとconstrictive bronchiolitisに分類される[1)～4)]。Bronchiolitis obliteransという用語は，病理学的に以前よりcryptogenic organizing pneumonia（COP）のような増殖性炎症を主体とするものから細気管支周囲の線維化によるconstrictive bronchiolitisを広く含むものとして使用されながら，臨床的には強い閉塞性障害を示すconstrictive bronchilitis中心に使用されていたことにより多くの誤解と矛盾が生じ，画像診断を含めて疾患の理解に混乱を来した点があることは否定できない。

1) Proliferative bronchiolitis

Bronchiolitis obliterans organizing pneumonia（BOOP）については，病理学的には器質化肺炎（organizing pneumonia）がその本質であり，閉塞性細気管支炎の所見は2次的で非特異的なものであると考えられ，現在では特発性のものはcryptogenic organizing pneumonia（COP）とよばれるべきとされる。病理学的には肺野末梢の器質化肺炎と細気管支内腔を閉塞するような炎症性浸出物であるMasson体がその特徴的所見とされる[5) 6)]。肺機能検査上は閉塞性障害を来さないが，その名称から閉塞性障害が存在するかのように誤解され，疾患概念に混乱を来した点があることは先に述べた。画像上では，肺野末梢あるいは気管支血管束沿いに広がるconsolidation（図3）あるいは腫瘤陰影であり，細気管支病変を疑わせる小葉中心性結節陰影や分岐状陰影は目立たないのが普通である[6)]。病理上も画像上も好酸球性肺炎との鑑別が困難な症例が多い（びまん性consolidation第4章参照p.39）。

2) Constrictive bronchiolitis

肺機能検査上は強い閉塞性障害が見られる。病理学的には細気管支周囲の細胞浸潤が主体で，DPBに比べてこれよりやや中枢側の細小気管支が冒されることが多いので，bronchobronchiolitisともよばれる。特発性のもの以外に慢性関節リウマチなどの膠原病，ウイルスやマイコプラズマなどの感染症，二酸化窒素や二酸化硫黄，オゾ

ンなど有毒ガスの吸入，慢性過敏性肺臓炎，薬剤性誘起性肺障害，骨髄移植後の細気管支炎などの病態で見られる。COPのような浸出病変はない。画像上はその病理像を反映してconsolidationなどの所見は認められず，気管支や細気管支壁の肥厚やそれにより生じる肺野のair trap；肺野の含気亢進が見られる。肺野の含気亢進は小葉単位に起きることがあり，いわゆる肺野のモザイク様所見を示す（p.53第5章モザイクパーフュージョン参照）[6)][7)]。病変が進行すると中枢気道が拡張することがある（図4）。

3）DPB（diffuse panbronchiolitis）および類似疾患

この疾患は当初びまん性汎呼吸細気管支炎とよばれたように，初期は呼吸細気管支レベルの細気管支全層とその周囲を主に冒す炎症性疾患であるが，進行すると中枢部の気管支にも壁肥厚や気管支拡張などの病変が見られる。汎細気管支炎の意味は，炎症が壁全層に及ぶことを意味する。臨床的には多くは副鼻腔炎を合併する。*Hemophilus influenzae* が喀痰から証明されることが多く，進行すると *Pseudomonas aerginosa* が検出される。エリスロマイシンの長期投与が行われるまでは予後の不良な疾患であったが，エリスロマイシンの持続投与により予後が著明に改善された。

画像上（図1，5）は，肺野は末梢気道病変のair trapのために含気は増加する。細小気管支壁の肥厚のために肺野には線状あるいは輪状陰影が見られるが，進行すると気管支拡張の所見が見られる。CT像では，胸膜面などの小葉辺縁構造から2〜3mm離れて分布する，いわゆる小葉中心性分布を示す小結節陰影あるいは分岐状陰影が見

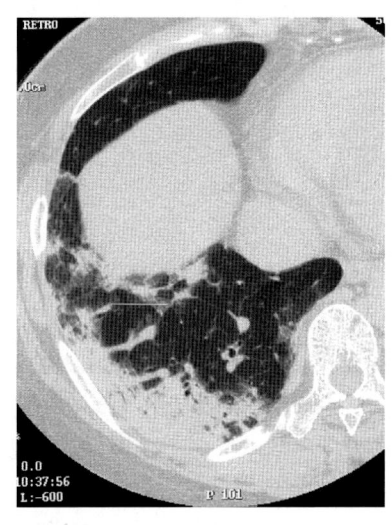

図3 COP：HRCT像
末梢肺野の胸膜直下に斑状のconsolidationが非区域性に分布している。細気管支炎を思わせる小葉中心性分布を示す結節陰影や分岐状陰影などは認められない。

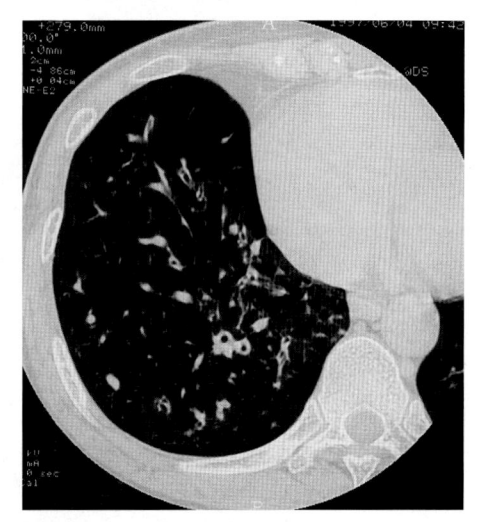

図4 BBO：HRCT像
肺野の透過性が全体に亢進している。細気管支炎を思わせる小葉中心性分布を示す小結節陰影は認められない。むしろ中層部の気管支壁の肥厚と拡張が認められる。

られ，肺野の含気増加のために肺野の陰影がより明瞭に強調される[8)9)]。これは病理学的には細気道壁の肥厚やその周囲の炎症細胞浸潤に相当する。また，細気管支内部の粘液貯留により比較的濃厚な結節性病変を呈することがある。病変が進行すると炎症性変化は中枢部の気管支壁に連続的に進展し，中枢部の気道壁も肥厚して見える。最終的には，中枢部気道にも気管支拡張症が認められるようになる。エリスロマイシンの持続少量投与療法により，典型的な画像所見を呈する例は極めて少なくなり，気管支拡張症としかいえない例も多くなっている（図6）。

　DPBの診断基準を満たさないが，DPB類似の細気管支炎と副鼻腔炎が見られるものをsinobronchitisとよぶことがある。DPBとsinibronchitisは大部分がoverlapするが，一部概念にズレが生じる。また，Kartagener症候群のように先天性に線毛機能の低下する疾患においても細気管支炎と副鼻腔炎の合併が認められる。

4）DAB（diffuse aspiration bronchiolitis）

　DPB類似の細気管支炎であるが，繰り返す誤嚥により細気管支炎を生じるもので，細気管支炎部分に誤嚥した食物塊が認められる（図7）。DPB類似の画像所見を呈し，小葉中心性分布を示す結節や分岐状陰影が主体になる[10)]。肺野の含気増加の所見は認められないのが通常である。

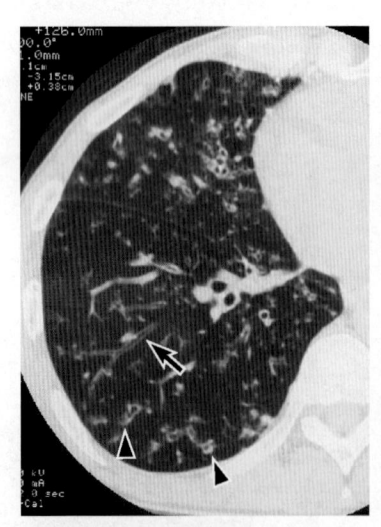

図5　DPB：HRCT像
肺門近くの中枢部の気管支から末梢の細気管支壁に至るまで，連続性に気管支壁の肥厚を認める（→）。細小気管支内腔は軽度の拡張を示す（▶）。

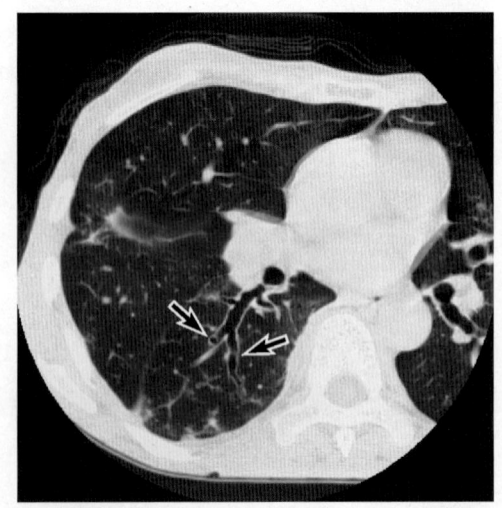

図6　DPB：エリスロマイシン持続療法2年施行例
小葉中心性病変や滲出性病変はあまり目立たず，むしろ気管支の拡張が目立つ（→）。最近ではエリスロマイシンの長期投与により古典的なDPBの画像を見る機会は少なくなりこのような症例が多くなってきている。

5）感染症による細気管

　感染症で細気管支炎を来すことは極めて一般的であり，その例として結核，非結核性抗酸菌症（図8），ウイルス感染症，マイコプラズマ感染症（図2, 9）などがある。結核症では細気管支内に充満した乾酪物質による結核性細気管支炎とその領域の小肉芽腫によりいわゆるtree-in-bud appearanceが見られる[11)][12)]。後述のマイコプラズマ感染症に比べて病変の辺縁が明瞭な高コントラスト性の病変であることが多い。ウイルス感染症のうち呼吸器ウイルス感染症では，細気管支炎による小葉中心性の結節陰影や気管支壁の肥厚を示すが，同時にDADによるすりガラス陰影やconsolidationなど種々の陰影も示しうる。また，免疫不全者における全身性のサイトメガロウイルス感染症ではDADや肺胞隔壁炎によるすりガラス陰影が主体となる。しかしこの場合でも，小葉中心性の淡い結節陰影を示すことも報告されている。

　マイコプラズマ感染症は病理学的には細気管支にその病変が初発し，細気管支壁の肥厚が見られる。細気管支周囲に炎症が及ぶと，小葉中心性結節病変や細気管支周囲の肺実質病変による斑状陰影が見られるようになる（図9）。この場合でも，結核症に比べて陰影の辺縁がぼけて見え，結核ほどコントラストの強い病変でないことが結核との鑑別点になる。重症型のマイコプラズマ感染症では，細気管支炎の所見が強く広範に見られることがある。また，幼小児期のマイコプラズマ感染症で広範な細気管支の破壊性病変が起きると，アデノウイルス同様に後にSwyer-James症候群を来すことが知られている。Swyer-James症候群は，通常乳幼児期のアデノウイルス感染症により細気管支の破壊が起こり，チェックバルブ機構により患側肺の透過性が亢進し，呼気時にその傾向が強くなる所見がある。

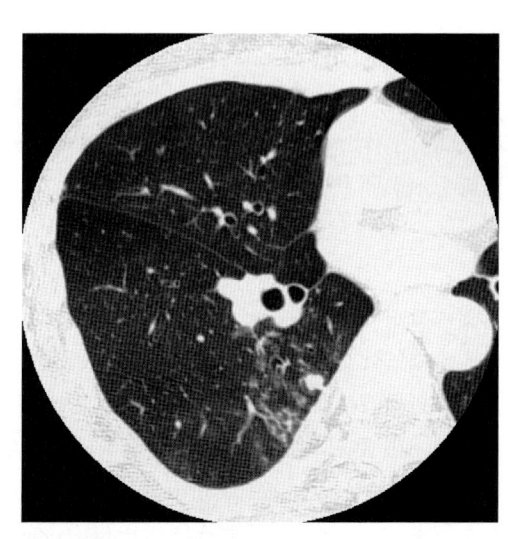

図7　誤嚥による細気管支炎HRCT像
脳血管障害のために臥床中で誤嚥を繰り返す患者であるが，右下葉S⁶に誤嚥によると思われる細気管支炎とその周囲の小葉性のconsolidationを認める。

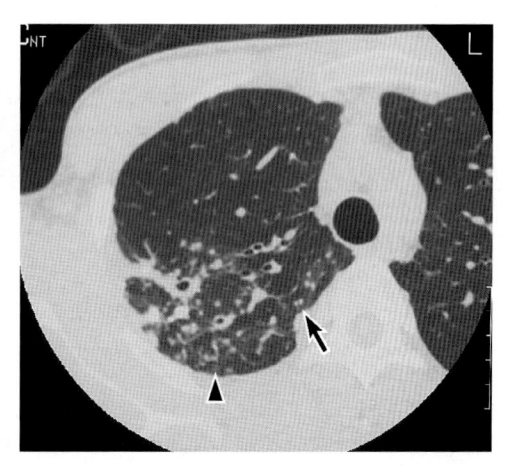

図8　結核性細気管支炎HRCT像
マイコプラズマ肺炎と同様に，小葉中心性分布を示す結節陰影（→）あるいは分岐状陰影（▶）であるが，マイコプラズマに比べてその辺縁が明瞭で，コントラストの強い陰影である。

第9章　気道病変（1）

6）膠原病に伴う細気管支炎

種々の膠原病肺で細気道病変が見られる。病理学的にはconstrictive bronchiolitisであるが，慢性関節リウマチではCOPを生じることもある。また，リンパ濾胞の増生を主徴とする濾胞性細気管支炎follicular bronchiolitisが見られることがある。

7）過敏性肺臓炎

経気道性に吸入された抗原に対するアレルギー性反応により生じる病態で，わが国では夏型過敏性肺臓炎や鳥飼病，農夫肺などの病型が見られる。夏型過敏性肺臓炎[13]はTrichosporum cutaneumに対するアレルギー反応で関東以西に多く，農夫肺は枯れ草中のActinomyces thermophiliaに対するアレルギーで南東北以北で見られる。臨床的には急性型と慢性型に分類されるが，急性型は急性期症状を示し，急性期には肺胞隔炎や肺胞腔，肺胞管領域の細胞浸潤に相当して，広範なあるいは斑状のすりガラス陰影を示す。すりガラス陰影内部には正常の肺野に近い濃度を示す小葉あるいは小葉群が取り残されることがあるが，細小気管支炎に伴うair trapを見ている可能性がある（図10）。やや時間が経つと肺胞管レベル中心に小肉芽腫が形成され，これに相当していわゆる小葉中心性分布を示し，胸膜からやや離れた部位に淡い小結節が認められるようになる（図11）。慢性化すると肺の線維化を示すことがあるが，時に臨床的，画像的に急性期の所見を欠き，線維化所見のみが見られることがある。この場合でも上肺野に病変が強いが，病理学的，画像的にはUIP類似の所見を示す[14]。この場合でも病変が気道中心性に生じていることを示す気管支血管束沿いの陰影が見られる点がその診断上重要である。

8）RB-ILD（respiratory bronchiolitis interstitial lung disease）

喫煙者に見られる細気管支炎でDIPとの疾患同一性が議論されている。呼吸細気管支からは肺胞管周囲のマクロファージの浸潤を主体とする。画像上は小葉中心性結節と種々の程度のすりガラス陰影や間質陰影を示す[15) 16)]。

9）そのほかの細気管支炎

そのほかに多くの病態や疾患で細気管支病変が見られることが知られている。気管支拡張症などの中枢部気道の炎症に合併する細気管支病変はかなりの高頻度で認められ，通常の細菌性の気管支肺炎でも，病変の辺縁部には細気管支炎による小葉中心性結節や分岐状陰影を見ることはまれではない。膠原病に合併する細気管支炎は，慢性関節リウマチに合併するproliferative bronchiolitisやconstrictve bronchiolitis, follicular bronchiolitisが有名であるが，ほとんどすべての種類の膠原病にCOP様のproliferative bronchiolitisを合併することがある。薬剤に起因する細気管支炎や有毒ガスの吸入に続発する細気管支炎も見られる。本邦ではまれな疾患であるが囊胞線維症cystic fibrosisでは，細気管支炎と肺野の含気増加が見られる。腫瘍ないし腫瘍類似

疾患ではHTVL-1ウイルス感染症に伴うHAB（HTVL-1 associated bronchiolitis）がその例としてあげられるが，画像上はDPBに類似した所見を示す。

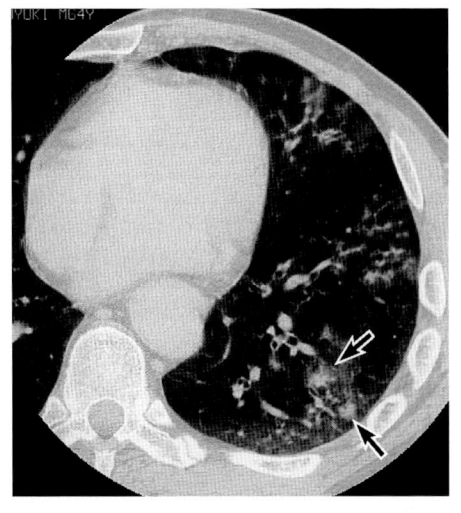

図9　マイコプラズマ肺炎
細気管支中心性に広がる斑状のconsolidation（→）を認め，その大きさは5〜7mm程度の細葉大である。結核に比べて浸出性病変が強く，陰影の辺縁は不明瞭である。

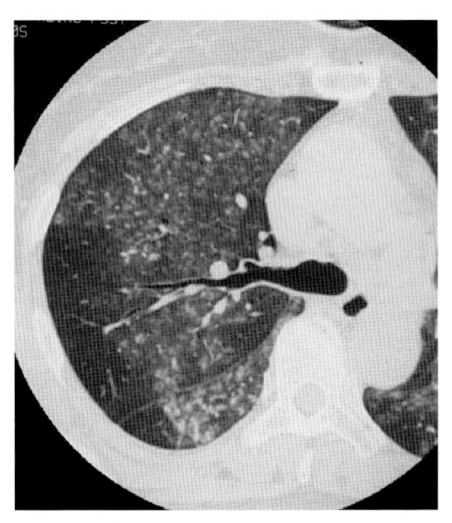

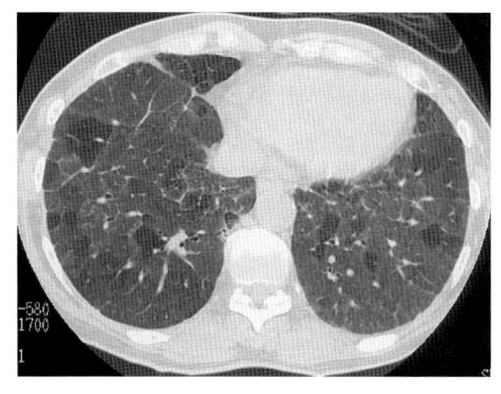

図10　過敏性肺臓炎
肺野全体にすりガラス陰影が見られ，肺野の濃度が上昇して見える。これに加えてすりガラス濃度を示す小結節病変があり，胸膜面などの小葉辺縁構造からやや離れた小葉中心性分布を示している。

図11　過敏性肺臓炎
過敏性肺臓炎に見られる，肺野のモザイク様所見（mosaic appearance）の例である。小葉内部には小葉辺縁からやや離れて存在する小葉中心性の小結節陰影が存在する。Mosaic appearanceは多くの原因により生じるが，この例では細気管支炎に伴うair trapがその原因と考えられる。

文 献

1) Gosink BB, Friedman PJ, Liebow AA. Bronchiolitis obliterans. AJR 1973 ; 117 : 816-31.
2) Colby TV, Myers JL. Clinical and histological spectrum of bronchiolitis obliterans organizing pneumonia. Semin Resir Dis 1992 ; 13 : 119-33.
3) Grag K, Lynch DA, Newell JD, et al. Proliferative and constrictive bronchiolitis : Classification and radiological features. AJR 1994 ; 162 : 803-8.
4) Mueller NL, Miller RR. Diseases of bronchiole. Radiology 1995 ; 196 : 3-12.
5) Epler GR, Colby TV, McLoud TL, et al. Bronchiolitis obliterans organizing pneumonia. N Engl J Med 1985 ; 161（2）: 152-8.
6) Nishimura K, Itoh H. High resolution computed tomographic features of bronchiolitis obliterans organizinig pneumonia. Chest 1992 ; 102 : 26-31.
7) Eber CD, Strak P, Bertozzi P. Bronchiolitis obliterans on high-resolution CT : A pattern of mosaic oligemia. J Comput Assist Tomogr 1993 ; 17（6）: 853-6.
8) Akira M, Kitatani F, Lee YS, et al. Diffuse panbronchiolitis : Evaluation with high resolution CT. Radiology 1988 ; 168 : 433-8.
9) Nishimura K, Kitaichi M, Izumi T, et al. Diffuse panbronchiolitis : Correlation of high resolution CT and pathologic findings. Radiology 1995 ; 184 : 779-85.
10) 野間恵之，何澤信礼，小林勝弘，ほか．びまん性誤嚥性細気管支炎DAB diffuse aspiration bronchiolitisのHRCT像．臨放1996 ; 41 : 129-33.
11) Aquino SL, Gamsu G, Webb WR, et al. Tree-in bud pattern : Frequency and significance on thin section CT. J Comput Assist Tomogr 1996 ; 20 : 594-9.
12) Im JG, Itoh H, Shim YS, et al. Pulmonary tuberculosis : CT findings-early active disease and sequential changes. Radiology 1999 ; 186 : 653-60.
13) Akira M, Kita N, Higashihara T, et al. Summer type hypersensitivity pnemonitis : Comparison of high-resolution CT and plain radiographic findings. AJR 1992 ; 158 : 1223-8.
14) Adler BD, Padley SP, Mueller NL, et al. Chronic hypersensitivity pnemonitis : High-resolution CT and radiologic features in 16 patients. Radiology 1992 ; 185 : 91-5.
15) Myers JL, Veal Jr CF, Shin MS, et al. Respiratory bronchiolitis interstitial lung disease. A clinicopathologic study of six cases. Am Rev Respir Dis 1987 ; 135 : 880-4.
16) Holt RM, Schmidt RA, Godwin JD, et al. High resolution CT in respiratory bronchiolitis interstitial lung disease. J Comput Assist Tomogr 1993 ; 17 : 46-5.

第10章 気道病変（2）

中枢気道の病変

▶▶ 症　例

症例 1

　72歳，男性。20年以上前から年に2～3回程度のかぜを引きやすく，普段から痰が切れにくいなどの症状がある。胸部単純正面像（図1a）と引き続いて撮影された左下葉のHRCT像（図1b）を示す。考えられる疾患は何か。

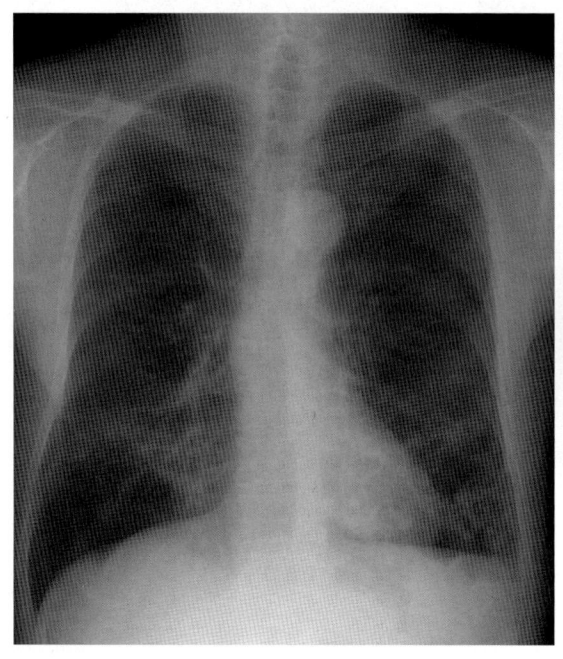

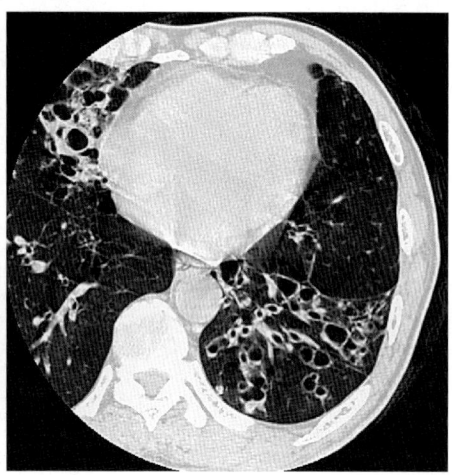

図1　a｜b

症例 2

34歳，女性。3カ月ほど前から喘息様症状，呼吸困難症状がある。胸部単純正面像（図2a）と右上葉のHRCT像（図2b, c）を示す。考えられる疾患は何か。

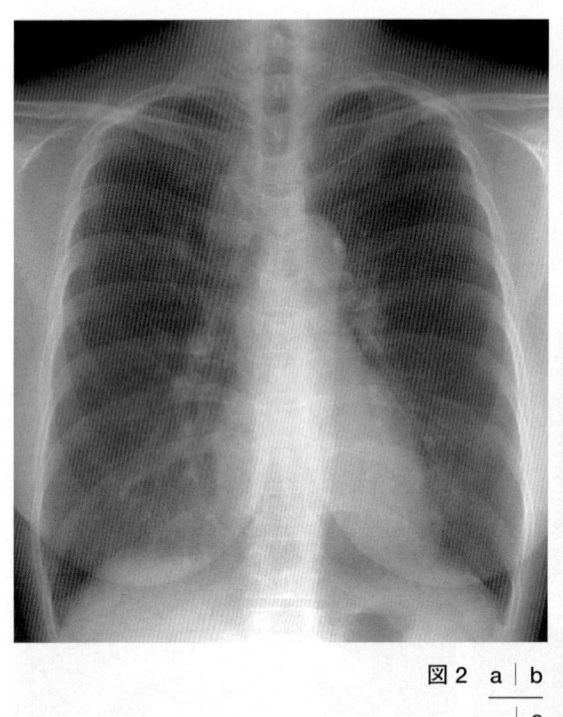

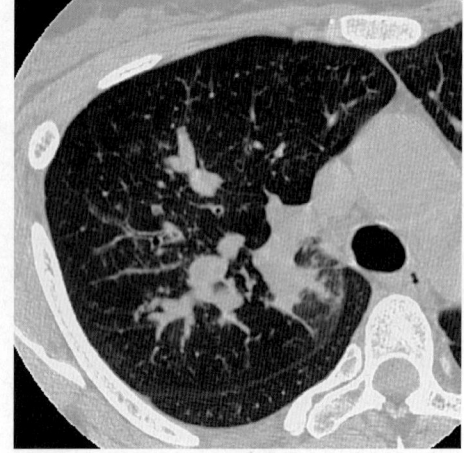

図2 a | b
　　　 | c

症例 3

46歳，女性。発熱，呼吸困難，喘鳴で他院を受診。気管切開術を受けている。胸部単純正面像（**図3**a），側面像（**図3**b），CT像（**図3**c, d）を示す。

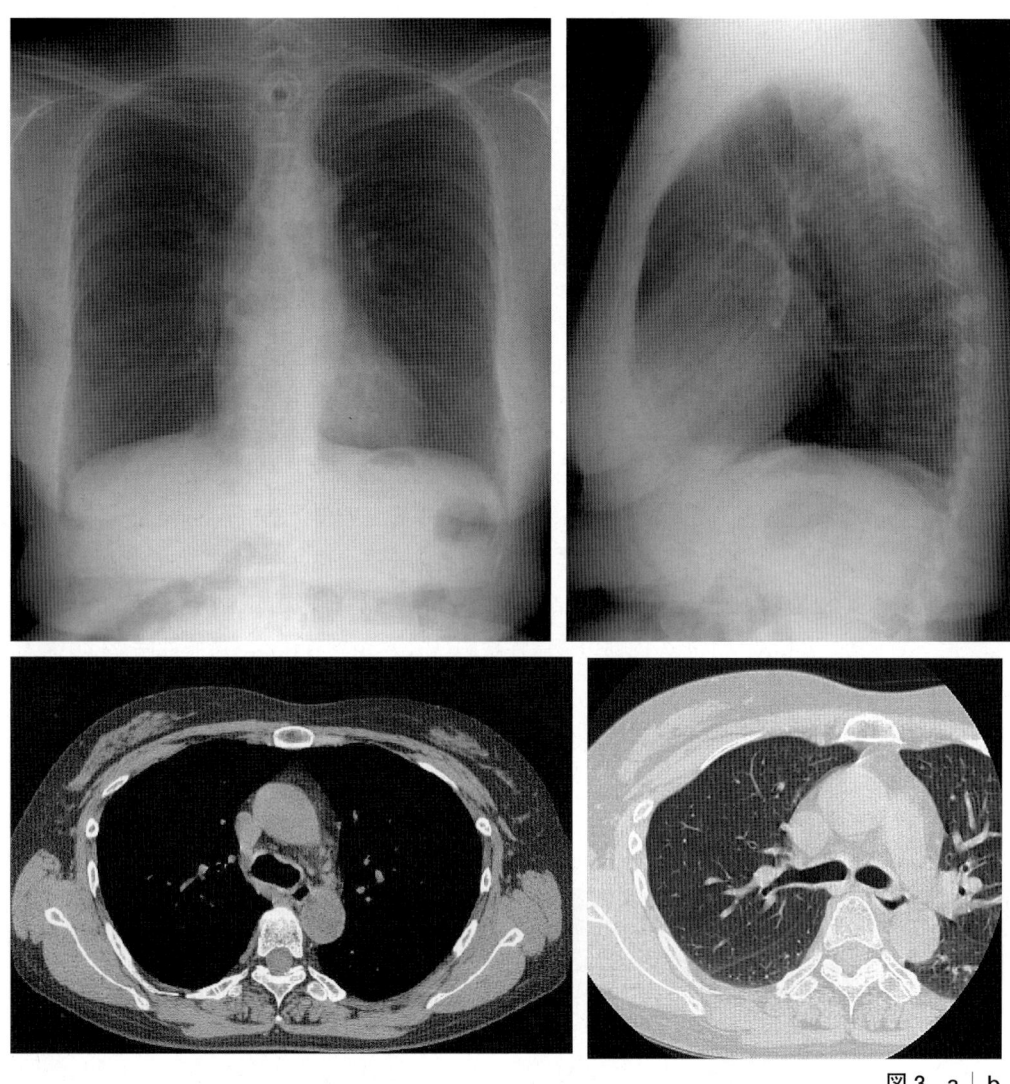

図3 a|b
    c|d

▶▶▶ 所見の解説と鑑別診断

症例 1

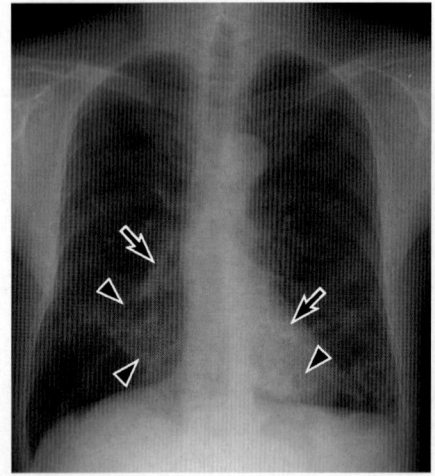

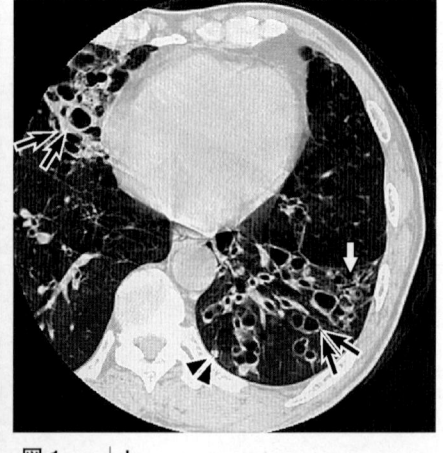

図1 a｜b

　胸部単純正面像（図1a）では，左下葉心陰影に重なって索状陰影（→）と斑状のconsolidation（▶）が認められる。また，右下肺野内側よりにもconsolidation（▶）が認められ，索状陰影（→）を伴っている。気管支血管束沿いに広がる陰影であり，気管支拡張症などの慢性気道感染症が疑われる。左下葉のHRCT像（図1b）では，左下葉の容積減少，その内部の嚢胞性陰影（⇉）が見られる。嚢胞性陰影は中層部の気管支拡張を思わせる陰影で，さらにその末梢部の細気管支病変と思われる分岐状の陰影（⇨）や小葉中心性結節（▶）を伴っている。右中葉には，斑状のconsolidationと肺野中層部の気管支を中心とする気管支拡張（⇉）が認められる。嚢胞状気管支拡張例である。

症例 2

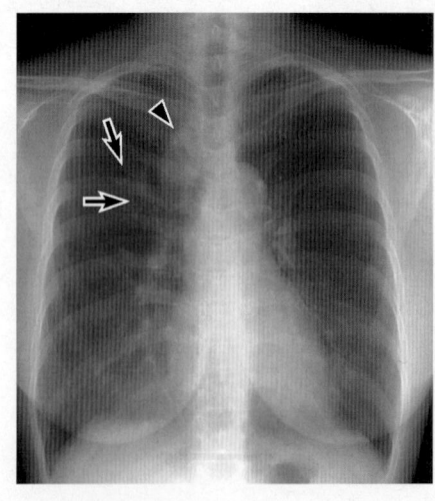

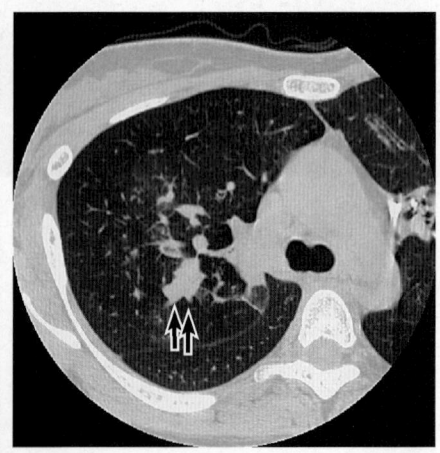

図2 a｜b

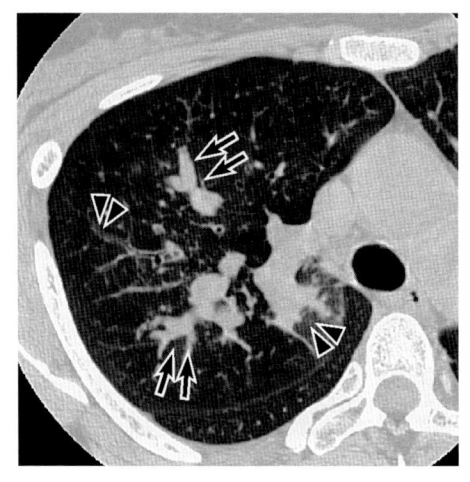

図2 c

　胸部単純正面像（**図2**a）では，右上葉に分岐状のいわゆる粘液栓mucoid impactionの所見を認める（→）。また，縦隔側よりには腫瘤様の陰影も認められる（▶）。2レベルのHRCT像（**図2**b, c）では，内部に粘液を入れ，拡張した分岐状の陰影（⇉）が認められる。単純撮影で認められた腫瘤様の陰影も粘液栓の一部と思われる。右上葉には肺野に小葉中心性分布を示す小結節陰影や分岐状陰影（▶）が見られ，中枢部気管支の粘液栓に伴う末梢の細気管支病変を示すものである。アレルギー性肺気管支アスペルギルス症（ABPA）例である。

症例 3

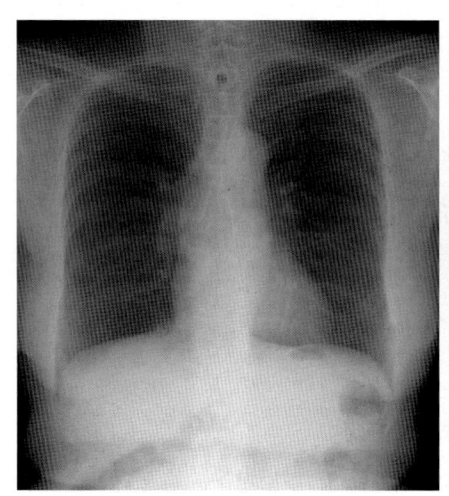

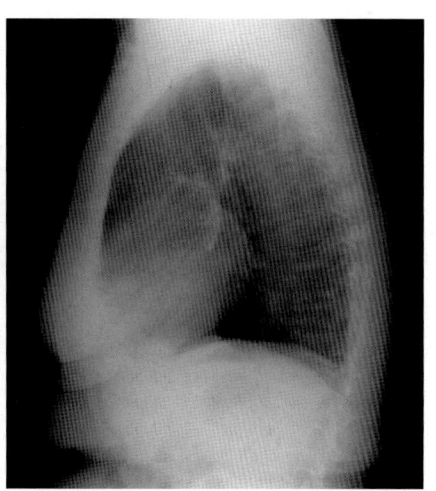

図3 a｜b

第10章　気道病変（2）　121

図3 c | d
　　　 e |

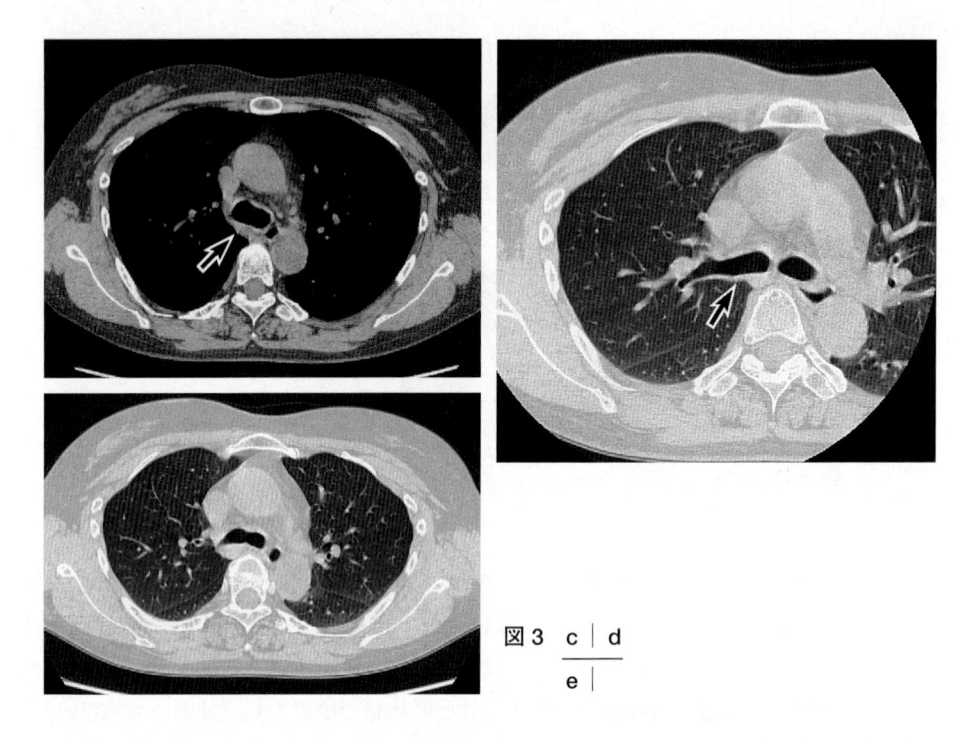

　胸部単純正面像（図3a），側面像（図3b）ではすでに気管切開が施行されているが，気管の軽度の狭窄が見られる。縦隔条件表示HRCT像（図3c），肺野条件表示HRCT像（図3d）では，気管，主気管支壁の肥厚が見られる（→）。肺野条件表示の呼気CT像（図3e）では，気管，気管支の虚脱が認められる。気管や主気管支の壁は肥厚しているが，粘膜面は比較的平滑である。再発性多発軟骨炎の所見である。

> **ポイント**
> 1. 気管支拡張症の画像診断
> 2. 中枢気道病変の鑑別

▶▶ 解　説

1）中枢部気道の閉塞あるいは狭窄病変

　気管から中枢部気管支の病変の診断にも画像診断が重要な役割を占める[1)2)]。中枢部気道の狭窄性病変はその臨床症状から長期にわたって喘息などと誤診されることがあり，単純撮影の読影にあたっては気管から主気管支などの中枢気道の狭窄や閉塞性病変の有無について特に注意する必要がある。中枢気道の閉塞や狭窄を来す原因としては先天性，腫瘍性，炎症性狭窄（図3），気道熱傷（図4），異物，異常血管や索状物による壁外性圧迫などがある。

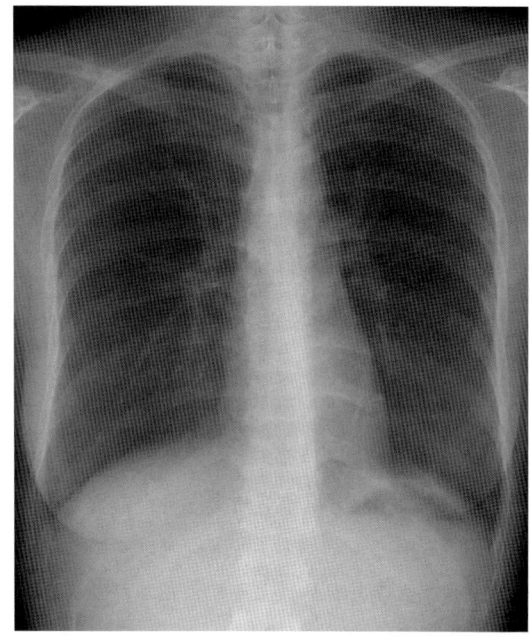

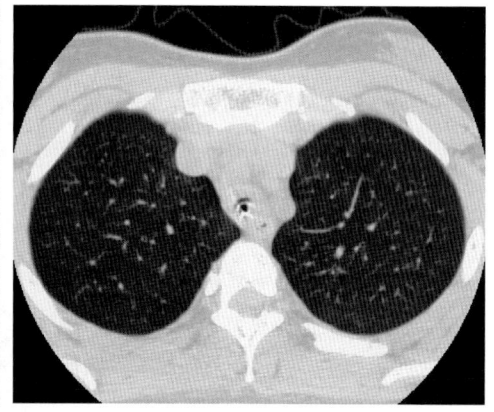

図4 気道熱傷，気管切開後の気管狭窄
 a： 胸部単純正面像では気管上部から中部の狭窄が認められる。
 b： HRCT像では気道壁の肥厚と気管内腔の高度の狭窄を認める。

　先天性のものでは，原発性気管気管支軟化症が代表例である。気管などの中枢部気道に発生する腫瘍としては，腺様嚢胞癌や粘表皮癌などのかつて気管支腺腫とよばれた低悪性度腫瘍，tracheaobronchial papillomatosis，転移性腫瘍，食道癌や肺癌のリンパ節転移などからの壁外性腫瘍性圧迫などがある。炎症性のものでは気管気管支結核やrelapsing polychondritis，気管支結核，tracheobronchopathia osteochondroplastica，amyloidosisなどがあげられる。

　気管の狭窄で最も頻度の高いものは気管切開後あるいは気管内挿管の合併症による狭窄である。小児の気道異物では圧倒的に多いものはナッツ類であるが，成人では種々のものがある。そのほかに血管輪などの大動脈奇形の異常血管や索状物による圧迫，気管気管支外腫瘍の圧迫，例えば甲状腺腫やアデノイド，扁桃の腫大などが中枢部気道狭窄の原因になりうる。

2）腫瘍性疾患
（1）気管気管支乳頭腫[3]

　気道の多発乳頭腫は，18カ月～3歳程度までの小児に好発し，多く喉頭や気管に限局する。しかし気管支や細気管支，肺実質に及ぶこともある。病因として，気管切開を受けた患者に好発することから局所の外傷が重要視されているが，ウイルス感染の関与も想定されている。喉頭，気管，気管支とも病変は同一で無茎性あるいは有茎性

の乳頭状発育をする腫瘍で正常に分化した扁平上皮で被覆される。深部への浸潤はまれである。また，末梢気道や肺実質への進展はまれに起こりうるが，この場合は充実性あるいは空洞性腫瘤や結節を形成し，その大きさは数cmに及ぶことがある。

画像上は，喉頭や気管気管支内腔へ突出す小結節病変として描出され，CT像上は，結節状の気道壁肥厚として認められる。気道病変の結果として無気肺や閉塞性肺炎を来すことがある。肺実質への進展により，多発性の結節陰影または空洞性結節陰影を形成し，肺門部周囲，ことに肺よりに好発する傾向にある。しばしば空洞を形成し，その壁の厚みは2～3mm程度である。液面形成を示すこともまれではない。これらの空洞形成は合併する扁平上皮癌によっても起こりうるが，合併する肺膿瘍によるものの可能性もある。

(2) 単発性乳頭腫

単発性乳頭腫は成人に見られ，多くはウイルス感染と関係している。乳頭腫は葉気管支，区域気管支に見られることが多く，1.5cmまでの隆起性病変として見られる。組織学的には多発乳頭腫と同様であるが，時に移行上皮や腺上皮に被覆されたものも存在する。画像所見は乳頭腫の位置と大きさに依存する。

(3) 気管癌・気管支腺腫など

腺様嚢胞癌（**図5**）は，気管あるいは主気管支の膜様部に発生することが多い。局所性の腫瘤を形成し，気道を狭窄させる。また粘表皮癌は気管や気管支の壁に沿って進展し，全周性の壁肥厚を生じることがある。比較的血管に富む腫瘍として認められる。気管や中枢部の気道に，扁平上皮癌などの癌が発生することもある。

気管や中枢部気管支に発生する悪性腫瘍には，扁平上皮癌や腺様嚢胞癌，粘表皮癌などのいわゆる気管支腺腫とよばれていた低悪性度の癌，中枢型カルチノイド腫瘍，転移性腫瘍（気管支壁内転移）などが知られている。中枢型カルチノイドはしばしば若年者に発症し，中枢部気管支を閉塞して罹患肺葉の無気肺を生じる。またしばしば石灰化を示す[4]。

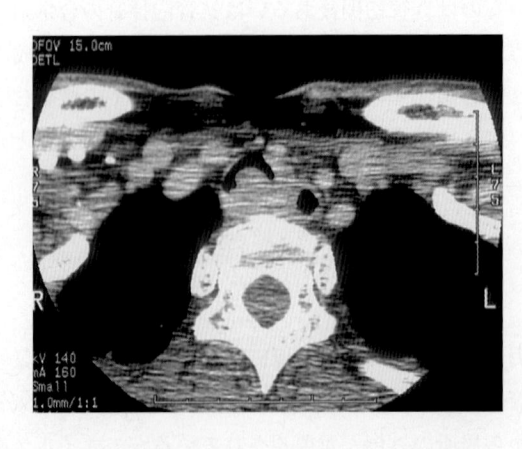

図5 腺様嚢胞癌
気管後壁に腫瘤性病変が認められる。気管は狭窄している。

3）先天性疾患

先天性疾患の代表例は気管軟化症である。

気管軟化症は原発性，あるいは種々の原因による2次性の気管気管支軟化症は先天性の要因により生じる中枢気道壁の脆弱性を示す疾患で，幼小児期の呼吸困難やrespiratory distressとして見られる。気管から中枢部気管支の不規則な狭窄が見られ，単純撮影やCTによる評価が適している。呼気時には吸気時に正常に見えた気管気管支壁が虚脱し，狭窄がより明瞭になることがある。

4）原因不明あるいは炎症性疾患

（1）巨大気管気管支症（Mounier-Kuhn syndrome, tracheobronchomegaly）[5]

原因不明の疾患で，喉頭から肺野末梢までの気管気管支の拡張を来す疾患である。30～40歳代の男性に多く発症する。Ehlers-Danlos症候群との合併が報告されており，何らかの結合組織の異常が関与している可能性が疑われる。気管気管支の軟骨部あるいは膜様部両者が侵され，気道の平滑筋や弾性線維の減少が報告されている。X線的には気管，気管支の著明な拡張が見られ，ことに気管軟骨輪の間での気管の拡張が目立ち，tracheal diverticulosisとよばれる像を示す。症状は気管支炎あるいは慢性閉塞性肺疾患に類似する。William Campbell症候群は，先天性嚢状気管支拡張症の一型である。気管支の第4～6次分枝の軟骨の欠損により気管支拡張を来す。高度の気管支拡張症を生じる。しかし，Mounier-Kuhn症候群と異なり，気管や主気管支の拡張はない。

（2）アミロイドーシス[6]

Amyloidosisの沈着症は種々のタイプのものが知られているが，そのなかで喉頭，気管，気管支などの壁にamyloid物質の沈着を来すものがある[4]。Amyloid物質の沈着により気管気管支などの中枢気道壁の肥厚と石灰化が見られる。Amyloidosisのその他の画像パターンにはリンパ節腫大や肺実質の多発結節，間質性肺炎類似の画像を示すものが知られている。

（3）Tracheopathia osteochondroplastica[7]

気管気管支の粘膜下に軟骨や骨を含む結節が増生する状態である。かつてamyloidosisとに関連が考慮されていたが，現在ではアミロイドの沈着とは関連せず，これとは異なる疾患と考えられている。時に呼吸困難，咳，喘鳴などの呼吸器症状，気道狭窄症状を示すことがある。気管気管支軟骨の部位に相当して画像上，気管や気管支の軟骨に著明な石灰化を来すことで知られている。気管支内腔に石灰化したポリープ状の結節が多数認められる。特に大きな機能障害は来さないことが多い。

（4）Saber seath trachea[8]

気管の形態がサーベルのように前後に長く左右に狭いものをいう。慢性閉塞性肺疾患患者で見られる。

(5) 気管気管支結核

結核症の気管，中枢部気管支の病変である[9]。多量の結核菌が空洞性病変から排出され，繰り返し気道内に菌が喀出された結果生じるが，縦隔リンパ節の結核性炎症が直接気道に波及することによっても生じる。中枢気道の結核性病変は狭窄性病変が主体で，肉眼的あるいは内視鏡的には気管気管支内面の縦走潰瘍で罹患気管支の収束傾向があり，罹患肺葉の容積減少を伴う。これに対して末梢気道の病変は気管支拡張症と狭窄の混合になるが，画像上は拡張性病変の方が目立つ。ヒストプラズマ症においても同様に気道の狭窄を生じることがあるが，本邦ではまれである。

(6) 非結核性抗酸菌症

周知のように非結核性抗酸菌症は最近増加の傾向をとっている。この原因として，結核の減少によるものが疑われているが明瞭ではない。画像上は中葉舌区の気管支拡張を伴う斑状陰影や結節陰影を主体とする中葉舌区型，右上葉の空洞陰影を見る結核類似型がある[10]〜[13]。その他の区域に気道散布性の粒状陰影や細気管支炎を伴うことが多い。

(7) 再発性多発性軟骨炎（relapsing polychondritis）（図3）

耳介軟骨や気管気管支軟骨を冒す非感染性炎症性疾患であり，自己免疫機序が考えられている。主に中枢気道の軟骨の破壊性炎症である。気道軟骨の破壊による中枢部気道の脆弱性が生じ，気管気管支の虚脱による閉塞性気流障害が見られる。特に呼気時に中枢部気道の虚脱が強い。鼻や耳介軟骨の破壊，変形を伴い，発熱などの全身症状がある。CT像では気管気管支壁の肥厚と，特に呼気時に目立つ中枢気道の虚脱，内腔の狭小化[14]〜[16]を認める。同様の肉芽腫性炎症であるWegener肉芽腫症でも高率に気道壁の炎症と気道壁の肥厚，2次性変化を生じる[17]。また，Wegener肉芽腫症では約7％で気管病変が見られるという。サルコイドーシス[18]や潰瘍性大腸炎などの炎症性腸疾患[19]でもまれに気管支腔内病変を生じ，気道狭窄を来すことがある。

5）気管支拡張症（図1）

気管支拡張症の原因は，幼小児期の肺炎や慢性気管支炎や抗酸菌感染症などの慢性気道感染症，Kartagener症候群や嚢胞線維症のような先天性要素をもつ慢性炎症性疾患，特発性気管支拡張症などである。肉眼的な形態によりcylindrical, varicose, cysticの3型に分類される。いずれも気管支壁の破壊と壁の脆弱性に起因する気管支の拡張である。特殊なタイプの気管支拡張として，牽引性気管支拡張症がある。牽引性気管支拡張は，気管支壁の破壊による気管支壁の脆弱性に起因する気管支拡張とは異なり，周辺の肺の容積減少により気管支が牽引されて気管支内腔が拡張するものである。このために気管支軟骨の存在する部位は拡張を示さず，全体として蛇腹状の気管支拡張を示す。間質性肺炎のすりガラス陰影内部に牽引性気管支拡張が見られる場合，肺組織の収縮傾向を示すことから早期の線維化の存在を疑う根拠となりうる重要な所見である。

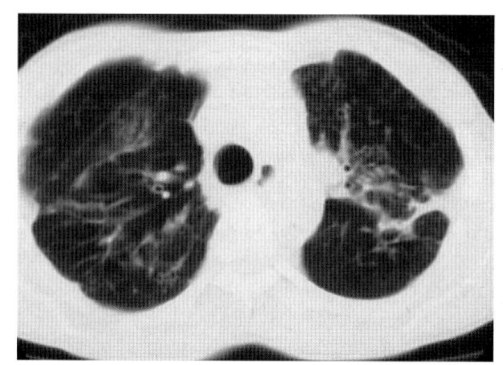

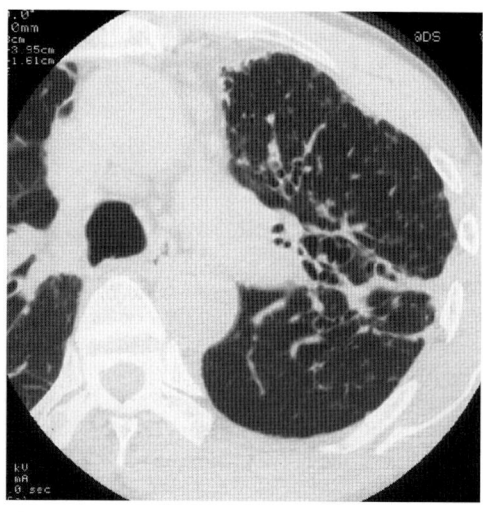

図6 アレルギー性肺気管支アスペルギルス症（ABPA）
a：CT像では両側上葉に気管支拡張症とconsolidationが見られる。
b：HRCT像では気管支拡張とその末梢のconsolidationや結節陰影を認める。

6）気管支拡張症に合併するaspergillosis（図6）

　肺アスペルギルス症は浸潤性アスペルギルス症，アレルギー性気管支肺アスペルギルス症，菌球型アスペルギルス症に区別される[20]。菌球型アスペルギルス症は，免疫能の低下していない患者の既存の空洞や気管支拡張，ブラなどの内部に発生する。空洞性病変と菌球の間に形成される三日月状の空気によるair crescent signが特徴的な所見である。

　ABPM（allergic bronchopulmonary mycosis）（図2，6）はアスペルギルスなどの真菌に対するアレルギー反応を機序により起こる特殊な病態である。アスペルギルス（Aspergillus fumigatus）に対するアレルギー反応によるものが多く，この場合はABPA（allergic bronchopulmonary aspergillosis）とよばれる。臨床的には喘息症状を主体とし，Rosenbergの診断基準[21]が最も一般的であるが，必ずしも抗体が証明されるわけではなく，逆に抗体が証明されても単に喘息に合併しているだけのこともあり，Rosenbergの診断基準も決して満足すべきものではない。肺中層部の気管支拡張と粘液栓をその病理と画像の主徴とする。検査上は，アスペルギルス沈降抗体が陽性であることが重要である。ABPMによらない気管支拡張症や喘息との鑑別は，複数の葉におよぶ気管支拡張であり，粘液栓を伴うことや，小葉中心性陰影を高率に伴うこと，上葉優位であることなどがあげられる[22)23]。

▶▶ 文　献

1) Naidich DP, Gruden JF, McGuinnessG, et al. Volumetric CT（VCT）of the airways. J Thorac Imag 1997 ; 12 : 11-28.
2) Gamsu G, Webb WR. Computed tomography of the trachea and mainstem bronchi. Semin

Roentgenol 1983 ; 18 : 51-60.
3) Gruden JF, Webb WR, Sides DM. Adult onset disseminated tracheobronchial papillomatosis : CT features. J Comput Assist Tomogr 1994 ; 18 : 640-2.
4) Rosado de Christenson ML, Abbott GF, Kirejczyk WM, et al. Thoracic carcinoids : Radiologic pathologic correlation. RadioGraphics 1999 ; 19 : 707-36.
5) Michet CJ Jr, McKenna CH, Luthra HS, et al. Relapsing polychondritis : Survival and predictive role of early disease manifestations. Ann Intern Med 1986 ; 104 : 74-8.
6) Pickford HA, Swensen SJ, Utz JP. Thoracic crosssectional imaging of amyloidosis. AJR 1997 ; 168 : 351-5.
7) Mariotta S, Pallone G, Pedicelli G, et al. Spiral CT and endoscopic findings in a case of tracheobronchopathia osteochondroplastica. J Comput Assist Tomogr 1997 ; 21 : 418-20.
8) Stark P. Radiolgy of the trachea. Stuttgart Germany Thiene 1991 ; 54-78.
9) Smith LS, Schillaci RF, Sarlin RF. Endobronchial tuberculosis : Serial fiberoptic bronchoscopy and natural history. Chest 1987 ; 91 : 644-7
10) Reich JM, Johnson RE. Mycobacterium avium comlex pulmonary disease. Am Rev Respir Dis 1991 ; 143 : 1381-5.
11) Christensen EE, Dietz GW, Ahn CH, et al. Radiographic manifestations of pulmonary Mycobacterium tuberculosis, *M kansasii* and *M. intracellulare*. Chest 1981 ; 80 : 132-6.
12) Woodring JH, Vandivieere HM. Pulmonary disease caused by nontuberculous mycobacteria. J Thorac Imag 1990 ; 5 : 64-76.
13) Moore EH. Atypical mycobacterail infection in the lung : CT appearances. Radiology 1993 ; 187 : 777-82.
14) Meyer CA, White CS. Cartilagenous disorders of the chest. Radiographics 1998 ; 18 : 1109-23.
15) Michet CJ, McKenna CH, Luthra HS, et al. Relapsing polychondritis : Survival and predictive role of early disease manifestations. Ann Inter Med 1986 ; 104 : 74-8.
16) Im JG, Chung JW, Han SK, et al. CT manifestations of tracheobronchial involvement in relapsing polychondritis. J Comput Assist Tomogr 1988 ; 12 : 792-3.
17) Screaton NJ, Sivasothy P, Flower CD, et al. Tracheal involvement in Wegener'granulomatosis : evaluation using spiral CT. Clin Radiol 1998 ; 53 : 809-15.
18) Freundlich IM, Libschitz HI, Glassman LM, et al. Sarcoidosis : Typical and atypical thoracic manifestations and complications. Clin Radiol 1970 ; 21 : 376-83.
19) Wilcox P, Miller R, Miller G, et al. Airway involvement in ulcerative colitis. Chest 1987 ; 92 : 18-22.
20) Roberts CM, Citron KM, Stickland B. Intrathoracic aspergilloma Role of CT in the diagnosis and treatment. Radiology 1987 ; 165 : 123-8.
21) Rosenberg M, Patterson R, Mintzer R, et al. Clinical and immunologic criteria for the diagnosis of allergic bronchopulmonary aspergillosis. Ann Inter Med 1977 ; 86 : 405-14.
22) Ward S, Heyneman L, Lee MJ, et al. Accuracy of CT in the diagnosis of allergic bronchopulmonary aspergillosis in asthmatic patients. AJR 1999 ; 173 : 937-42.
23) Lynch DA. Imaging of asthma and allergic bronchopulmonary mycosis. Radiol Clin North Am 1998 ; 36 : 129-42.

第11章 限局性肺疾患（1）

限局性すりガラス陰影

▶▶ 症　例

症例 1

　65歳，女性。持続する感冒様症状を主訴に受診した。胸部単純正面像（図1a），HRCT像（図1b）を示す。診断は何と考えられるか。

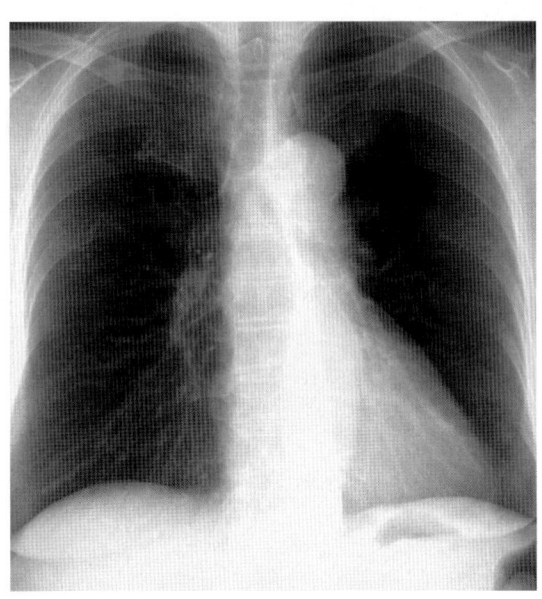

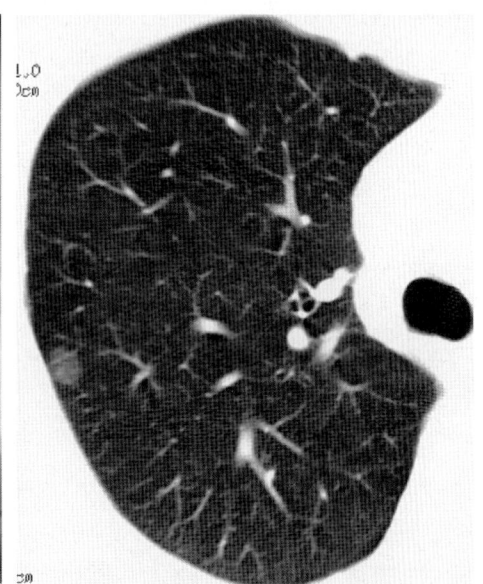

図1　a｜b

症例 2

51歳，女性。3年前に右乳癌手術の既往歴あり。今回，経過観察中の胸部単純正面像（図2a），HRCT像（図2b）を示す。診断として考えられるものは何か。

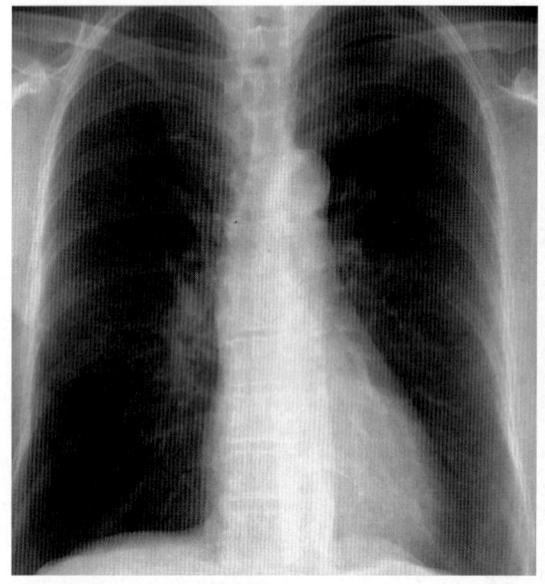

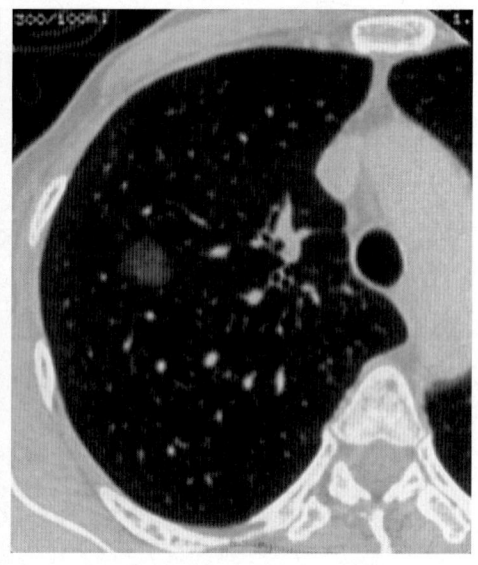

図2 a|b

症例 3

51歳，男性。会社の健康診断時の胸部X線写真で肺結節を指摘され，精査目的に受診した。胸部単純正面像（図3a），CT像（図3b, c）を示す。診断として考えられるものは何か。

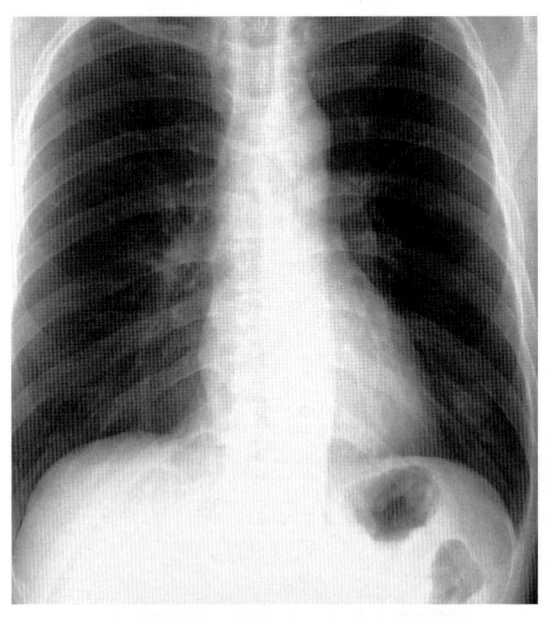

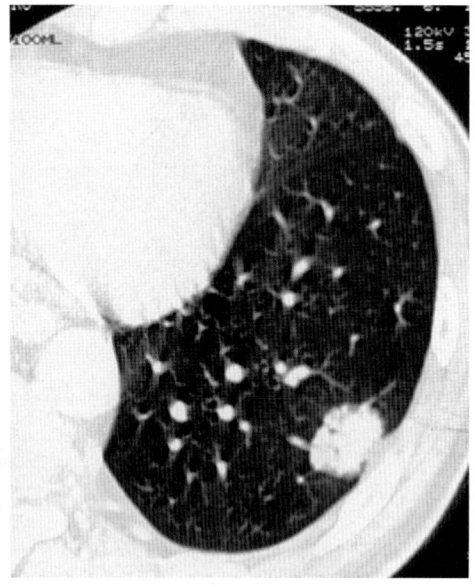

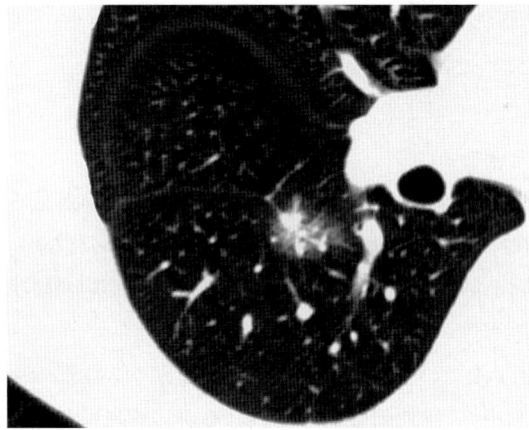

図3 a｜b
　　　c

第11章　限局性肺疾患（1）　131

▶▶ 所見の解説と鑑別診断，および病理所見との比較

症例 1

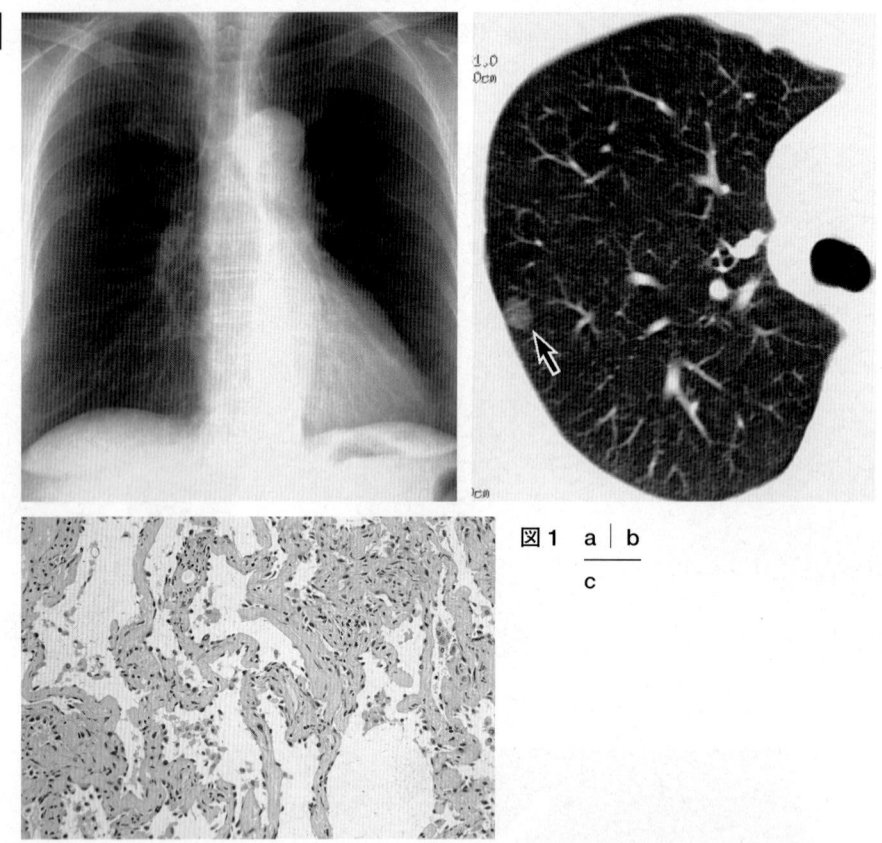

図1 a｜b
　　　c

a：胸部単純正面像では異常は指摘できない。

b：右上葉のHRCT像では，肺野末梢に淡いすりガラス陰影の楕円形小結節が見られる（→）。正常肺との境界は明瞭で，随伴病巣（satellite lesion）も見られない。

c：病理組織学的には肺胞隔壁の肥厚が見られ，異型性をもった肺胞上皮細胞が層状に配列している。

　画像所見は上記に示したように，CT像でのみ指摘可能な淡いすりガラス陰影の小結節で，最大径は10mm以下である（→）。早期肺腺癌も疑われるが，肺癌にしては細胞密度が低く，淡い低吸収を示しており，10mm以下の大きさからは，肺腺癌の前癌病変である腺腫様過形成（AH：adenomatous hyperplasia）や異型性腺腫様過形成（AAH：atypical adenomatous hyperplasia）が最も考えられる。ビデオ下胸腔鏡手術（VATS：videoassisted thoracoscopic surgery）が施行され，病理組織学的に異型性腺腫様過形成（AAH）と診断された（図1c）。

図2 a｜b
　　　c

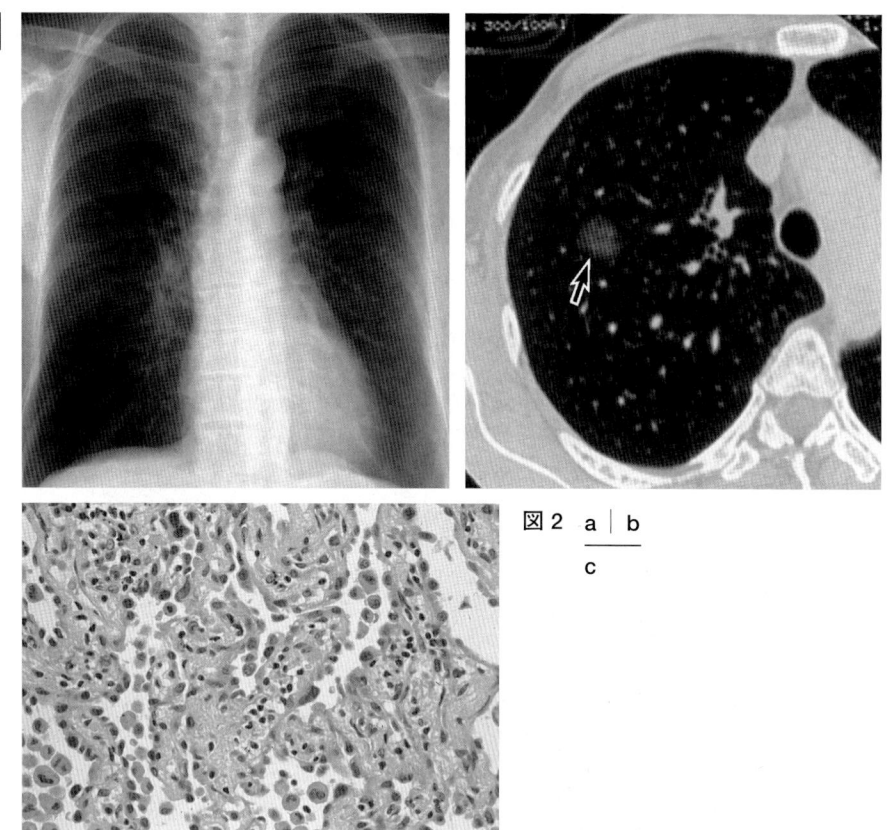

a：胸部単純正面像では異常は指摘できない。

b：右上葉のHRCT像では，10数mm大のすりガラス陰影の結節がみられる（→）。辺縁は明瞭で，正常肺と良好に区別できる。やはり随伴病巣（satellite lesion）はみられない。

c：図1cと同様，肺胞隔壁の肥厚が見られるが，層状に配列している肺胞上皮細胞は癌細胞とよべる変化が見られ，小型肺腺癌（野口typeA）と診断された。

　画像所見，特にHRCT像からはすりガラス陰影を呈するAAHや小型肺腺癌（野口typeA）が疑われる。最大径が10mm以上あり，小型肺腺癌が疑われ，右上葉切除術が施行された。病理組織学的には小型肺腺癌，野口typeAであった。

症例 3

図3

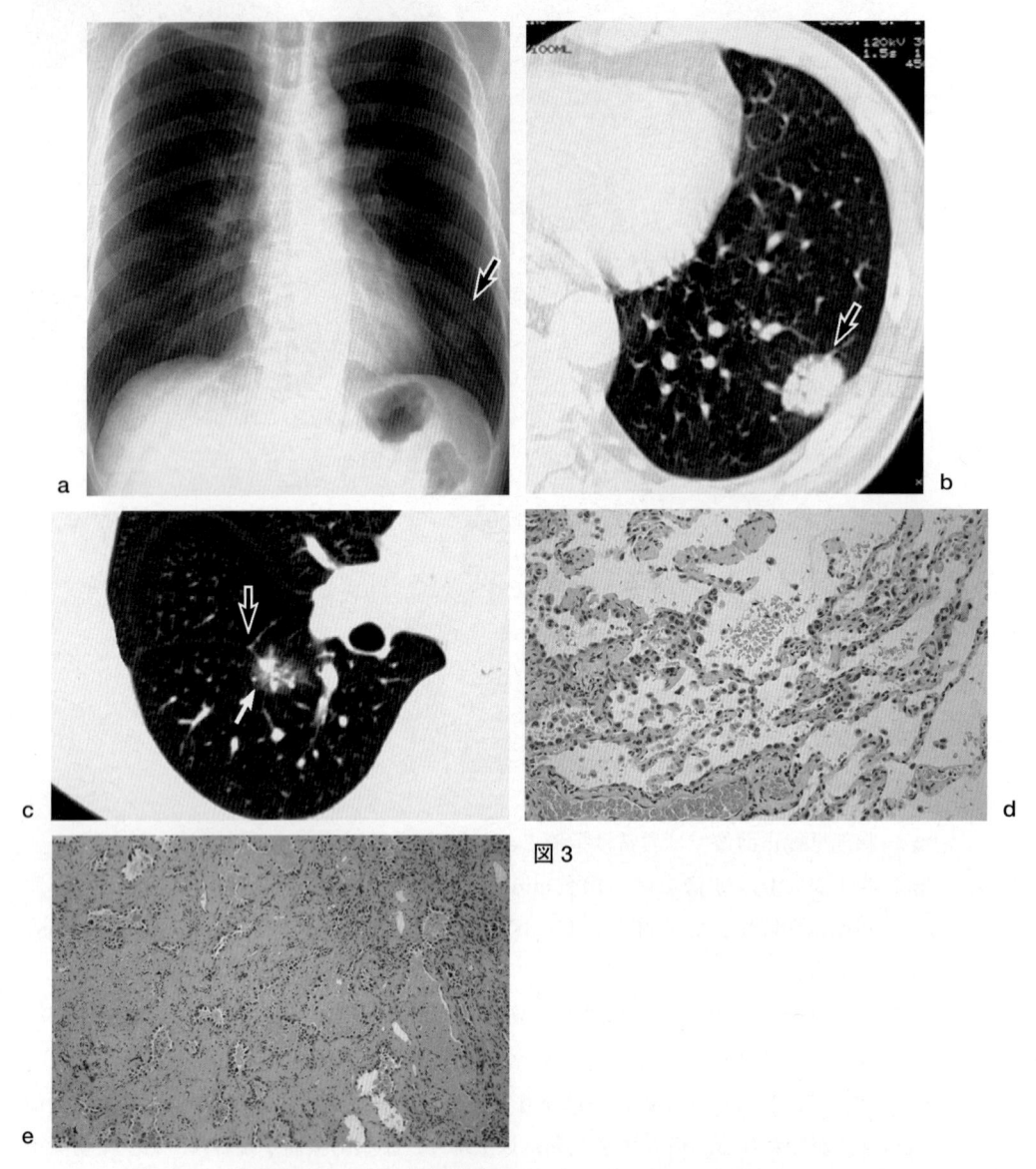

- **a：** 左下肺野に2cm強の辺縁やや不整で，分葉状の結節が見られる（→）。結節内に石灰化はなく，随伴病巣も見られない。右肺野の結節は指摘できない。
- **b：** 左下葉のHRCT像では，2cm強の結節が見られる（→）。内部に石灰化はない。結節はすりガラス陰影を示さず，軟部腫瘍のCT値を示し，内部にわずかな含気を示している。胸膜陥入像も見られる。
- **c：** 右下葉のHRCT像をよく見ると，右下葉末梢（右大葉間裂直下）に，1.5cm大のやや不整な結節が見られる（⇒）。結節の大部分はすりガラス陰影を示すが，内部にCT値の高い部分が見られる。やはり石灰化や随伴病巣は見られない。胸膜（右大葉間裂）陥入像がわずかに見られる（→）。

d, e： CT像ですりガラス陰影を示した右下葉の結節の辺縁は肺胞隔壁の肥厚と層状に配列した癌細胞が見られる（d）。高いCT値を示した結節の中央部分は線維化を伴う癌細胞の密な部分として見られ（e），野口typeCの小型肺腺癌である。

　画像所見，特にHRCT像からは両下葉の多発肺腺癌が疑われる。左下葉の結節は気腔を示すことより乳頭状腺癌が，右下葉の結節はすりガラス陰影の結節内に高いCT値を示す部分が認められ，小型肺腺癌の野口typeCを疑う。まず左下葉切除術が施行されたが，2cm強の結節は，高分化型の乳頭状腺癌であった。次に右下葉切除術が施行されたが，右下葉の結節は野口typeCの小型肺腺癌であった（図3d, e）。

ポイント
1. 用語の正しい理解
2. すりガラス陰影とその病理組織学的背景
3. すりガラス陰影を示す限局性病変とその病理組織像

▶▶▶ 1．用語の正しい理解

　結節（nodule）は円形（球形）に近い形態を示す病変で2～30mm径までのもので，腫瘤（mass）は30mm径以上のものに使用する。Coin lesionという表現は，2方向撮影のいずれかでは線状に見えるべきで，通常はありえず，正しい表現とはいえない。結節や腫瘤などの表現を使用すべきである。

▶▶▶ 2．すりガラス陰影

　Ground-glass opacity（or attenuation）は"すりガラス病変"（日本医学放射線学会編用語集），"スリガラス様陰影"（日本呼吸器学会編用語集）と訳されているが，一般的に"すりガラス陰影"と使用されることが多い[1]。

　すりガラス陰影は単純X線写真ではground-glass patternとして使用されたが，CT像，特にHRCT像で使用される表現で，"Hazy increased attenuation of lung, but with preservation of bronchial and vascular margins"と定義されている[2]。すなわち淡くCT値の上昇した部分で，気管支や肺血管などの正常肺構築が透見できる状態を示す。

　病理組織学的には，肺胞隔壁の肥厚，肺胞腔の部分的な充満，および両者の混在ですりガラス陰影が生じる（図4）[3)4)]。すなわち間質性病変（肺胞隔壁の肥厚），肺胞性病変（肺胞腔の部分的な充満），および両者の混在ですりガラス陰影は生じる。22例のすりガラス陰影を示す病変の病理組織学的検討では，54％が間質性肺病変，

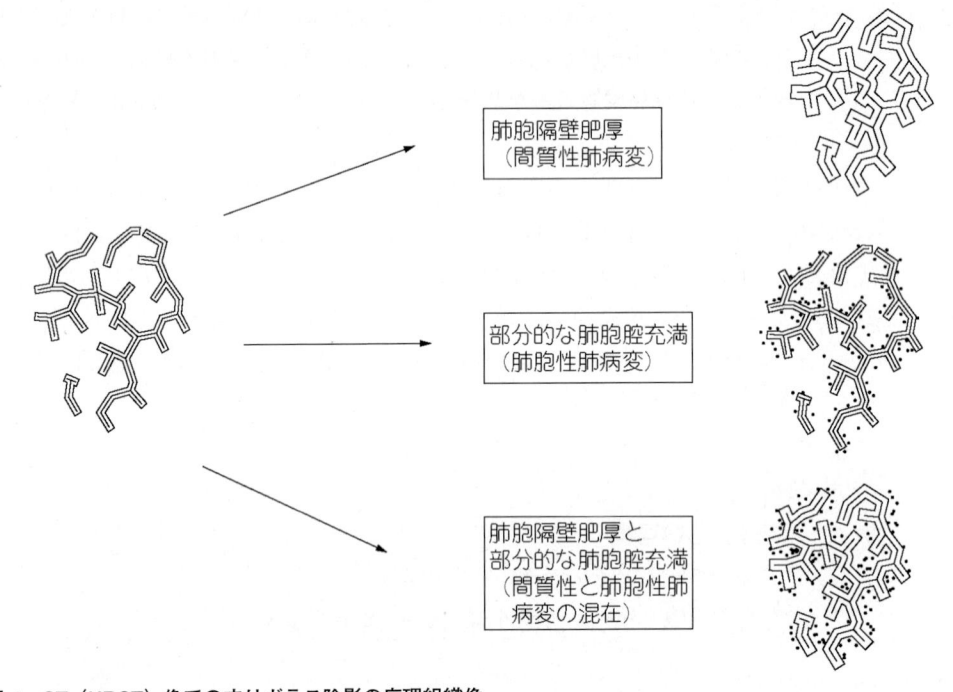

図4　CT（HRCT）像でのすりガラス陰影の病理組織像
すりガラス陰影は，肺胞隔壁の肥厚部分的な肺胞腔の病変，および両者の混在によって生じる。

14％が肺胞性肺病変，32％が混在性肺病変と報告されている[5)6)]。通常すりガラス陰影は，間質性肺炎，カリニ肺炎，過敏性肺炎などのびまん性肺疾患で認められる。

▶▶▶ 3. すりガラス陰影を示す限局性病変とその病理像

まれに過敏性肺炎や器質化肺炎で，肺野に軽微で部分的なすりガラス陰影を示すことはありうる[3)]。しかし，satellite lesionが存在したり，他の肺野にも病変が存在することが大多数である。今回の限局性すりガラス陰影では前癌病変としてのAHとAAH，小型肺腺癌のうちの野口typeA，B，Cおよび孤立性肺結節（または腫瘤）を示す細気管支肺胞上皮癌のCT所見と病理所見を解説する。欧米では，現在は野口typeA，B，Cの考え方はない。AAH（異型性腺腫様過形成）またはBAA（bronchioloalveolar adenoma）は，1999年のWHO分類ではpreinvasive lesionsとして分類されている[7)]。また野口typeCに相当するものは，細気管支肺胞上皮癌（BAC）の結節形成のtypeで，肺胞隔壁の線維化の著明なものとしてClayton[8)]のいうところのsclerosing BACとされる[9)10)]。また線維化が著明で，膠原線維の活動性が高いものはリンパ節転移の頻度が高いとの報告もみられ[11)]，野口typeCの5年生存率がtypeA，Bより低い事実と一致する[12)]。

AHHはAHの細胞異型性の高いもので，BAAやatypical type2 cell hyperplasia[2)]

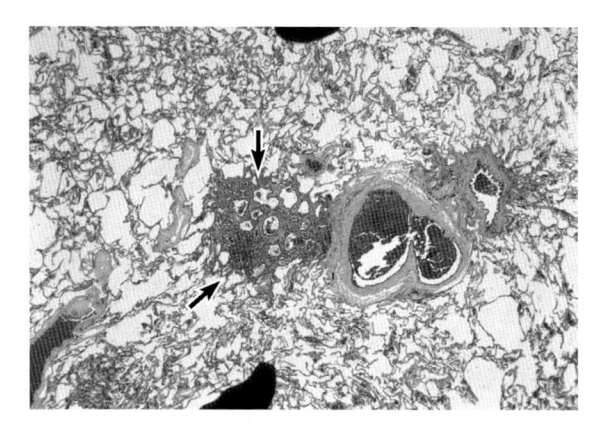

図5 肺癌周囲の肺組織内で見つかるAH（→）。小さくてCT像では同定できない。

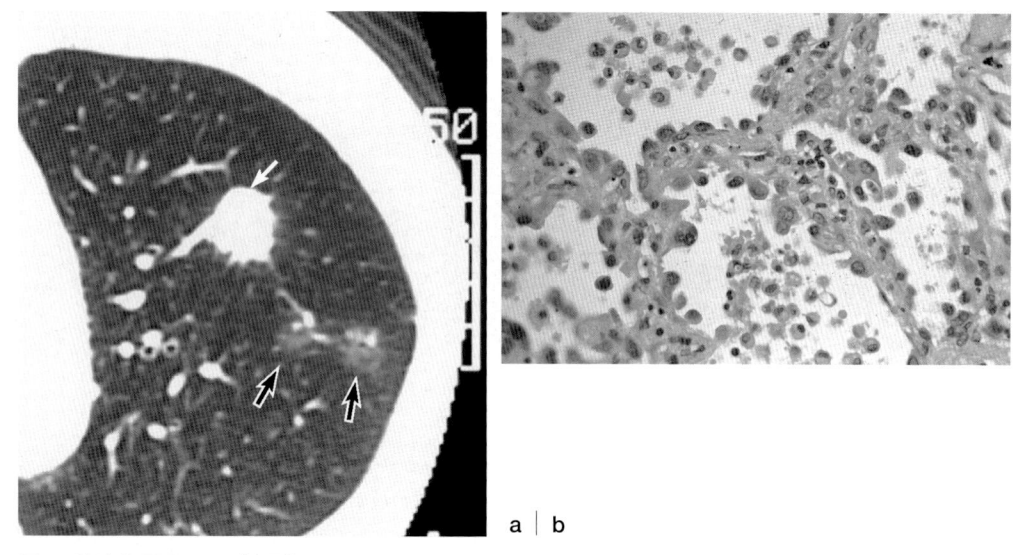

図6 肺腺癌周囲のAH（多発）。
a： 3mm厚スキャンのCT像で，肺腺癌（⇒）周囲に2個のAHがすりガラス陰影の結節として認められる。（→）。
b： 肺胞隔壁の肥厚と肺胞上皮置換性に層状に配列した細胞がみられるが，癌細胞とはいえない。

ともよばれ，肺癌周囲の肺組織から1〜7mm大の小結節として病理組織学的に認められた[13)〜21)]（図5）。その頻度は，組織標本の作製方法などにより大きく異なるが，Millerらは9.3%[16)]，Carey[22)]らは6%と報告している。病理組織学的にも微細な変化を示すAHやAAHであるが，特に8mm以上のAAHでは，CT像，特にHRCT像での注意深い読影により，すりガラス陰影を示す小結節として同定可能なことが示された（図6a，b）[23)]。また肺癌患者ではない正常者でのAAHも，今回の症例1のように十分ありうるので，日常の注意深い読影が必要である。

以前より肺腺癌では"scar carcinoma"との概念があり，胸膜陥入の原因とされた。また中心部のscarは炭粉沈着と壊死を伴い，3cm以上の肺腺癌では，scar形成がより広範囲であることが知られていた。Scarが前癌病態と考えられていた。1980年に

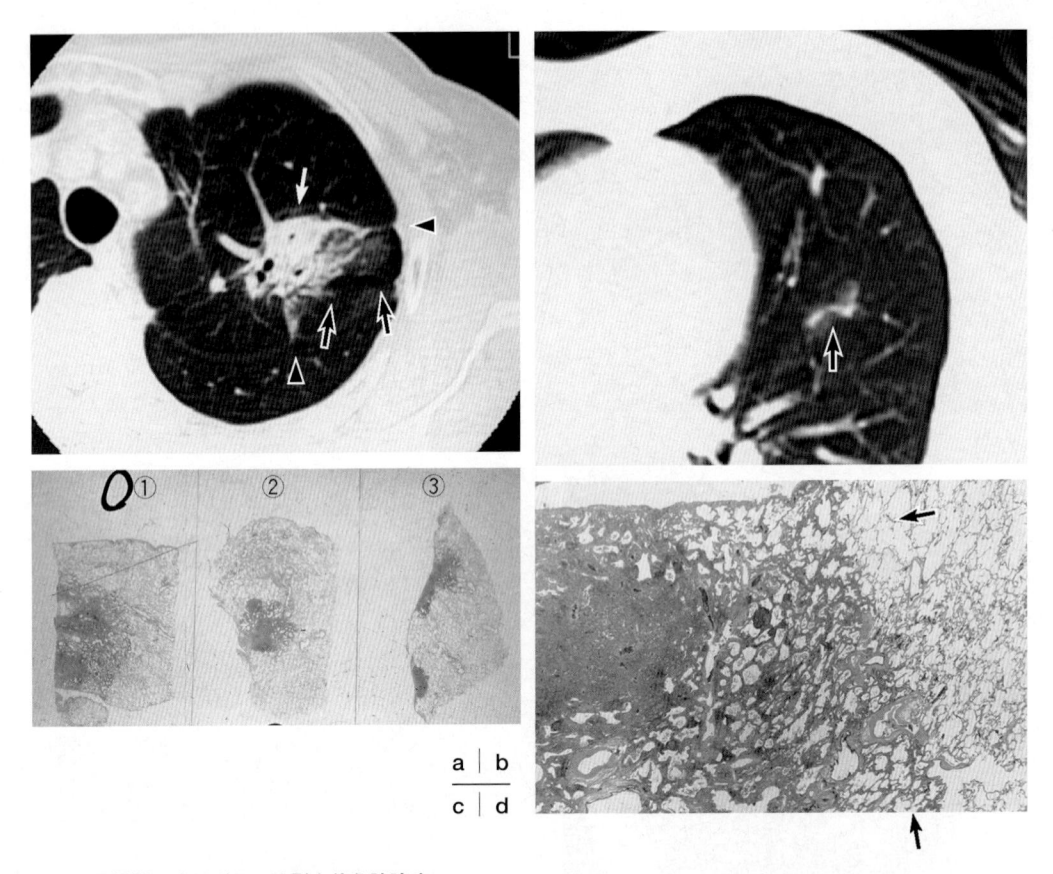

図7 辺縁部にすりガラス陰影を伴う肺腺癌
- **a**：肺腺癌（⇒）自体にも辺縁にすりガラス陰影を伴っている（→）。胸膜陥入像を認める（▶）。
- **b**：多発性の胸膜転移を伴っているが（→），胸膜転移も辺縁にはすりガラス陰影が見られる。
- **c**：肺癌本体（①），胸膜転移巣（②，③）のルーペ像，いずれも中心部は線維化を伴う密な部分を示し，辺縁はBAC様の構造を示している。肺癌自体が線維化を形成している。
- **d**：病理組織像でも，著明な中心部の線維化部分（⇒）と辺縁のBAC様構築がよく分かる（→）。BAC様の部分がCT像ですりガラス陰影部分に一致する。

Shimosato[23]が，その後も多くの研究により，大部分のscarは前癌病変ではなく，乳癌同様腺癌による2次変化であることが示された[24) 25)]。その後の研究により，scarに生じた肺腺癌ではなく，結合織形成性の肺腺癌であることが確認された（**図7**a〜d)[26)]。これらにより肺胞隔壁のみが肥厚，線維化して肺癌構築の骨組みとなっているsclerosing BACにも同様の現象が見られることが容易に評価された。このため，sclerosing BACと同様の組織像を示すAAHが腺癌（BACを含む）の前癌病変として再び脚光を浴び，前癌病変として認識されてきた[14) 15)]。

このような背景のもとで，1995年に野口らは236例の末梢小型肺腺癌（切除径2cm以下）を増殖形態と内部線維化の有無により，6typeに分類した[12)]（**表1**）。typeA，B，CはAAHやBACと同様の肺胞置換性に増殖する腺癌で，typeD，E，Fは非置換

表1 Histologic Typing of Small Adenocarcinoma of the Lung

[文献12) Noguchi M, et al. Small adenocarcinoma of the lung : histologic characteristics and prognosis. Cencer 1995 ; 75 : 2844-52. より引用]

Type	Description
A	Localized bronchioloalveolar carcinoma (LBAC)
B	LBAC with foci of collapse of alveolar structure
C	LBAC with foci of active fibroblastic proliferation
D	Poorly differentiated adenocarcinoma
E	Tubular adenocarcinoma
F	Papillary adenocarcinoma with compressive and destructive growth

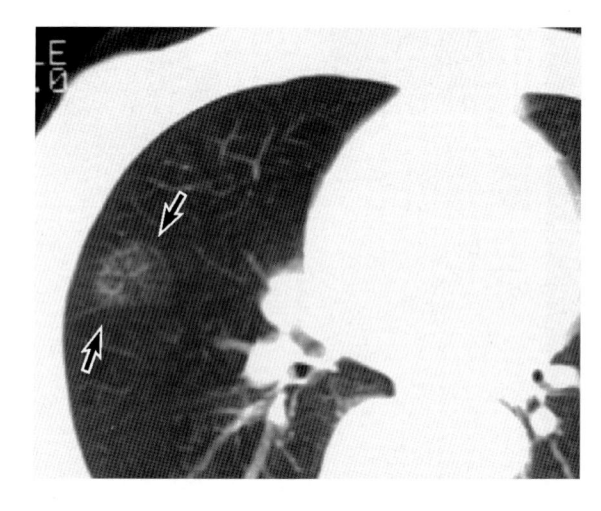

図8 野口typeAの小型肺腺癌
淡いすりガラス陰影を示す20mm大の結節(→)。病理組織学的には野口typeAの小型肺腺癌を示した。

性に増殖する腺癌とした。typeA, B, CはAAHを前癌病変とするLBAC (localized BAC) を基本構造とし, 肺胞虚脱の加わったtypeB, 活動性の線維芽細胞の増生巣を持つtypeC, と進むとも考えられている。特に重要な点はtypeA, Bで5年生存率が100%, typeCで約75%と, typeD (5年生存率約50%) に比較して予後が良好な点である。これらの生物学的分類を加味した野口分類は, 臨床的にも使いやすい分類法として一般的にも用いられている。CT像を用いた画像所見の検討も試みられている。

野口typeAの小型肺腺癌のCT所見はその病理組織像 (LBAC) を反映し, ほぼ均一なすりガラス陰影の結節を示し, 大きさは通常10mm以上となるが (図2a, 図8), 厳密にはAHやAAHとの鑑別には限界がある。

野口typeBのCT所見は, すりガラス陰影主体の結節内に高吸収 (高濃度) 域が見られる (図9a, b)。病理組織像では, 肺胞上皮に置換性に増殖した腺癌細胞が見られ, 腫瘍内に線維化をわずかに伴う肺胞の虚脱がみられる (図9c)。すりガラス陰影の部分と高吸収域との比率でtypeBとtypeCを区別するのは, 厳密には難しいが, typeCでのすりガラス陰影の部分は腫瘍の50%以上のことが多いようである。

野口typeCでは, 腫瘍内の高吸収域の部分が大きくなるとともに, 腫瘍内の線維化巣による気管支・血管影の集束や胸膜陥入像を呈するようになる (図3c, d)。また

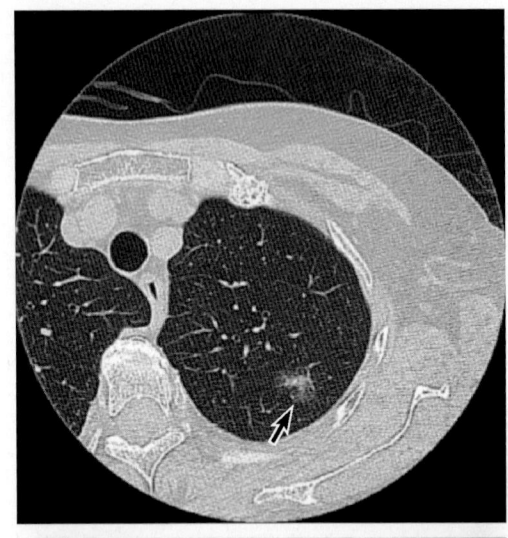

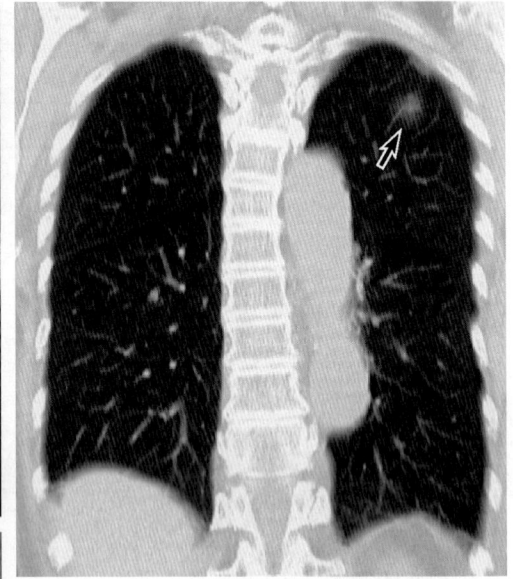

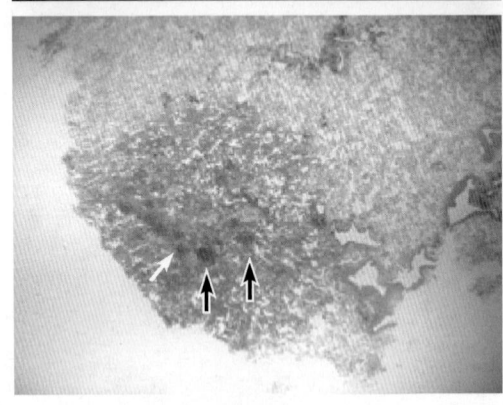

図9 野口typeBの小型肺腺癌
- **a**：左肺尖部のHRCT像では，すりガラス陰影主体の結節が見られるが（→），中心部のCT値はやや高い。
- **b**：MPR画像でも（a）と同様の所見を示す（→）。
- **c**：VATSで得られた組織像では，中心部の肺虚脱部が見られ（⇒），一部小さな線維化巣を伴う（→）。

腫瘍の辺縁も不整になったり，分葉状になる傾向がある。

さらに，すりガラス陰影と高吸収域との関係を調べて，病理組織学的悪性度を比較した検討では，すりガラス陰影内の高吸収（高濃度）領域が50％以下ではリンパ節転移がなかったとの報告もある[27]。しかし，前述したように，線維化のtypeやその活動性もリンパ節転移の有無に大きく影響するとの報告もあり[11]，高吸収域の大きさだけの検討には限界もあり，画像とともに病理組織学的検討を加味した研究が必要である。これらの検討の目標は小型肺腺癌を高い確率で診断可能とし（CT肺癌検診を含む），今後の手術術式の選択に寄与し，積極的な縮小手術の可能な患者の選択を可能とする点であろう。しかしHRCTやCTにも問題があり，必ずしも病理組織像を正確に反映しないこともありうるので，CT機器の性能を含め，その限界を知ってお

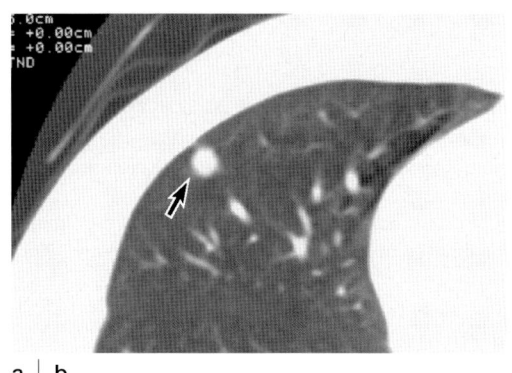

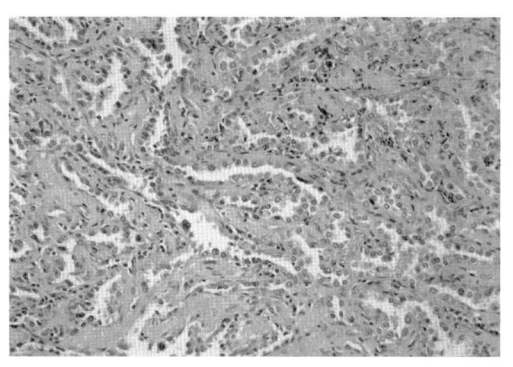

a | b

図10 正常肺にみられ，すりガラス陰影を示さない野口typeAの小型肺腺癌

　　a：5mmスキャンのCT像では，淡くはあるが，すりガラス陰影を示さない10mm大の結節がみられる（→）。胸膜面では線状影を伴っているが，胸膜陥入像ではなかった。

　　b：病理組織像では，肺胞隔壁の肥厚が著しく，肺胞腔はほとんど同定できない。このため，すりガラス陰影より高吸収（高濃度）の結節を示した。虚脱巣や線維化巣はなく，野口typeAの小型肺腺癌と診断された。

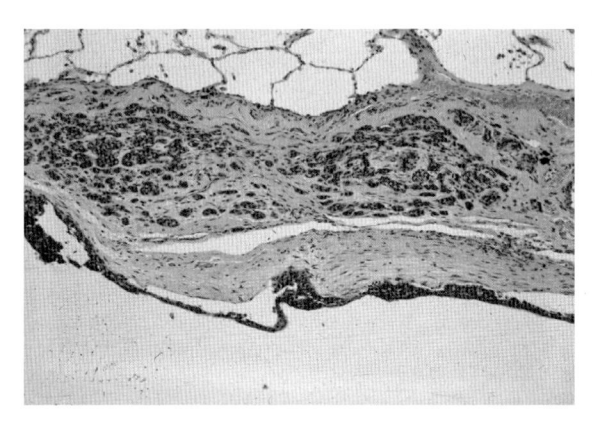

図11 最大径3mm大の低分化型肺腺癌

他の原因で切除された肺組織内に，最大で3mm大の低分化型肺腺癌が見られる。分裂を繰り返しながら，野口typeDの小型肺腺癌へと成長すると考えられる。

くべきであろう。

　図10に示した症例は30歳男性で，別の原因でCTを施行したところ，右中葉に1cm大の小結節が指摘された。5mmスキャンのCT像ではごく軽度の胸膜陥入像は疑われたが，すりガラス陰影は示されなかった（**図10**a）。VATSが施行され，肺胞隔壁の肥厚，線維化が著明な野口typeA腺癌と診断された（**図10**b）。肺胞腔の含気部分が少ないために，すりガラス陰影を示さなかったと考えられる。今後は多くの施設での研究による症例の積み重ねが重要で，de novo発生と考えられている野口typeD，E，Fの研究とともに（**図11**），限局性のすりガラス陰影を示す早期肺腺癌の画像，病理組織像を含む包括的検討が前癌病変や小型肺腺癌の確定的画像診断や治療法選択の基準作りの突破口となりうる。

文 献

1) 蜂屋順一監訳, 櫛橋民生, 酒井文和, ほか訳. 必修胸部の画像診断. 東京: メディカル・サイエンス・インターナショナル, 2001.
2) Fraser RS, et al. Termes for CT of the lung in Fraser and Paré's diagnosis of diseases of the chest. Philadelphia: WB Saunders, 1999.
3) Austin JHM, Müller NL, Friedman PJ, et al. Glossly of terms for CT of the lung: Recommendations of the Nomenclature Committee of the Fleishner Society. Radioligy 1996; 200: 327-31.
4) Webb WR, et al. High-resolution computed tomography findings of lung disease. In: High-resolution CT of the lung, 3rd ed. Philadelphia: Lippincott WW, 2001
5) Engeler CE, et al. Ground-glass opacity of the lung parenchyma: A guide to analysis with high-resolution CT. AJR 1993; 160: 249-51.
6) Leung AN, Miller RR, Müller NL. Parenchymal opacification in chronic infiltrative lung diseases: CT-pathologic correlation. Radiology 1993; 188: 209-14.
7) Travis WD, Colby TV, Corrin B, et al. World Health Organization: Histological typing of lung and pleural tumors: International histological classification of tumors, 3rd ed. Berlin: Springer-Verlag, 1999.
8) Clayton F. Bronchioloalveolar carcinomas. Cell types, patterns of growth, and prognostic correlates. Cancer 1986; 57; 1555-64.
9) Colby TV, Koss MN, Travis WD. Bronchioloalveolar carcinoma in tumors of the lower respiratory tract: Atlas of tumor pathology, fasc 13, ser 3. Washington DC: Armed Forces Institute of pathology, 1995; 203-34.
10) Fraser RS, et al. Pulmonary neoplasms in Fraser and Paré's diagnosis of the chest. Philadelphia: WB Saunders, 1999; 1067-228.
11) Ohori NP, Youseum SA, Griffin J, et al. Comparison of extra cellular matrix antigens in subtypes of bronchioloalveolar carcinoma: An immunohistochemical study. Am J Surg Pathol 1992; 16: 675-86.
12) Noguchi M, et al. Small adenocarcinoma of the lung: Histologic characteristics and prognosis. Cancer 1995; 75: 2844-52.
13) Kodama T, Biyazima S, Watanabe S, et al. Morphometric study of adenocarcinomas and hyperplastic epithelial lesions in the peripheral lung. Am J Clin Pathol 1986; 85: 146-51.
14) Nakayama H, Noguchi M, Tshuchiya R, et al. Clonal growth of atypical adenomatous hyperplasia of the lung: Cytofluorometric analysis of nuclear DNA content. Mod Pathol 1999; 3: 314-20.
15) Nakanishi K. Alveolar epithelial hyperplasia and adenocarcinoma of the lung. Arch Pathol Lab Med 1990; 114: 363-8.
16) Miller RR. Bronchioloalveolar cell adenomas. Am J Surg Pathol 1990; 14: 904-12.
17) Shimosato Y, Noguchi M, Matsuno Y. Adenocarcinoma of the lung: Its development and malignant progression. Lung Cancer 1993; 9: 99-108.
18) Shimosato Y, Kodama T, Kameya T. Morphogenesis of peripheral type adenocarcinoma of the lung. In: Shimosato Y, Melamed MR, Neflesheim P, editors. Morphogenesis of lung cancer. Vol. 1. Cleveland, Ohio: CRC, 1982; 65-89.
19) Miller RR, Neimes B, Evans KG, et al. Glandular neoplasia of the lung: A proposed analogy to colonic tumors. Cancer 1988; 61: 1009-14.
20) Sweng S, Tsuchiya E, Satho T, et al. Multiple atypical adenomatous hyperplasia of type II pneumonocytes and bronchioloalveolar carcinoma. Histopathology 1990; 16: 101-3.
21) Shimosato Y. Pulmonary neoplasms. In: Sternberg SS, editor. Diagnostic surgical pathology Vol. 1. New York: Raven, 1994; 1045-93.
22) Carey FA, Wallace WAH, Fergusson RJ, et al. Alveolar atypical hyperplasia in association with primary pulmonary adenocarcinoma: A clinicopathological study of 10 cases. Thorax 1992; 47: 1041-3.
23) Kushihashi T, Munechika H, Ri K, et al. Bronchioloalveolar adenoma of the lung: CT-pathologic correlation. Radiology 1994; 193: 789-93.
24) Shimosato Y, Suzuki A, Hashimoto T, et al. Prognostic implication of fibrotic focus (scar) in small peripheral lung cancers. Am J Surg Pathol 1980; 4: 365-73.

25) Cagle PT, Cohle SD, Greenberg SD. Natural history of pulmonary scar cancers. Clinical and pathologic implications. Cancer 1985 ; 56 : 2031-5.
26) Kung IT, Lui IO, Loke SL, et al. Pulmonary scar cancer. The pathologic reappraisal. Am J Surg Pathol 1985 ; 9 : 391-400.
27) Aoki T, Tomoda Y, Watanabe H, et al. Peripheral lung adenocarcinoma : correlation of thin-section CT findings with histologic prognostic factors and survival. Radiology 2001 ; 220 : 803-9.

第12章 限局性肺疾患（2）

充実性結節陰影

▶▶ 症 例

症例 1

65歳，女性。検診で胸部異常影を指摘され，精査目的に受診した。胸部単純正面像（図1a），CT像（図1b, c）を示す。喫煙歴はない。考えるべき疾患は何か。

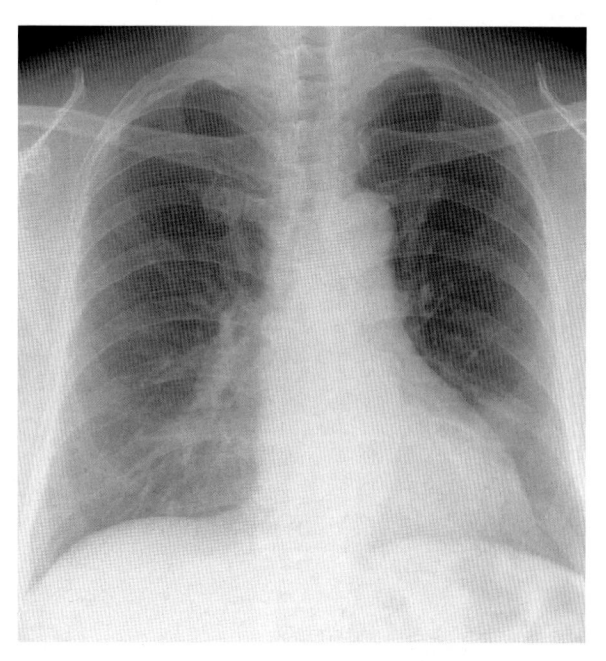

図1 a

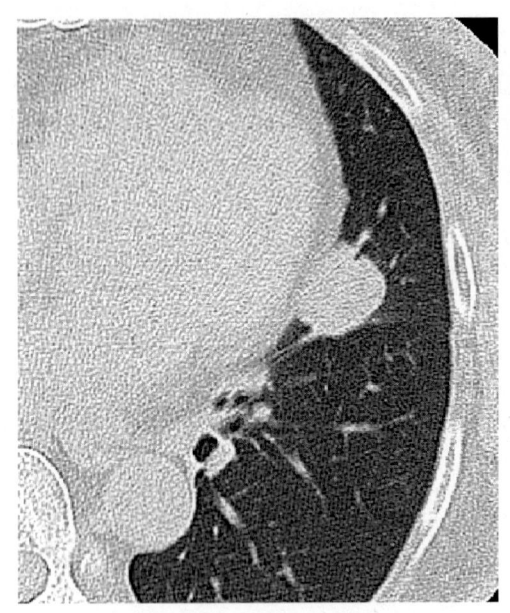

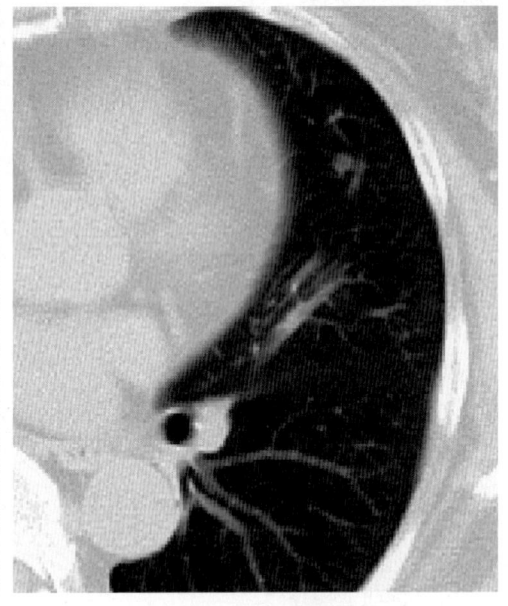

図1 b｜c

症例 2

　50歳，男性。咳嗽・喀痰を主訴に受診した。来院時の胸部単純正面像（図2a），2mmスライス厚の連続CT像（図2b）を示す。考えるべき疾患は何か。

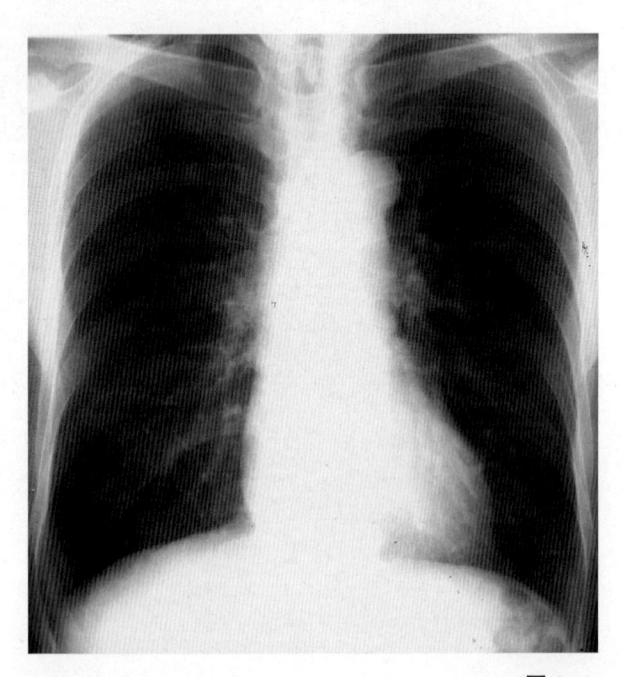

図2 a

図2 b ①|②
─────
③|④

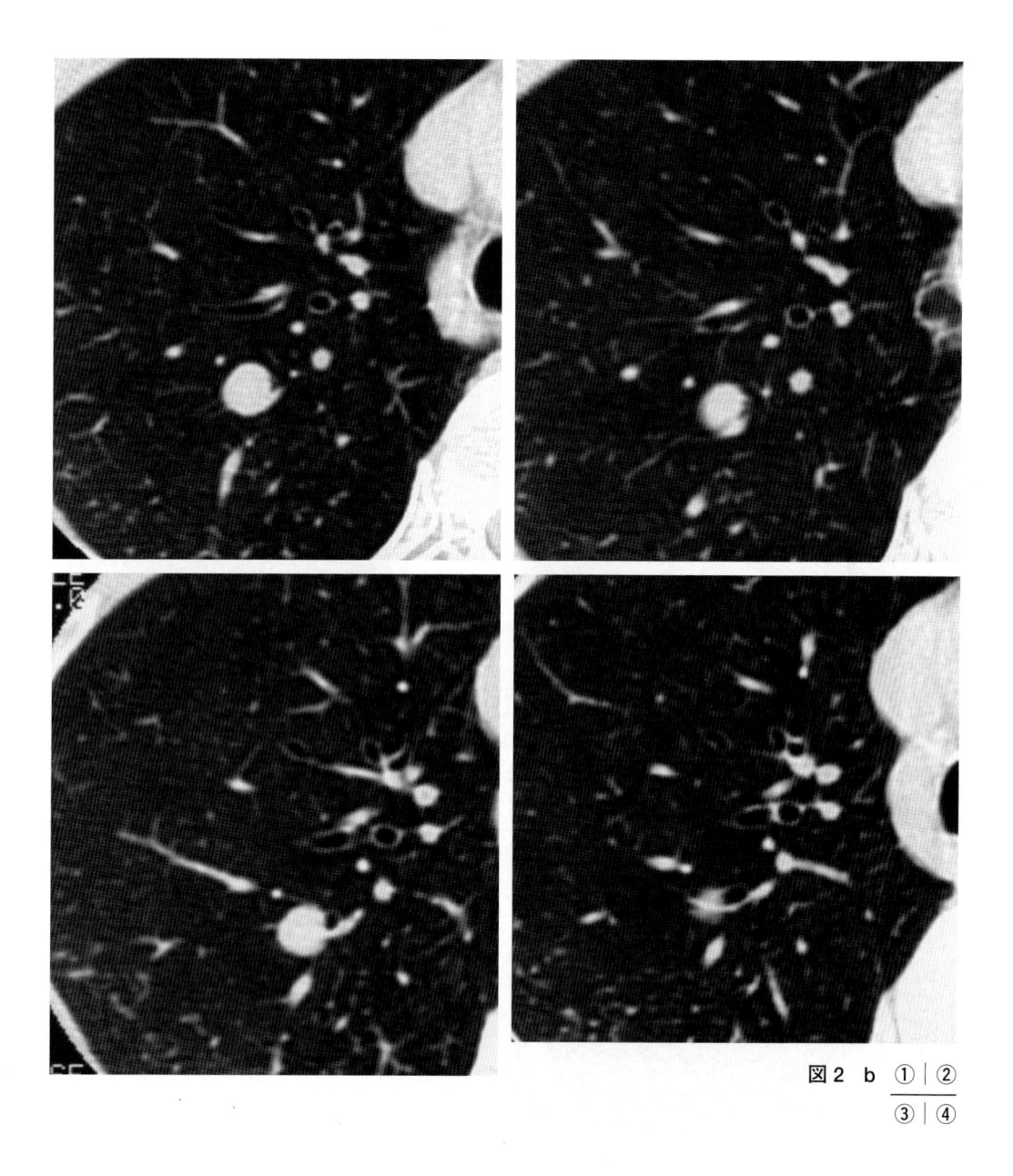

第12章 限局性肺疾患（2） 147

症例 3

35歳・女性。下腿骨骨折の術前検査としての胸部単純正面像（図3a）で異常が指摘された。CT像（図3b, c）を示す。考えるべき疾患は何か。

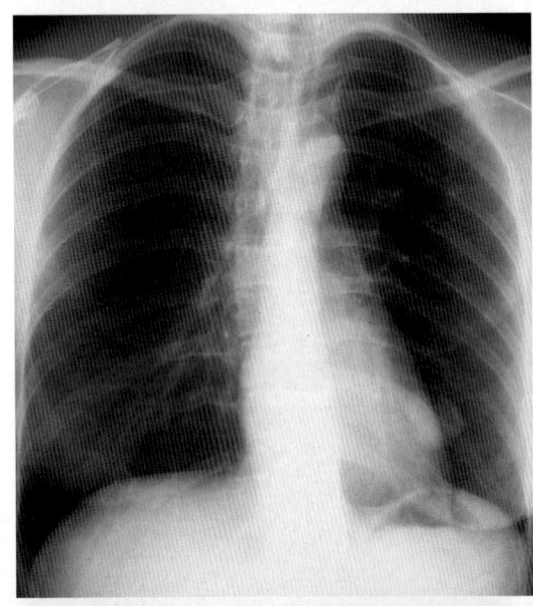

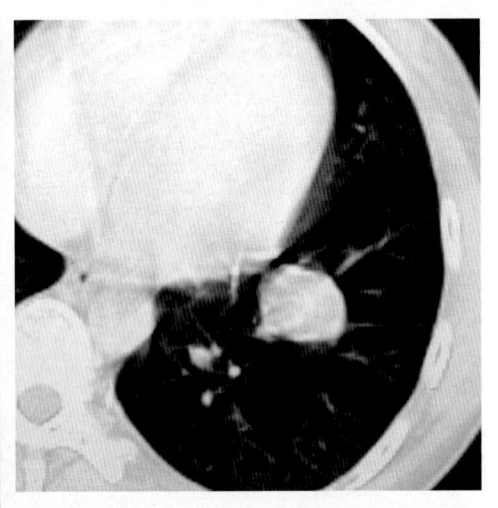

図3 a | b
     c

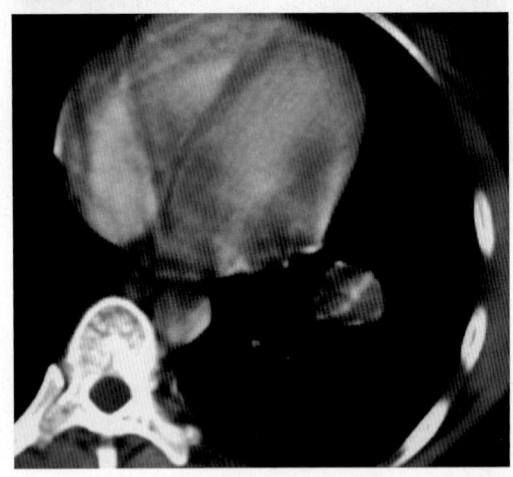

▶▶ 所見の解説と鑑別診断

症例 1

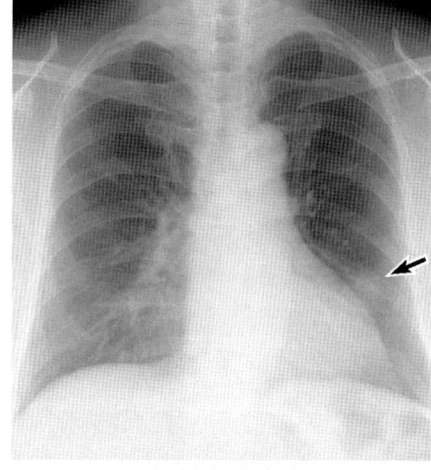

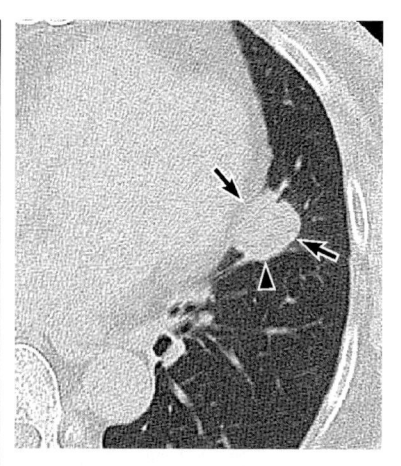

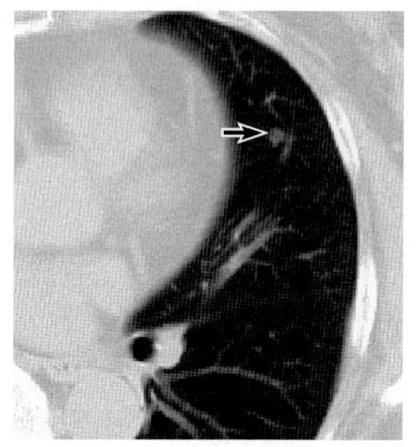

図1 a | b
　　　 c

a：左下肺野に2cmほどの結節が見られる（→）。周囲との境界は比較的明瞭である。
b：左舌区のHRCT像では，境界明瞭な結節が見られ（→），葉間胸膜に広く接するとともに，一部は葉間胸膜を乗り越えており，下葉への浸潤を疑わせる（▶）。辺縁は一部で分葉状である。Satellite lesionはなく，内部の石灰化やair bronchogram様の含気も見られない。
c：1cm頭側のスライスでは，単純写真では同定できなかった数mm大の多角形の結節が肺野に見られる（→）。

　画像上，境界が不整または分葉状で，satellite lesionがなく，内部に良性の石灰化がみられない時は原発性肺癌の可能性が高い。本例ではこの結節の同一肺葉内に数mm大の結節が見られており，原発性肺癌と肺内転移と診断された。またCT像では，下葉への浸潤も疑われた。手術が施行され，病理組織学的には低分化扁平上皮癌と肺内リンパ節であり，腫瘍は葉間胸膜を越えて下葉に浸潤していた。肺内リンパ節の一部にも腫瘍細胞が見られた。

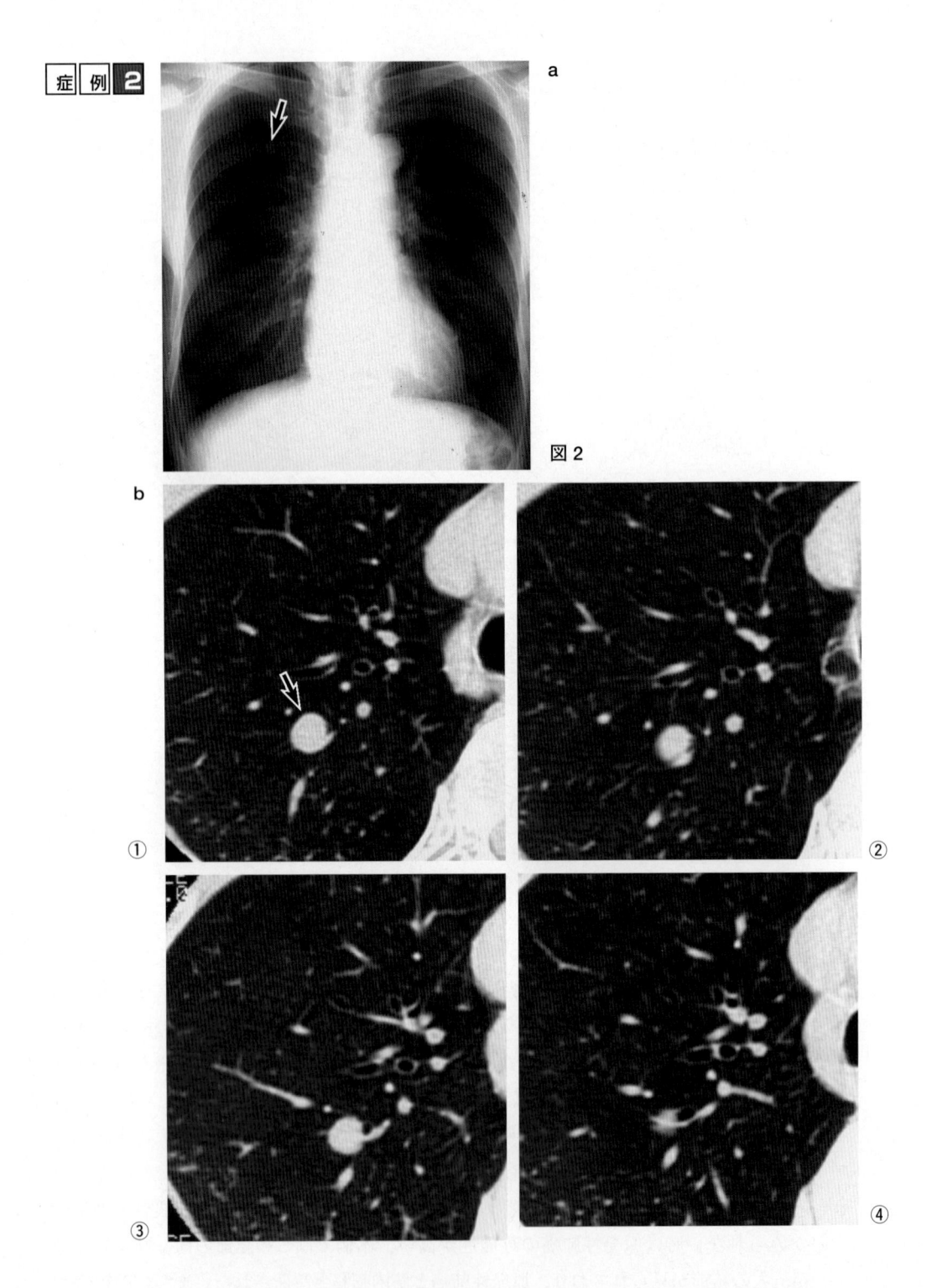

症例 2

図 2

a

b

① ② ③ ④

150

a：胸部単純正面像では，右上肺野に結節を認める（→）。結節の境界は明瞭である。
b：右上葉のHRCT像で，境界明瞭な結節が見られる（→）。辺縁はほぼ平滑でspiculation（小棘形成）はなく，satellite lesionも見られない。内部に石灰化やair bronchogramも見られない。連続するスライスを観察すると結節は気管支の分岐部に接している。

　Satellite lesionが見られないことから，炎症性変化よりも腫瘍性病変が疑われる。辺縁は比較的平滑であるが，内部に良性の石灰化や脂肪は指摘できず，良悪性の鑑別は得られない。気管支分岐部の局在からはカルチノイドも疑われるが確定的ではない。気管支鏡下の生検では診断が得られず，手術が施行され定型的カルチノイド腫瘍と診断された。

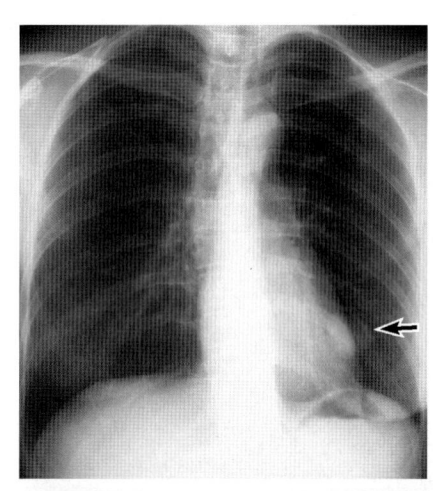

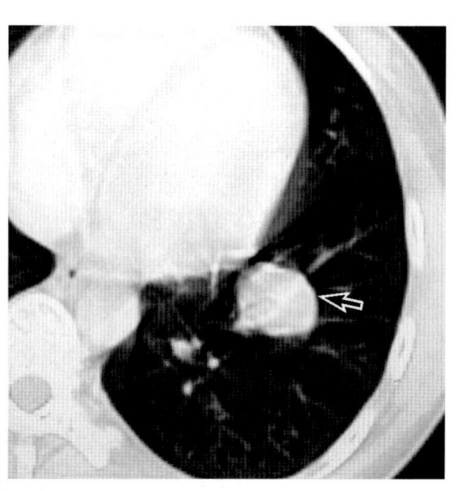

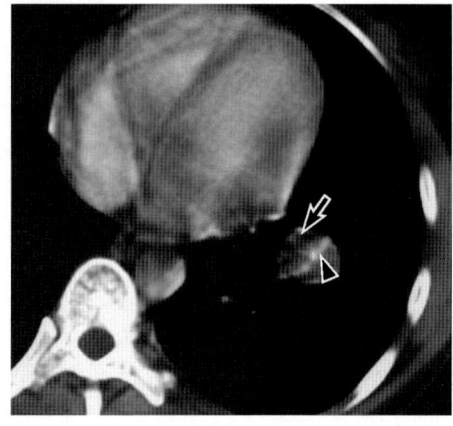

図3 a｜b
　　　c

a：左下肺野に結節がある（→）。境界は明瞭である。
b：肺野条件CT像：結節の境界は明瞭で平滑である（→）。Satellite lesionは見られない。
c：縦隔条件CT像：内部に脂肪濃度（→）と点状石灰化（▶）を認める。
　腫瘍内部に脂肪と石灰化が見られ，過誤腫と診断され，経過観察されていたが，4

年の経過で増大傾向が見られたため，本人の希望もあり手術が施行された。

病理組織学的に，軟骨組織，成熟脂肪，間葉系組織と呼吸上皮からなっており，過誤腫と確定された。

> **ポイント**
> 1. 限局性の結節影を示す疾患
> 2. 限局性結節影の形態・性状・分布による鑑別診断
> 3. 限局性結節影を示す疾患の臨床と画像所見の特徴

▶▶▶ 1. 限局性結節影を示す疾患（表1）

胸部単純像で限局性結節を示すものには，肺癌や過誤腫などの腫瘍のほかにも結核腫やクリプトコッカス症などに代表される肉芽腫，真菌症，肺膿瘍，円型肺炎などの感染性炎症性疾患，慢性リウマチのリウマチ結節やWegener肉芽腫などの非感染性炎症性疾患，動静脈奇形や肺分画症などの血管性疾患など多種多様である。リウマチ結節は皮膚にできる結節と病理学的に同一のものである。サルコイドーシスでも非乾酪肉芽腫の集簇による結節を生じる。気管支低形成では低形成気管支の末梢に生じる粘液栓や気道分泌液の貯留が結節として見られる。少量の葉間胸水や胸膜肥厚でも結節として見られることがある。胸部単純像では乳頭や黒子が結節影として精査の対象になり得る。また，衣服のボタンやおさげ髪なども結節影として写るので撮影時には注意が必要である。

表1 胸部単純正面像で肺結節影として描出される主な病変

腫瘍	良性	過誤腫 炎症性偽腫瘍
	悪性	肺癌 カルチノイド 悪性リンパ腫 転移
感染	肉芽腫	結核 クリプトコッカス
	真菌 膿瘍 円型肺炎 寄生虫	アスペルギルス
炎症	膠原病	リウマチ結節 Wegener肉芽腫
	その他	サルコイドーシス
血管		動静脈奇型 肺梗塞 静脈瘤 肺分画症
気道	先天性	気管支原性嚢胞 気管支低形成
	炎症	粘液瘤 感染性ブラ
その他	胸郭内	葉間胸水 胸膜肥厚
	胸郭外	乳頭 ボタン おさげ髪

表2 肺結節における良悪性判別の画像上のポイント

	良　性	悪　性
辺　縁	整	棘状・分葉状
石灰化	層状・中心性・ポップコーン様	まれ（偏心性・点状）
Satellite lesion	炎症性結節でみられる	まれ
体積倍加時間	30日以下・490日以上	30〜490日
脂　肪	過誤腫に診断的	なし
CT像での造影効果	＜15HU	＞15HU

▶▶▶ 2．限局性結節影の形態，性状，分布による鑑別診断

　画像での結節の良悪性の鑑別は別項目で詳しく述べられているが，辺縁形態，石灰化の有無とその性状，satellite lesion，体積倍加時間，脂肪の有無，造影増強程度，bubble-like lucencyとよばれる病変内の小さな気腔などで判断する。表2に良悪性鑑別の大まかなポイントを示すが[2]，良悪性間で重複もあり臨床的に判別困難な症例もしばしば経験する。以下に石灰化，空洞，体積倍加時間，分布による結節の鑑別を記す。

　石灰化：石灰化の有無とその性状は結節の良悪性鑑別に最も有用な所見の一つである。層状・中心性の石灰化は良性石灰化とよばれ，結核やヒストプラズマの既感染による肉芽腫でよく見られる。ポップコーン様石灰化は過誤腫に特徴的である。点状，偏心性の石灰化は肺癌でもみられることがあり，注意を要する。肺癌の石灰化は淡く，小さいため胸部単純像で認識されることは少なく，CT像でよく示される。薄層CT像では肺癌の5〜10％に石灰化が見られる[3][4]。転移性肺腫瘍でも石灰化を伴うことがあり，骨肉腫，軟骨肉腫，滑膜肉腫が原発巣として多い。ほかには粘液産生大腸癌，乳癌，甲状腺癌，卵巣癌などで見られる。肉腫からの転移では軟骨様の無定形石灰化としてCT像で見られ，診断的である。

　空　洞：肺癌の5〜15％に空洞を生じ，そのほとんどは3cm以上の肺癌である。良性病変では膿瘍，結核，真菌症，Wegener肉芽腫症，肺梗塞などが代表的である。5mm以下の薄壁空洞は約90％が良性である。まれに薄壁空洞性の肺癌が見られる。15mm以上の厚い壁は85〜95％が悪性である[5][6]。肺癌では腫瘍細胞と壊死の程度がさまざまに混在しているため，不整な壁を有することが多い[7]。リウマチ結節の空洞壁は整で，関節炎の軽快とともに壁は薄くなり消失することもある。

　体積倍加時間：腫瘍を球形として仮定した所見であるため，2方向での各径が25％以上になる時間である。悪性腫瘍では30〜490日，30日以下および490日以上は良性腫瘍のことが多い[7]。腺癌は比較的緩徐に増大し，未分化癌は増大が早い傾向にある。例外として，悪性腫瘍でも内部出血を起こせば体積倍加時間30日以内の急速増大を示すことがある。体積倍加時間2年以上の肺癌がまれに見られるが，このような肺癌は予後がよい。

分　布：肺癌は上葉にやや多く見られ，若年者でその傾向が強い[8)9)]。肺線維症に合併する肺癌は下葉の胸膜下に発生することが多い。大腸癌，腎癌，骨肉腫などでは孤立性肺転移を来しやすく，豊富な肺血流と重力の影響で下葉末梢に多い。リンパ流のクリアランスが不良な上肺にはサルコイドーシスなどの肉芽腫性疾患，塵肺症，結核腫などが優位に分布する[10)]。肺内リンパ節は第4次気管支より末梢のリンパ節が刺激物質により過形成が起こるため，胸膜下に見られる。肺クリプトコッカス症では経気道的に吸入されたcryptococcus neoformasが胸膜直下に肉芽腫を形成するため，胸膜下に分布する[11)]。肺梗塞は胸膜面を底辺とする楔状結節となることが多い。気管支分岐部ではKulchitsky細胞が豊富なため，カルチノイド腫瘍の局在部位となる。リウマチ結節は胸膜下に生じ，形態や分布は肺転移に似るが，関節炎の病勢により皮膚結節と同様に増大減少を繰り返す。肺分画症は下葉肺底区に多いが，肺葉外分画症は90％が左肺にみられる。

▶▶▶ 3．限局性結節影を示す代表的疾患の画像所見の特徴

1）結核腫

本邦の良性肺結節として最も頻度が高い。良性石灰化や散布巣，および所属リンパ節の石灰化が見られれば診断は比較的容易である。しかし特徴的所見を欠き，緩徐な増大を示す例では肺癌と鑑別困難なことがある。詳細は別項目で述べられている。

2）原発性肺癌

腺癌の画像所見については前章（pp.129〜pp.143）に詳しく述べられている。

末梢型扁平上皮癌は病理形態により，充実増殖型，中心瘢痕型，びまん性間質増殖型に分けられる。充実増殖型は癌細胞が肺胞腔を圧排するように浸潤するため，周囲構造の圧排が見られる。中心瘢痕型は線維化のため胸膜陥入や周囲構造の収束を伴い，

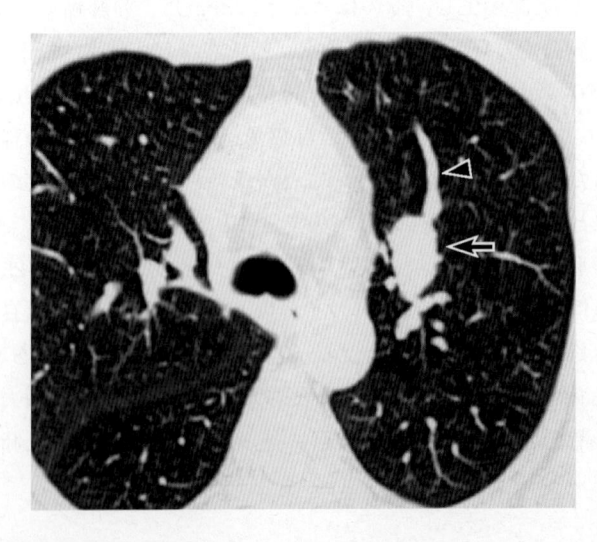

図4　75歳，女性
肺扁平上皮癌（→）と末梢の粘液栓（▶）。

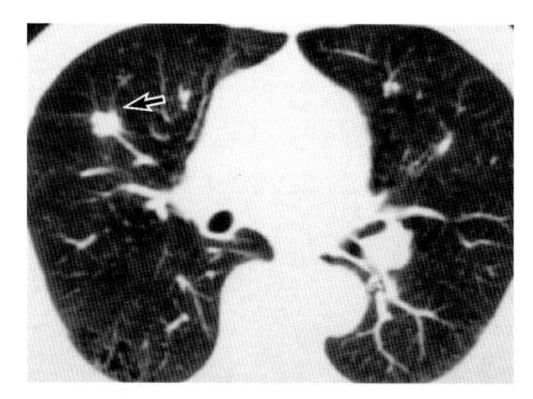

図5 77歳男性,肺小細胞癌
境界明瞭で周囲に小棘が見られる(→)。satellite lesionはない。

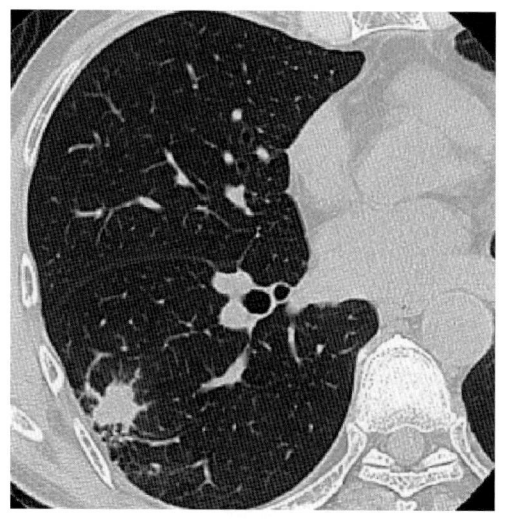

図6 60歳男性,肺大細胞癌
境界明瞭で分葉状の結節。周囲には小棘が見られる。

画像上,低分化腺癌に類似する。壊死傾向の強い腫瘍は気管支と交通し空洞を形成する。造影CT像では充実部位と壊死部位の区別が容易になる。肺門部扁平上皮癌は大きな気管支から発生し,気管内と肺実質に浸潤する。気管内浸潤の2次変化として無気肺,閉塞肺炎,粘液栓をしばしば生じる(図4)。

小細胞癌は区域気管支などの太い気管支に発生し,気管支壁に沿って浸潤性に発育する。通常は多発性リンパ節と一塊となり,縦隔や肺門部の大きな腫瘤を示すが,約5%では肺野末梢の結節を示す[12]。圧排性発育を呈し,辺縁は明瞭で軽度分葉状となることが多い(図5)。線維化や壊死はほとんど見られない。

大細胞癌の病理組織診断は難しい。発見時には大きな腫瘍で内部壊死が見られることが多いが,時に小さな結節として発見される。結節を示す大細胞癌は周囲構造を圧排するため,CT像上辺縁は整となるが,腺癌や扁平上皮癌と類似の所見を呈することもある[13](図6)。

3) カルチノイド腫瘍

神経内分泌細胞由来の腫瘍で,気管支粘膜腺のKulchitsky細胞に由来する。緩徐な発育で気管支内腔に向かい発育することが多い。病理組織学的にはtypical carcinoidとatypical carcinoidに二分されるが,肺小細胞癌もそのスペクトラムに入る。5年生存率はtypical carcinoidが90%以上,atypical carcinoidは40〜60%である。末梢ではatypical carcinoidの発生率が高い[14]。

胸部単純像では,辺縁明瞭な円型または卵円型病変として見られることが多い[15]。単純写真で認識できる石灰化はまれで[14][15],空洞はなく,リンパ節腫大の頻度も低い(約10%)[15]。CT像では,境界明瞭で,分葉状形態を呈することもある[14][16]。気

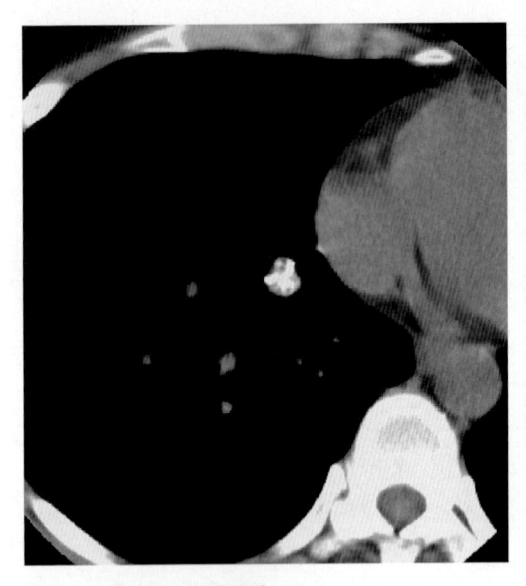

図7 40歳女性, 肺過誤腫
結節内部にポップコーン様石灰化を認め, 過誤腫に診断的である。点状の脂肪濃度もみられる。

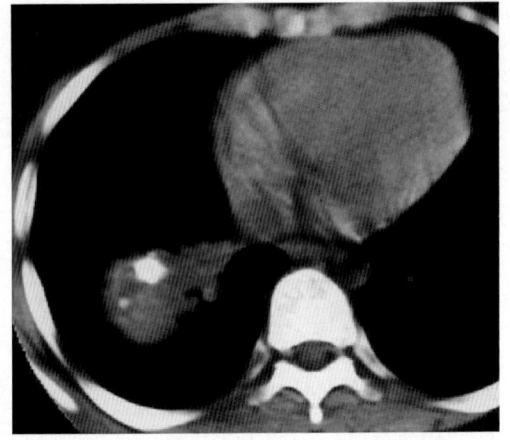

図8 12歳男児, 炎症性偽腫瘍 (形質細胞肉芽腫)
右下葉に石灰化を伴う結節がみられる。結節の中枢側では気管支に沿った索状影がある。手術が施行され病理組織学的に形質細胞肉芽腫と気管支に沿った炎症細胞浸潤と診断された。

管支分岐部にはKulchitsky細胞が豊富なため, 典型的には気管支分岐部に位置する。CT像では淡く微細な石灰化やびまん性石灰化を認める (組織学的には約30％で石灰化や骨化が見られる)。造影CT像では, 均一な強い造影効果を呈することが特徴である[14]。

4) 過誤腫

気管支周囲の間葉系細胞由来の良性腫瘍と考えられており, 組織学的背景からmesenchymomaとも呼ばれる[17]。軟骨成分に富んでおり, その他に結合織や脂肪, 骨, 平滑筋などが見られる。軟骨は腫瘍の中心部にあることが多い。30歳以後に偶然発見されることが多い。4cm以下の大きさであることが多く, 平均は2cm程度である[18]。まれに多発する。

胸部単純像では, 境界明瞭な孤立性結節として見られる。胸部単純像で石灰化がみられる頻度は約15～30％である[18)19]。ポップコーン様石灰化が見られれば典型的であるが, その頻度は低い。空洞を認めることは極めてまれである。緩徐に増大し, 体積倍加時間は2年以上である[19]。CT像では辺縁整な結節として見られ, 内部に脂肪や石灰化が見られる。薄層CT像では50％以上の症例で脂肪が検出でき, 30％に石灰化が見られる[20]。脂肪とポップコーン様石灰化が見られれば診断は容易であるが (図7), 脂肪や石灰化が見られない症例もあり, 肺癌など他の腫瘍との鑑別が困難なこともある。MRIでは内部隔壁が描出される。中心部の軟骨組織は造影効果が弱く, 間葉系線維性結合織はよく造影される[21]。

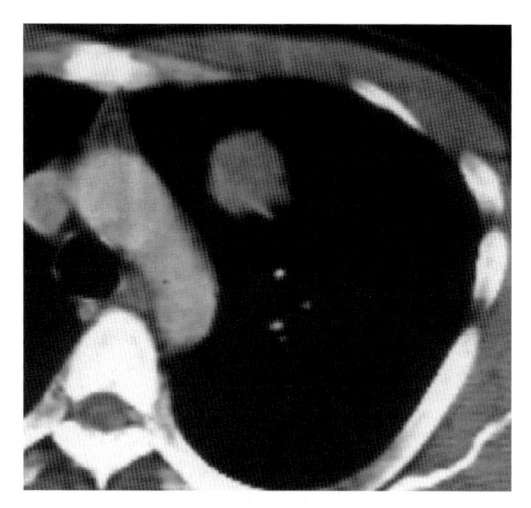

図9 34歳男性，炎症性偽腫瘍
左上葉に辺縁整で内部均一な結節が見られる。石灰化はない。

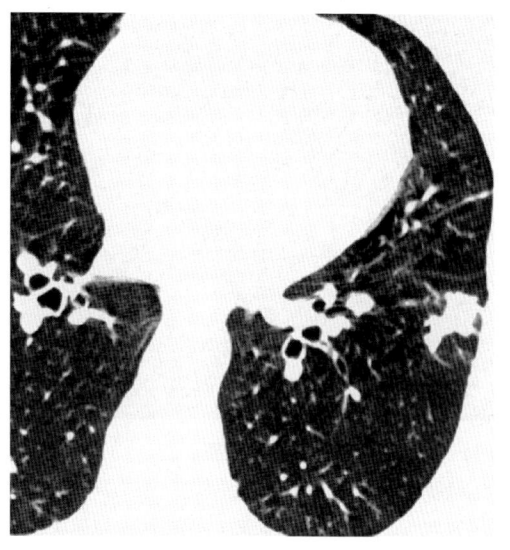

図10 72歳女性，器質化肺炎
胸膜陥入や小棘形成が見られる。辺縁は陥凹しているが，肺癌と鑑別困難である。1カ月後のCT像で縮小していた。

5）炎症性偽腫瘍（形質細胞肉芽腫）

成熟した形質細胞を主体とし，炎症性細胞浸潤を伴う肉芽腫である。好発年齢は20～30歳代で，18歳以下も40％に見られる。辺縁明瞭な孤立性腫瘍として下葉に好発して見られる。CT像では多発例が5％に認められる[22)23)]。内部性状は均一なものから不均一なものまでさまざまである（図8,9）。軽度の造影効果であることが多い。石灰化の頻度は低いが小児例では多い[22)]。胸水やリンパ節腫大は伴わない。

6）器質化肺炎

器質化肺炎は，急性肺炎治癒の遷延により炎症細胞の吸収が遅延するもの，もしくは吸収されないものとされている[24)]。高齢，COPD，薬剤などが誘因となる。CT像では，辺縁不整で境界明瞭な結節または腫瘍として見られ，胸膜陥入像やair bronchogramを伴うことも多い[25)]（図10）。肺癌と類似の所見を示し，一度の画像検査のみで器質化肺炎と診断することは困難で，診断には生検や4週間以上の経過観察が必要になる。

7）硬化性血管腫

肺硬化性血管腫は，血管増生と硬化，肺胞内に見られる増生した血管よりなる乳突状突起，器質化出血巣，脂肪やヘモジデリンを含む組織球の浸潤など，多彩な組織を呈する。中年女性の肺野末梢に孤立性結節として見られることが多い[26)]。圧排性発育をするため，画像では境界明瞭で辺縁整な結節または腫瘍として見られる（図11）。

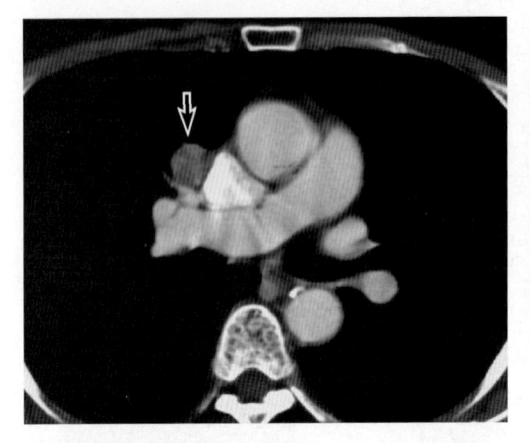

図11　61歳女性，硬化性血管腫
境界明瞭で辺縁整な結節が縦隔に接し見られる（→）。小棘はない。内部は均一濃度で，造影効果は軽度である。

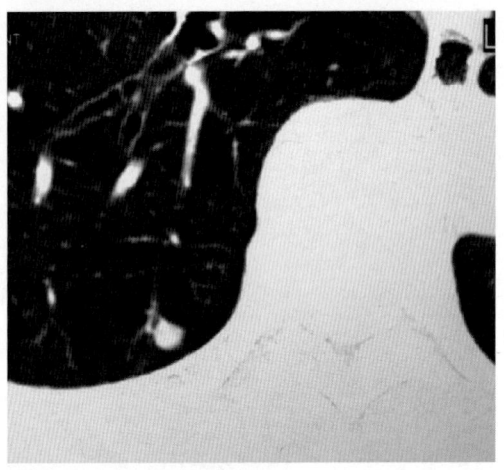

図12　71歳男性，肺内リンパ節
胸膜下に多角形の結節を認める。VATSが施行され肺内リンパ節と診断された。

肺癌のような小棘や胸膜陥入は通常見られない。比較的均一に造影されることが多いが，腫瘍内部性状の多彩性から造影効果の程度は血管腫様部分の多寡で異なる[27]。内部出血が顕著であると急速に増大する。

8）肺内リンパ節

近年の高性能のCTの普及により，肺野末梢の肺内リンパ節が日常的に同定される。喫煙者で見つかることが多く，組織学的には炭粉沈着が高頻度にみられ，たばこや粉じんなどによるリンパ組織の過形成が起こると考えられている[28]。多角形の結節として下葉の胸膜下20mm以内に見られることが多い（**図12**）。結節より連続する線状影が高率にみられ，scar，肥厚したリンパ組織，小葉間隔壁肥厚，小葉内既存構造の顕在化と報告されている[28]～[30]。まれに数カ月の間隔で増大する。

▶▶ 文　献

1) Tuddenham WI. Glossary of terms for thoracic radiology : Recommendations of the Nomenclature Committee of the Fleischner Society. AJR 1984 ; 43 : 509-17.
2) Muller NL, Fraser RS, Colman N, et al. Radiologic diagnosis of diseases of the chest. WB Saunders, 2001 : 214.
3) Siegelman SS, Khouer NF, Leo FP, et al. Solitary pulmonary nodules : CT assessment. Radiology 1986 ; 160 : 307-12.
4) Mahoney MC, Shipley RT, Cororan HL, et al. CT demonstration of calcification in carcinoma of the lung. AJR 1990 ; 154 : 255-8.
5) Woodring JH, Fried AM. Significant of wall thickness in solitary cavities of the lung : A follow-up study. AJR 1983 ; 140 : 473-4.
6) Woodring JH, Fried AM, Chuang VP. Solitary cavities of the lung : Diagnostic implications of

cavity wall thickness. AJR 1980 ; 135 : 1269-71.
7) Fraser RS, Muller NL, Colman N, et al. Diagnosis of diseases of the chest, 4th ed. WB Saunders, 1999 : 1069-228.
8) Byers TE, Vena JE, Rzepka TF. Prediction of lung cancer for the upper lobes : An epidemiologic injury. J Natl Cancer Inst 1984 ; 72 : 1271-5.
9) Swensen SJ, Silverstein MD, Ilstrup DM, et al. The probability of malignancy in solitary pulmonary nodules : Application to small radiologically indertaminate nodules. Arch Intern Med 1997 ; 157 : 849-55.
10) Gurney JW, Shroeder BA. Upper lobe lung disease : Physiologic correlates. Radiology 1988 ; 167 : 359-66.
11) 北井里実, 氏田万寿夫, 戸崎光宏, ほか. 肺クリプトコッカス症のCT所見の検討. 臨放 2003 ; 46 : 173-9.
12) Kriesman H, et al. Small cell lung cancer presenting as a solitary pulmonary nodule. Chest 1992 ; 61 : 1002.
13) 櫛橋民生, 宗近宏次. 肺癌の病理組織診断と画像所見. 画像診断 1996 ; 16 : 379-90.
14) Rosado ML, Abbott GF, Kirejczyk WM, et al. Thoracic carcinoids : Radiologic-pathologic correlation. Radiographics 1999 ; 19 : 707-36.
15) Nessi R, Ricci PB, Ricci SB, et al. Bronchial carcinoid tumors : Radiologic observations in 49 cases. J Thorac Imaging 1991 ; 6 : 47-53.
16) Magid D, Siegelman SS, Eggleston JC, et al. Pulmonary carcinoid tumors : CT assessment. J Comput Assist Tomogr 1989 ; 13 : 244-7.
17) Bosch JM, Wagenaar SS, Corrin B, et al. Mesenchymoma of the lung (so-called hamartoma) : a review of 154 parenchymal and endobronchial cases. Thorax 1987 ; 42 : 790-3.
18) Colby TV, Koss MN, Travis WD. Atlas of tumor pathology : Tumor of the lower respiratory tract, fasc 13, ser3. Washington DC : Armed Forces Institute of Pathology 1995 ; 319-26.
19) Koutras P, Urschel HC, Paulson DL. Hamartoma of the lung. J Thor Cardiovasc Surg 1971 ; 61 : 768-7.
20) Siegelman SS, Khouri NF, Scott WW, et al. Pulmonary hamartoma : CT findings. Radiology 1986 ; 160 : 313-7.
21) Sakai F, Sone S, Kiyono K, et al. MR of pulmonary hamartoma : Pathologic correlation. J Thorac Imaging 1994 ; 9 : 51-5.
22) Geoffrey A, Rosado ML, Kirejcjz WM, et al. Pulmonary inflammatory pseudotumor : Radiologic features. Radiology 1998 ; 206 : 511-8.
23) 櫛橋民生, 宗近宏次, 佐藤秀一, ほか. 肺のInflammatory psuedotumor（Plasma cell granuloma）のCT所見. 日医放会誌 1994 ; 54 : 13-9.
24) Cordier JF. Organising pneumonia. Thorax 2000 ; 55 : 318-28.
25) Kohno N, Ikezoe J, Johkoh T, et al. Focal organizing pneumonia : CT appearance. Radiology 1993 ; 189 : 119-23.
26) Mojan DS, Hayashi T, Linnoila RI, et al. A clinicopathologid study of 100 cases of pulmonary sclerosing hemangioma with immunohistochemical studies. Am J Surg Pathol 2000 ; 24 : 906-16.
27) 鈴木理恵, 山田耕三, 斎藤春洋, ほか. 肺硬化性血管腫のthin-section CT画像所見. 臨放 2003 ; 48 : 105-13.
28) 兵頭 剛, 河野良寛, 芝本健太郎, ほか. 肺内リンパ節のHRCT所見. 臨放 2002 ; 47 : 135-9.
29) Kradin RL, Spirn PW, Mark EJ. Intrapulmonary lymph nodes. Clinical radiologic and pathologic features. Chest 1985 ; 87 : 662-7.
30) Awai K, Nishioka Y, Tachiyama J. Intrapulmonary lymph nodes ; findings on high-resolution CT scans. AJR 1993 ; 161 : 208-9.

第13章 限局性肺疾患（3）

結節の良悪性の鑑別

▶▶ 症　例

症例 1

　65歳，女性。軽度の発熱，咳嗽で受診した。初診時の胸部単純正面像（図1a），CT像（図1b，c）を示す。考えるべき疾患は何か。

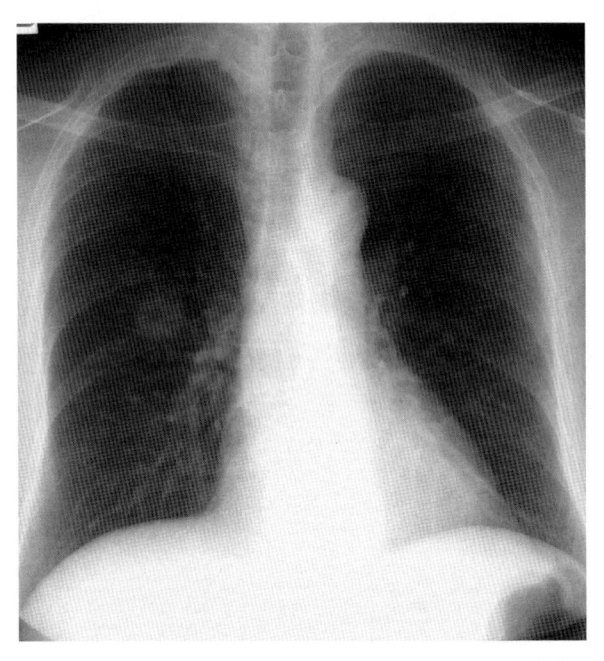

図1　a

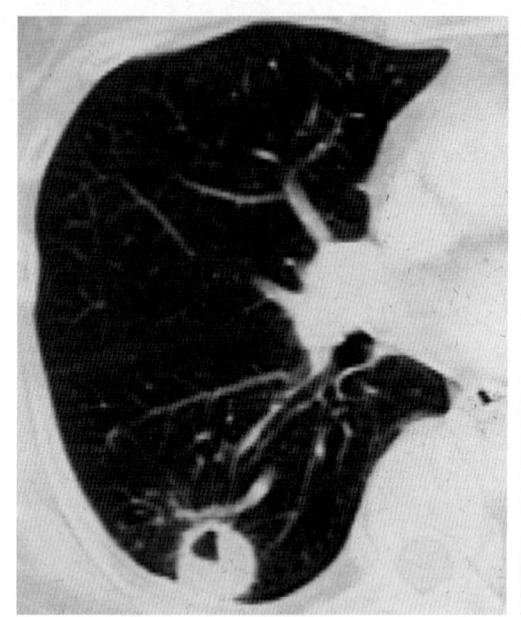

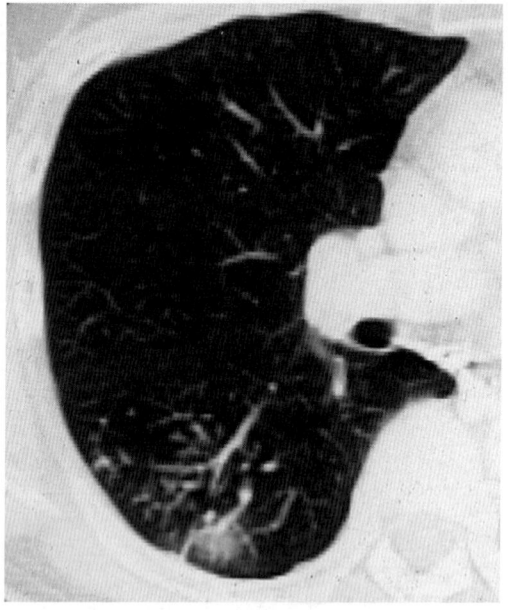

図1 b｜c

症例 2

68歳，男性。咳嗽を主訴に受診した。胸部単純正面像（図2a），病変部の拡大（図2b），HRCT像（図2c, d）を示す。考えるべき疾患は何か。

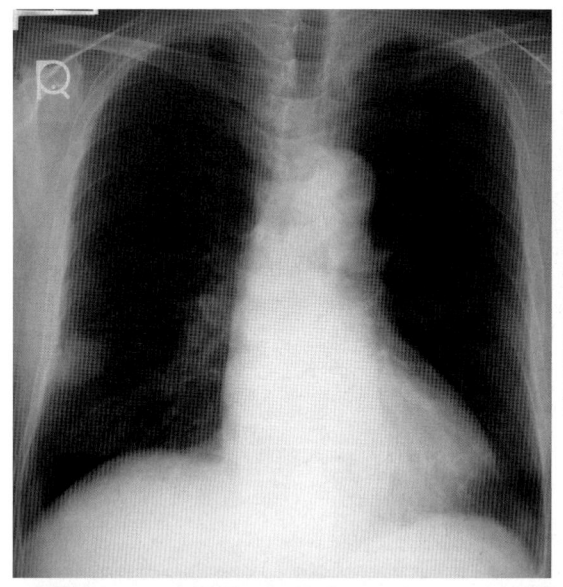

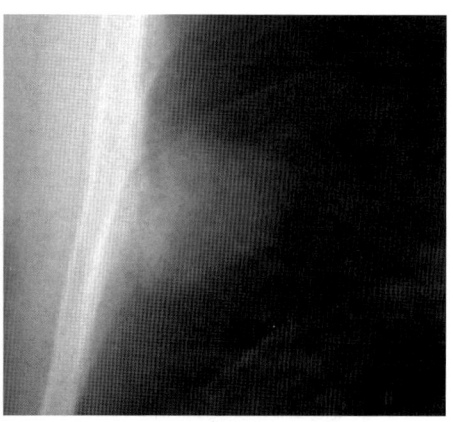

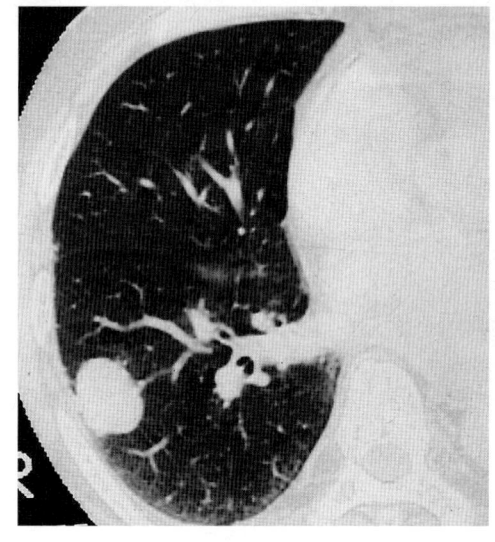

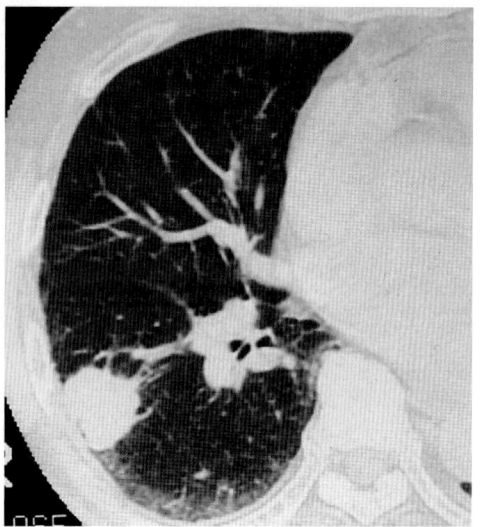

図2 a｜b
　　 c｜d

症例 3

71歳，男性。発熱を主訴に受診した。胸部単純正面像（図3a），HRCT像（図3b, c）を示す。考えるべき疾患は何か。

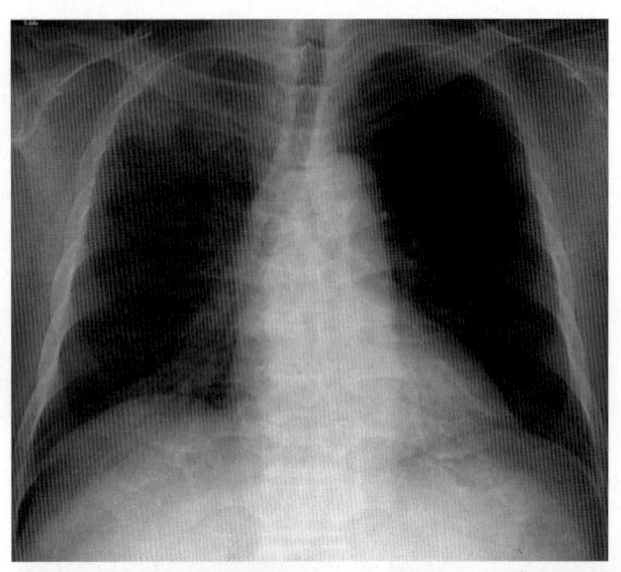

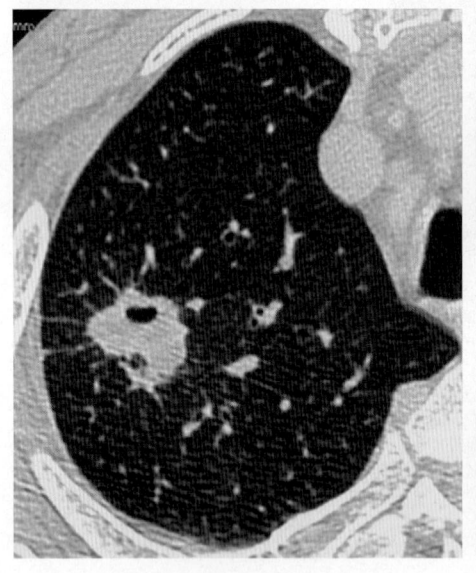

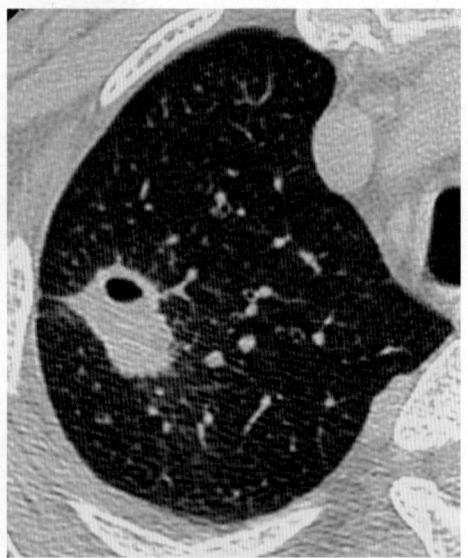

図3 a / b | c

▶▶ 所見の解説と鑑別診断

症例 1

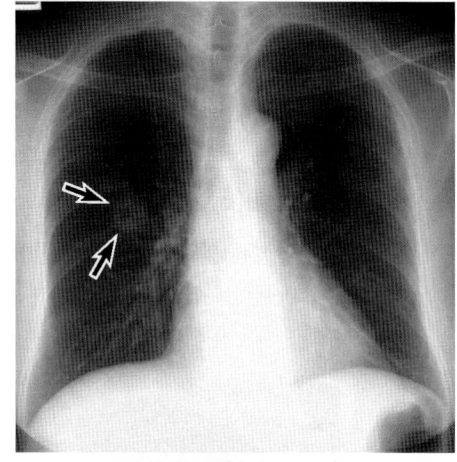

図1 a / b | c

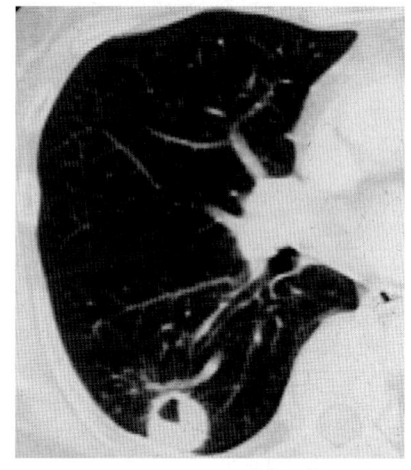

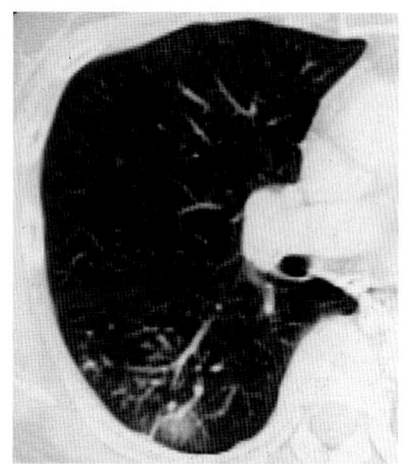

a：右中肺野に2cmほどの結節が見られ（→），内部に空洞を認める。
b：CT像で，右下葉S^6に2cm大の結節が見られ，内部に空洞がある。空洞壁は比較的平滑である。
c：結節周囲および結節の上方のスライスにおいて，結節周囲に粒状影が多数分布している。いわゆる衛星病巣（satellite lesion）である。

　結節周囲に衛星病巣が見られることから，気道感染性の炎症性変化が疑われる。空洞も伴っており，肺結核の可能性が高い。空洞性病変の鑑別では，肺癌，膿瘍，真菌症，Wegener肉芽腫，肺梗塞などがあげられるが，衛星病巣と病変分布からは結核が最も疑われる。
　生検が施行され，肺結核と診断された。

図2 a | b
　　 c | d
　　 e |

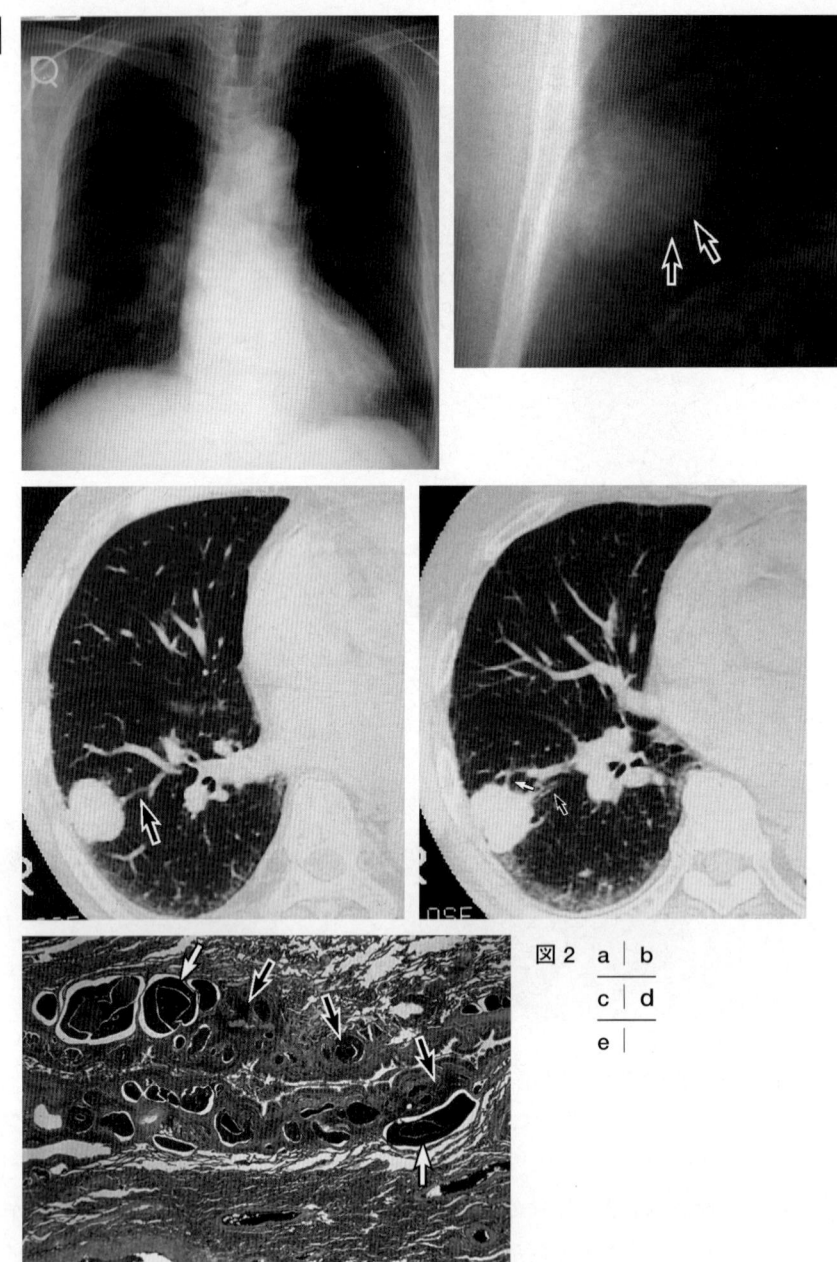

a： 胸部単純正面像で右下肺野外側に結節を認める。
b： 病変部の拡大写真では，結節周囲に小棘形成を認める（→）。
d, e： CT像では，右下葉胸膜下に径2cm大の結節が見られる。結節の境界は明瞭で，辺縁は軽度分葉状である。結節から肺門方向へ向かい気管支血管束に連続する線状影が見られる（→）。肥厚した気管支血管束も見られる（⇨）。
e： HE染色。気管支血管周囲（→）やリンパ管（⇨）に腫瘍細胞を認め，リンパ管は拡張している。

右下葉結節は境界明瞭で，衛星病巣がないことから，腫瘍性病変の可能性が高い。分葉状形態であり，不規則方向に発育する腫瘍で，悪性腫瘍が強く疑われる。肺門方向へ向かう線状影や気管支血管束の肥厚は腫瘍の局所リンパ管浸潤や線維化が疑われる。

手術が施行され，病理組織学的に肺腺癌と診断された。HRCT像で見られた肺門へ向かう線状影は腫瘍の局所リンパ管進展とそれに伴う線維組織増加によるリンパ腔の拡大であり（図2e），気管支血管束の肥厚は腫瘍のリンパ管進展がさらに拡大したものであった。

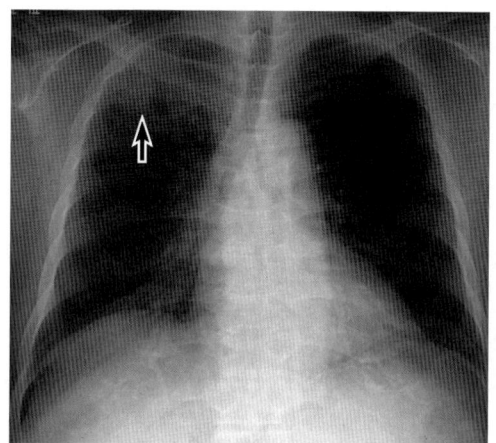

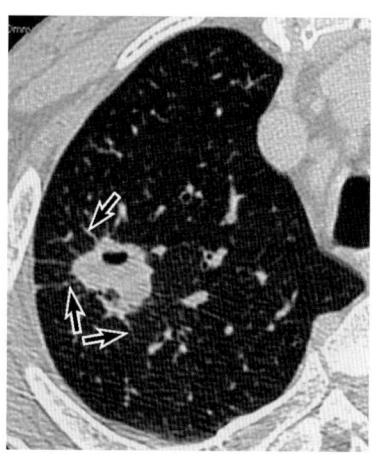

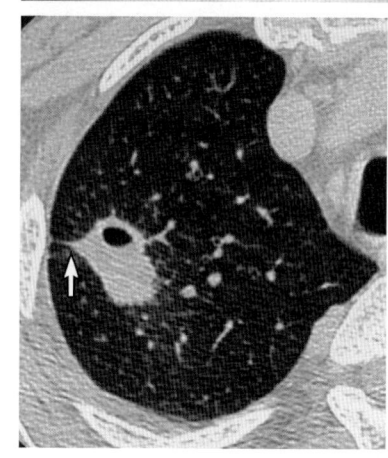

図3 a | b
      c

a： 胸部単純正面像で右上肺野に結節影を認める（→）。内部に空洞が見られる。
b，c： HRCT像では，結節周囲に小棘形成が見られ（→），胸膜陥入像も見られる（⇨）。結節の境界は比較的明瞭であるが，形態は不整である。内部に空洞を認めるが，内壁は平滑である。衛星病巣は見られない。

形態が不整で小棘形成や胸膜陥入像が見られることからは，線維化を伴いながら発育する病変が考えられ，肺癌や器質化肺炎が鑑別にあげられるが，肺癌の空洞では内壁が不整に見られることが多い。空洞を有し，右上葉に見られることからは肺結核も

鑑別にあげられるが，衛星病巣がない．種々の検査で確定診断が得られなかったため手術が施行され，病理組織学的に炎症性腫瘤（器質化肺炎）と診断された．

> **ポイント**
> 1．肺結節の良悪性鑑別のポイント
> 2．結節周囲の変化
> 3．結核腫の画像所見

▶▶▶ 1．肺結節の良悪性鑑別のポイント

前章と一部重複するが，臨床的に重要であるので以下に良悪性鑑別のポイントを項目ごとに記載する．

（1）辺縁形態：良性結節の多くは辺縁整で境界明瞭であるが，悪性でも整な辺縁を示し得る．分葉状形態は不均等発育が原因で，悪性腫瘍を示唆するが，良性結節の約25％も分葉状である[2]．

（2）大きさ：良性肺結節の約80％は2cm以下であるが，悪性結節の約15％は1cm以下，約40％が2cm以下である[3]．3cmを超えると悪性の可能性が高い．

（3）石灰化：良悪性鑑別に最も重要であり，そのパターンによる分類は信頼性が高い．層状・中心性・びまん性の石灰化は良性石灰（**表1**）化とよばれ，本邦では結核による肉芽腫で見られることが多い（**図4**）．結節に見られた時は良性と診断可能である[4]．ポップコーン様石灰化も過誤腫に見られる特徴的な良性石灰化である．点状，偏心性の石灰化や淡い石灰化は肺癌でも見られることがある（**図5**）．CT像では肺癌の5〜10％に石灰化を認めるが，5cm以上の大きな肺癌に多い[5][6]．カルチノイド腫瘍の約30％は，淡く微細な石灰化を示す[3]．骨肉腫，軟骨肉腫，粘液産生大腸癌，乳

表1　肺結節における良悪性鑑別のポイント

	良性	悪性
辺縁	整	棘状・分葉状
石灰化	層状・中心性・ポップコーン様	まれ（偏心性・点状）
Satellite lesion	炎症性結節で見られる	まれ
体積倍加時間	30日以下・490日以上	30〜490日
脂肪	過誤腫に診断的	なし
CT像での造影効果	＜15HU	＞25HU
空洞	薄壁，平滑	厚く，不整
微小気腔	まれ	腺癌
小棘	見られることがある	よく見られる
分布	特になし（結核は上葉）	上葉にやや多い（転移を除く）

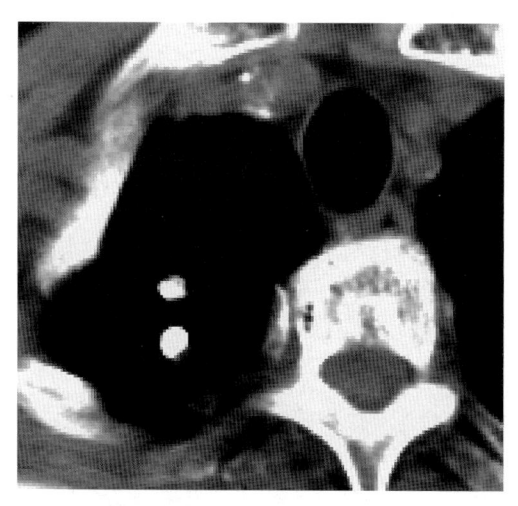

図4 陳旧性肺結核
右上葉に強い石灰化結節が2カ所ある。

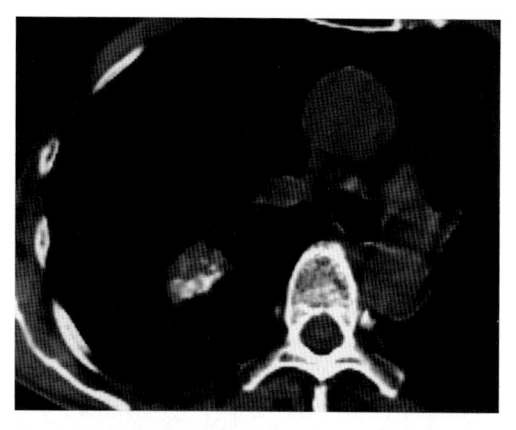

図5 石灰化を有する肺癌
腫瘍の辺縁に淡い点状石灰化が集簇している。

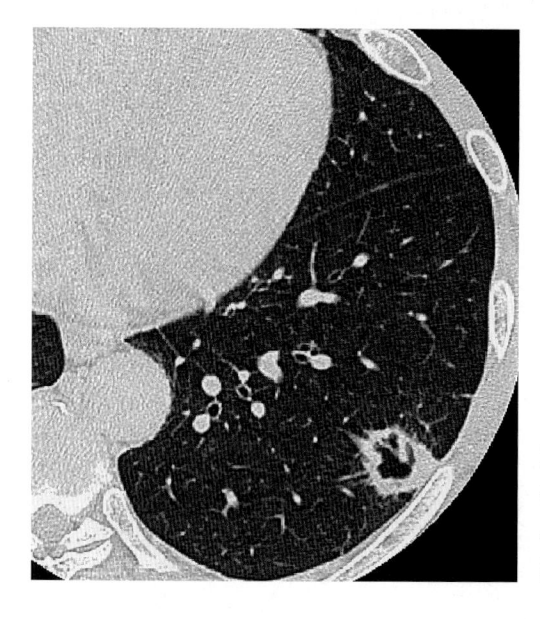

図6 空洞を有する肺腺癌
空洞内壁は凹凸不整で,厚みも一様でない。周囲には小棘形成が見られる。肺結核による空洞（図1b）とは異なっている。

癌,甲状腺癌,卵巣癌などからの転移でも石灰化を呈することがある。

(4) 脂肪：CT値が－40HUから－120HUの脂肪成分は過誤腫に特徴的であり,良性石灰化とともに良性病変と診断できる信頼性の高い所見である[3) 7)]。－10HUから－40HU程度の小さな低吸収はbeam-hardeningとよばれる画像アーチファクトや腫瘍壊死などでも生じ,悪性腫瘍を否定できず注意がいる[5)]。

(5) 空洞：肺癌の5〜15％に空洞を生じるが,大きさ3cm以上の肺癌がほとんどである。良性病変では膿瘍,結核,真菌症,Wegener肉芽腫症,肺梗塞などが代表的である。厚さ5mm以下の薄壁空洞は約90％が良性,15mm以上の厚い壁では85〜95％が悪性である[8) 9)]。肺癌では腫瘍細胞と壊死の程度がさまざまに混在している

第13章 限局性肺疾患 (3) 169

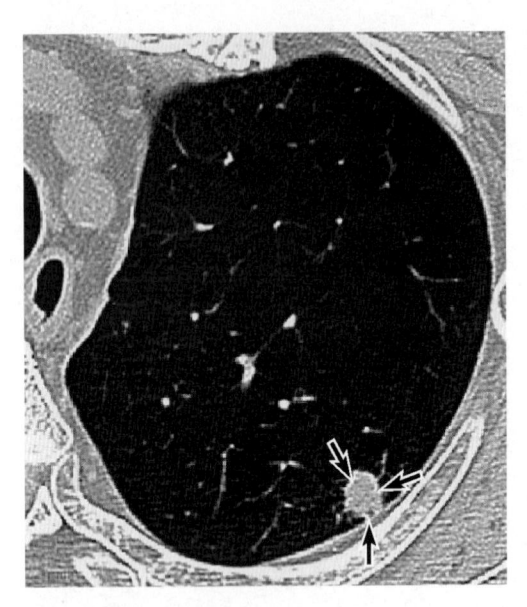

図7　肺腺癌
内部にbubble-like lucencyやpseudocavitationとよばれる微小な気腔が見られる（→）。

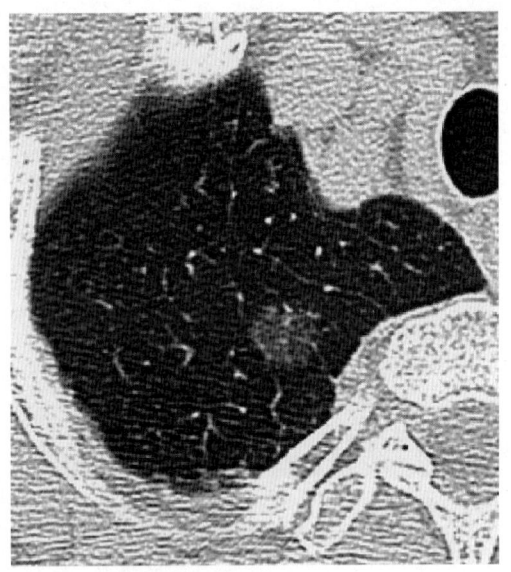

図8　肺腺癌（野口A型）

ため，不整な壁を有することが多い[4]（図6）。

　(6) 病変内の微小気腔：病変内に見られる局所的な点状の含気で，通常は5mm径以下のものを指し[4]，bubble-like lucencyやpseudocavitationとよばれる（図7）。病変内を貫通している気道や乳頭状腫瘍内の拡張した気腔であることが多い。肺癌全体の約30％，細気管支肺胞上皮癌では約60％に見られる[2]。良性病変では炎症性偽腫瘍，器質化肺炎，肺梗塞，サルコイドーシスなどで報告されているが[2,4]，良性病変に見られる頻度は5％以下である。

　(7) 体積倍加時間：悪性腫瘍では30〜490日，良性では30日以下および490日以上のことが多い[4,10]。内部出血を起こした悪性腫瘍や，骨肉腫や絨毛癌からの転移では急速増大を示すことがある。体積倍加時間2年以上の肺癌がまれに見られるが，このような肺癌は予後がよい。肺腺癌が成長する過程で生じる中心瘢痕は収束を来すこともあり，画像上は縮少して見えるため，評価には注意が必要である。

　(8) 造影効果：血管増生の豊かな悪性腫瘍ほど造影効果が高いが，活動性肉芽，過誤腫，器質化肺炎，硬化性血管腫などで強い造影効果を示すことがある。肺結節のCTでの造影効果の報告では閾値15HU[11]と20HU[12]の研究で，悪性腫瘍はそれぞれで，感度（98％，100％），特異度（58％，76.9％），正診率（77％，92.6％）であった。

　(9) すりガラス陰影を示す結節[13]：肺腺癌や前癌状態としての腺腫様過形成（adenomatous hyperplasia：AH），異型腺腫様過形成（atypical adenomatous hyperplasia：AAH），器質化肺炎や限局性線維化巣，急性または亜急性炎症などの良性病変で見られる。炎症性病変では衛星病巣が見られたり，他肺野にも病変が存在すること

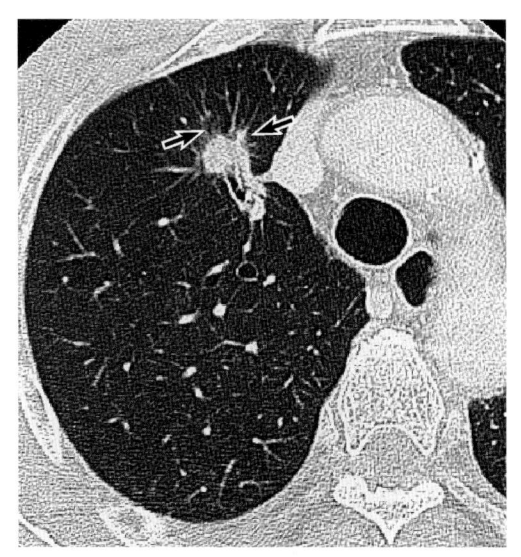

図9 肺腺癌
周囲に小棘形成 (spiculation) を認める (→)。

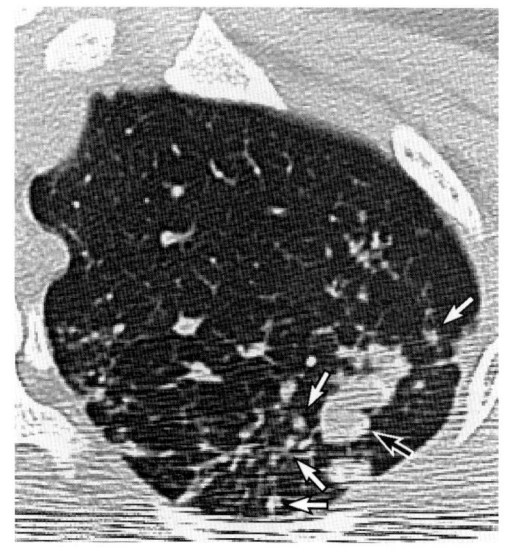

図10 肺結核
左S1＋2に2cm大の主病相があり (→)，周囲に衛星病巣 (⇨) が広がっている。

などが多く，腺癌との鑑別点になりうるが，腺癌やAH，AAHの多発例も報告されているので注意深い読影と経過観察が必要になる[14]。**図8**に手術で肺腺癌 (野口A型) と診断されたHRCT像を示す。結節はほぼ均一な淡いすりガラス陰影であり，肺胞虚脱や線維芽細胞の増生を伴わずに癌細胞が肺胞置換性に増殖する病理組織像をよく反映している。

▶▶▶ 2．結節周囲の変化

(1) 小棘形成 (spiculation)：結節周囲に見られる棘状の線状影をいい，通常その長さは1.25cm以下である[15] (**図9**)。原発性肺癌の60％から90％に見られ，陽性的中率は約90％と悪性を強く示唆する所見であるが，結核腫，炎症性偽腫瘍，器質化肺炎，リポイド肺炎などの良性病変でも認められる[2)4)7)16)]。組織学的には炎症性反応や線維化によることが多いが，肺癌では癌細胞の周囲への直接進展やリンパ管に沿った腫瘍進展のこともある[2)4)]。静脈血栓や胸膜の折れ込みなども原因となる[2)]。

腫瘍から肺門方向に向かう線状・索状影や肺門側方向の気管支血管束の肥厚は，線維化や炎症細胞浸潤で見られるほかにも肺癌の高度な局所リンパ管進展でも生じる所見である[15] (**図2c，e**)。肺癌周囲の肥厚した気管支血管束周囲に見られる多発粒状影もリンパ管進展を反映している[15] (**図2d**)。

(2) 衛星病巣 (satellite lesion)：主病変周囲に分布する微小結節を指す。随伴病巣 (胸部疾患学用語集)，撒布巣ともいう。気道感染によることが多く，特に結核腫の周囲にはよく見られる (**図1，10**)。衛星病巣は良性病変を強く示唆する所見であるが，

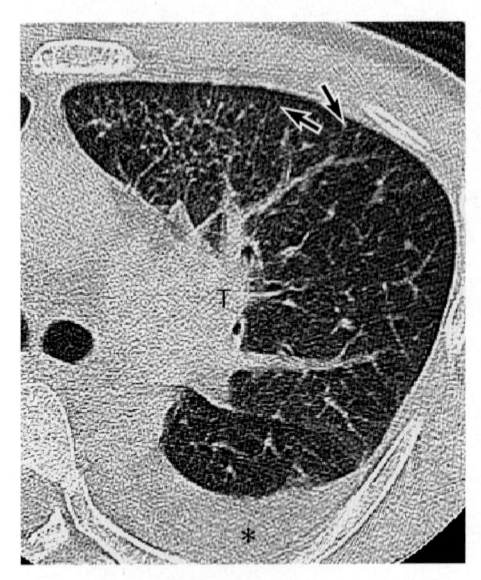

図11 肺癌および癌性リンパ管症
左上葉中枢に腫瘍があり（T），末梢肺野では小葉間隔壁の肥厚が見られる（→）。胸水が貯溜している（*）。

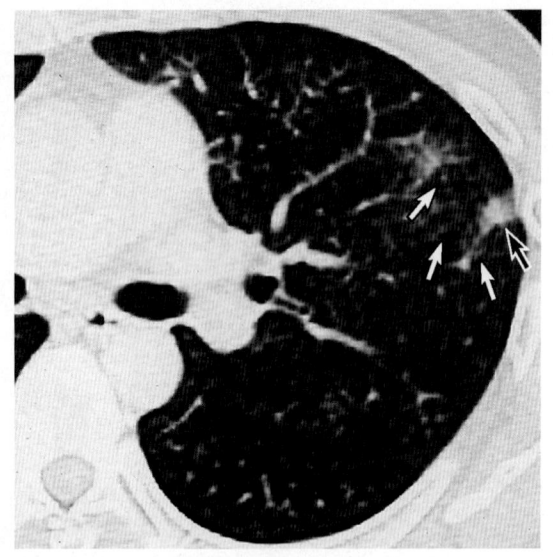

図12 低悪性度悪性リンパ腫
胸膜下に小結節が見られる（→）。気管血管束に沿った微小粒状影（⇨），気管支血管束の軽度の肥厚もみられる。

肺癌でも約1％に認められ，肺内転移や局所癌性リンパ管症を示す。びまん性肺胞上皮癌では経気道転移により衛星病巣が形成される。

　(3) 広義間質の変化：広義間質の中にはリンパ管が豊富に存在しているため，病変形成や進展に重要な役割を果たす[17]。病変がリンパ路に沿って広がると，気管支血管束の肥厚，小葉間隔壁の肥厚，胸膜下結節などとして描出され，HRCT像で分かりやすい。広義間質を冒す代表的疾患で日常遭遇するものには，癌性リンパ管症（図11）とサルコイドーシスがある。悪性リンパ腫（図12），リンパ性間質肺炎，塵肺症，肺水腫などでも見られる。

　癌性リンパ管症における小葉間隔壁肥厚は隔壁内や気管支周囲のリンパ管に浸潤した腫瘍細胞と，結合織間質浸潤に伴う反応性の線維組織増殖の両者による。癌細胞がリンパ流を閉塞するため，浮腫，うっ血，炎症などの付随所見を認めることが一つの特徴であり，サルコイドーシスとの鑑別点になる[10]。

　肺サルコイドーシスでは，非乾酪性肉芽腫が肺のリンパ路と周囲の間質に生じ，上肺野優位に分布する。サルコイド肉芽腫が癒合するとalveolar sarcoidosisまたはpseudoalveolar sarcoidosisとよばれる径10mm以上の大きな結節や濃厚な斑状陰影を呈する。大きな結節のみで，気管支血管束の不規則な腫大や胸膜下小結節に乏しいと，CT像では肺癌との鑑別が問題になる（図13）。

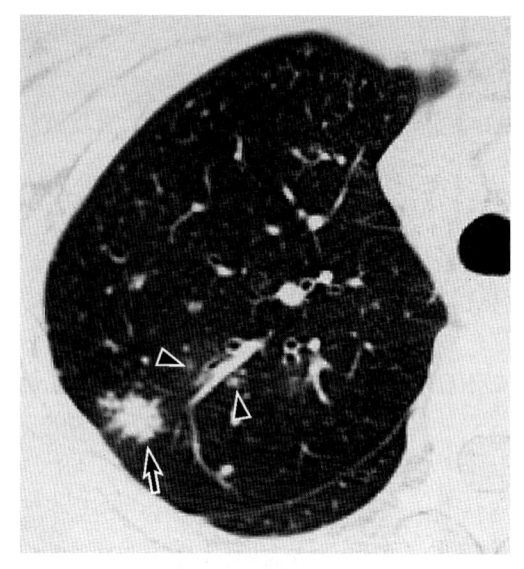

図13 Alveolar sarcoidosis
(a) 右上葉S^2に結節（→）が見られるが，肺癌と鑑別困難である。S^2気管支血管束周囲に微小結節を認め（▶），淡いすりガラス影も見られる。TBLBが行われ，サルコイドーシスと診断された。

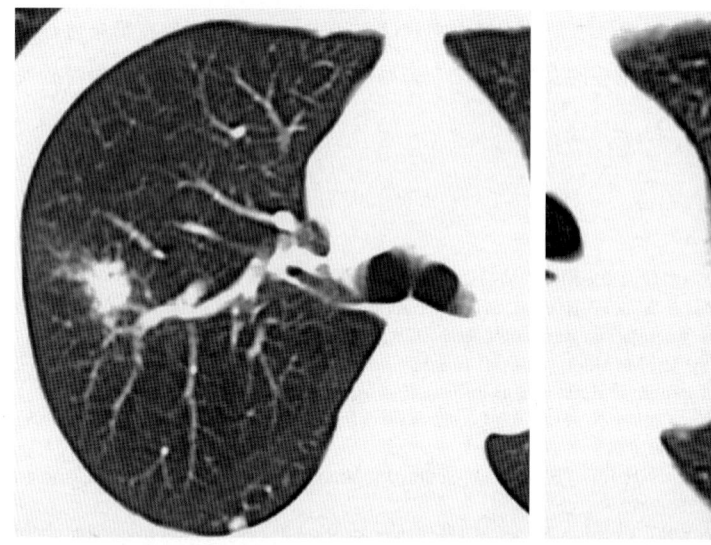

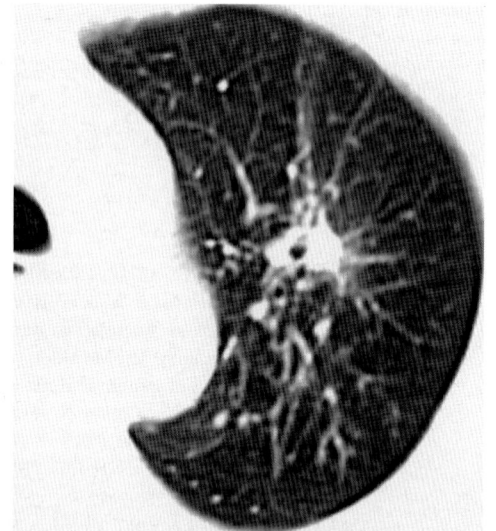

図14 肺癌合併肺結核
以前より陳旧性肺結核と診断されていた。
- a：右上葉に不整型結節を認め，周囲に小棘形成が見られる。衛星病巣や石灰化はない。右S^6に数mmの小結節がある。
- b：左上葉には陳旧性結核巣が見られる。右上葉の結節は増大していたため生検が施行され，肺腺癌と診断された。

▶▶▶ 3．結核腫の画像所見

　本邦の良性結節として最も頻度が高いので，その多様な所見と特徴的所見を知ることは重要であり，孤立性肺結節の画像診断を進めるうえで鑑別のポイントとなる。
　結核腫は辺縁整，境界明瞭な円型結節であることが多いが，境界不鮮明，分葉状，

棘形成など非典型像もまれでない。上肺に多く分布し，右上葉には特に多い。主病変周囲の微小結節，すなわち衛星病巣（図1，10）は特徴的で，経気道性に分布した結核性結節を示唆する。既述したように，中心性，層状，びまん性の石灰化は結核腫の特徴である（図4）。

空洞は，活動性を示唆する所見であり結核症としての精査および加療が必要になる[18]。肺癌と異なり空洞壁は比較的平滑であることが多い（図1b）。

結核腫と肺癌の鑑別に造影CT像や造影MRI像が用いられることがある。結核腫は，肺癌に比べ血流に乏しく，内部に乾酪壊死巣を伴うため，造影効果が弱い傾向にある[11)12)]。辺縁の造影効果と中心部の造影不良部位は，周囲の線維組織や肉芽腫性炎症性物質と中心壊死物質を反映している[19]。しかしながら，肺癌と同程度の造影効果を呈する結核腫も報告されている[12]。

結核はさまざまな所見を呈するため，結核腫と肺癌の合併例では，多彩な所見を呈している結核症という診断で臨床および画像所見のすべてを説明可能な点が問題となる（図14）。少しでも肺癌を示唆する所見があれば，過去検査との比較読影を含む詳細な画像評価や生検などの積極的な検査，さらには厳重な経過観察で臨む姿勢が必要である。

▶▶ 文　献

1) 藤澤英文，櫛橋民生，門倉光隆．限局性肺疾患：限局性結節陰影．日胸 2003；62：846-60.
2) Zwirewich CV, Vedal S, Miller RR, et al. Solitary pulmonary nodules : High-resolution CT and radiologic-pathologic correlation. Radiology 1991 ; 179 : 469-76.
3) Erasmus JJ, Connolly JE, McAdams P, et al. Solitary nodules : Part I . Morphologic evaluation for differentiation of benign and malignant lesions. Radiographics 2000 ; 20 : 43-58.
4) Fraser RS, Muller NL, Colman N, et al. Diagnosis of diseases of the chest, 4th ed. Philadelphia : WB Saunders, 1999 : 1069-228.
5) Siegelman SS, Khouer NF, Leo FP, et al. Solitary pulmonary nodules : CT assessment. Radiology 1986 ; 160 : 307-12.
6) Mahoney MC, Shipley RT, Cororan HL, et al. CT demonstration of calcification in carcinoma of the lung. AJR 1990 ; 154 : 255-8.
7) Tang AWK, Moss HA, Robertson RJH. The solitary pulmonary nodule. Eur J Radiol 2003 ; 45 : 69-77.
8) Woodring JH, Fried AM, Chuang VP. Solitary cavities of the lung : Diagnostic implications of cavity wall thickness. AJR 1980 ; 135 : 1269-71.
9) Woodring JH, Fried AM. Significant of wall thickness in solitary cavities of the lung : A follow-up study. AJR 1983 ; 140 : 473-4.
10) 野間恵之，前谷洋爾，崔　乗哲，ほか．気管支・血管影を腫大させる病変．画像診断 1996；16：718-23.
11) Swenson SJ, Viggiano RW, Midthun DE, et al. Lung nodule enhancement at CT : Multicenter study. Radiology 2000 ; 214 : 73-80.
12) Swenson SJ, Brown LR, Colby TV, et al. Pulmonary nodules : CT evaluation of enhancement with iodinated contrast material. Radiology 1995 ; 194 : 393-8.
13) 櫛橋民生，藤澤英文，門倉光隆．限局性肺疾患：限局性すりガラス陰影．日胸 2003；62：533-46.
14) Kushihashi T, Munechika H, Ri K, et al. Bronchioloalveolar adenoma of the lung : CT-pathologic correlation. Radiology 1994 ; 193 : 789-93.
15) 土屋淳郎，櫛橋民生，宗近宏次．肺癌の局所リンパ管進展のCT所見：病理像との比較．日医放

会誌 1999 ; 59 : 452-7.
16) Gurney JW. Determining the likelihood of malignancy in solitary pulmonary nodules with Bayesian analysis Pt I. Theory Radiol 1993 ; 186 : 405-13.
17) Murata K, Takahashi M, Mori M, et al. Peribronchovascular interstitium of the pulmonary hilum : normal and abnormal findings on thin-section electron-beam CT. AJR 1996 ; 161 : 309-12.
18) 酒井文和，山田隆之，鈴木恵子，ほか．サルコイドーシス．画像診断 1998 ; 18 : 793-9.
19) Murayama S, Murakami J, Hashimoto S, et al. Noncalcified pulmonary tuberculomas : CT enhancement patterns with histologic correlation. J Thorac Imaging 1995 ; 10 : 91-5.

第14章 限局性肺疾患（4）

無気肺

▶▶ 症　例

症例 1

　67歳，女性。2週間前より咳嗽，喀痰が出現した。1週間前より左胸痛が出現し来院した。来院時の胸部単純正面像（**図1**a），側面像（**図1**b），および肺野条件CT像（**図1**c）を示す。考えるべき病態は何か。

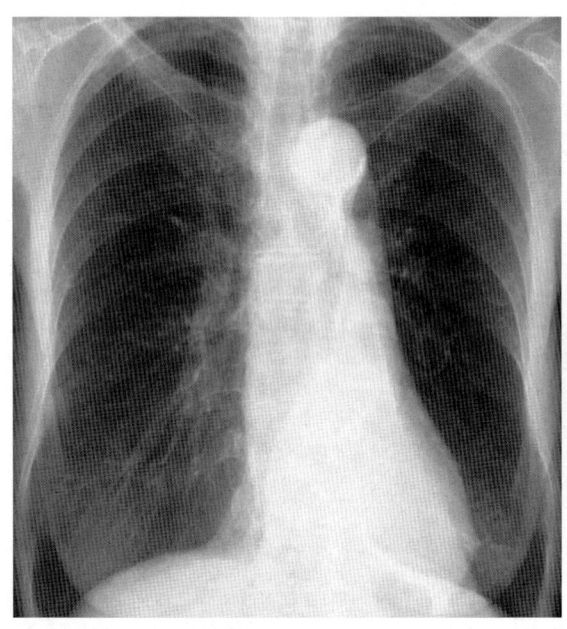

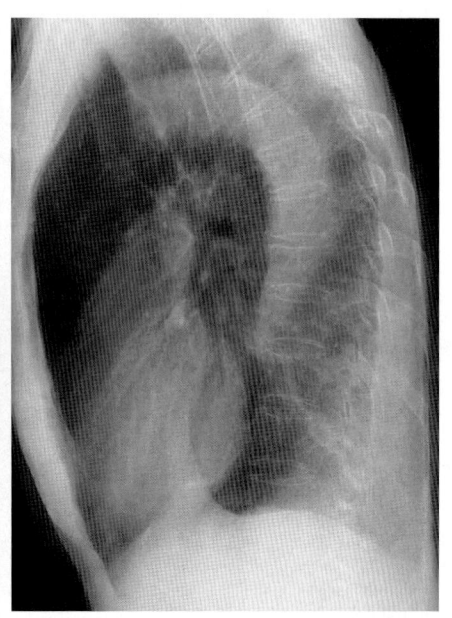

図1　a｜b

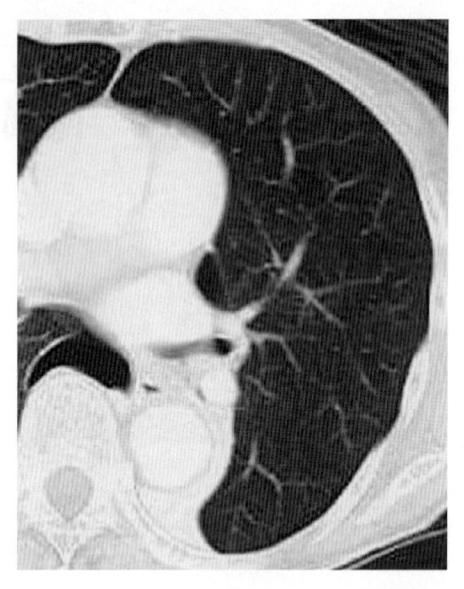

図1 c

症例2
　53歳，男性。無症状であったが，検診で胸部異常影を指摘され，精査目的で来院した。精査時の胸部単純正面像（**図2**a），肺野条件CT像（**図2**b）を示す。考えるべき病態は何か。

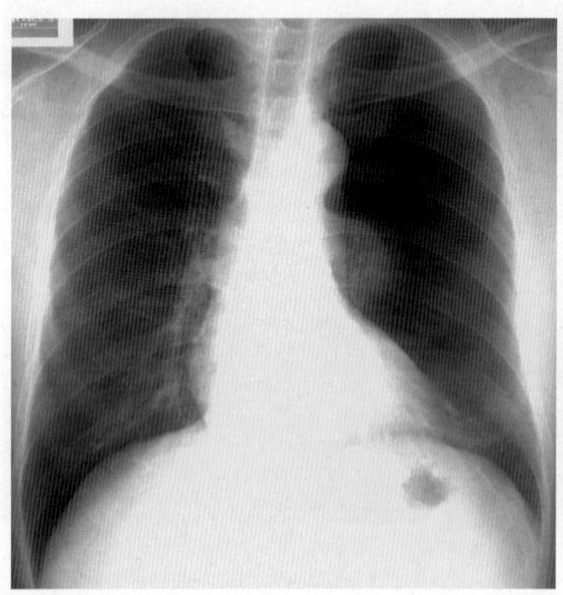

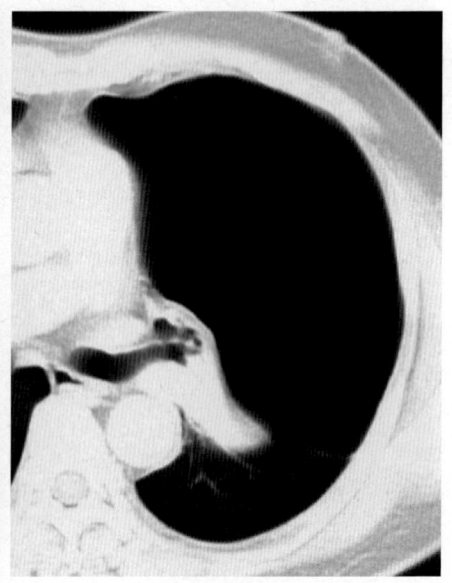

図2 a｜b

症例 3

64歳，男性。検診で左胸水を指摘され，精査となる。胸部単純正面像（図3a），側面像（図3b），肺野条件CT像（図3c）を示す。考えるべき病態は何か。

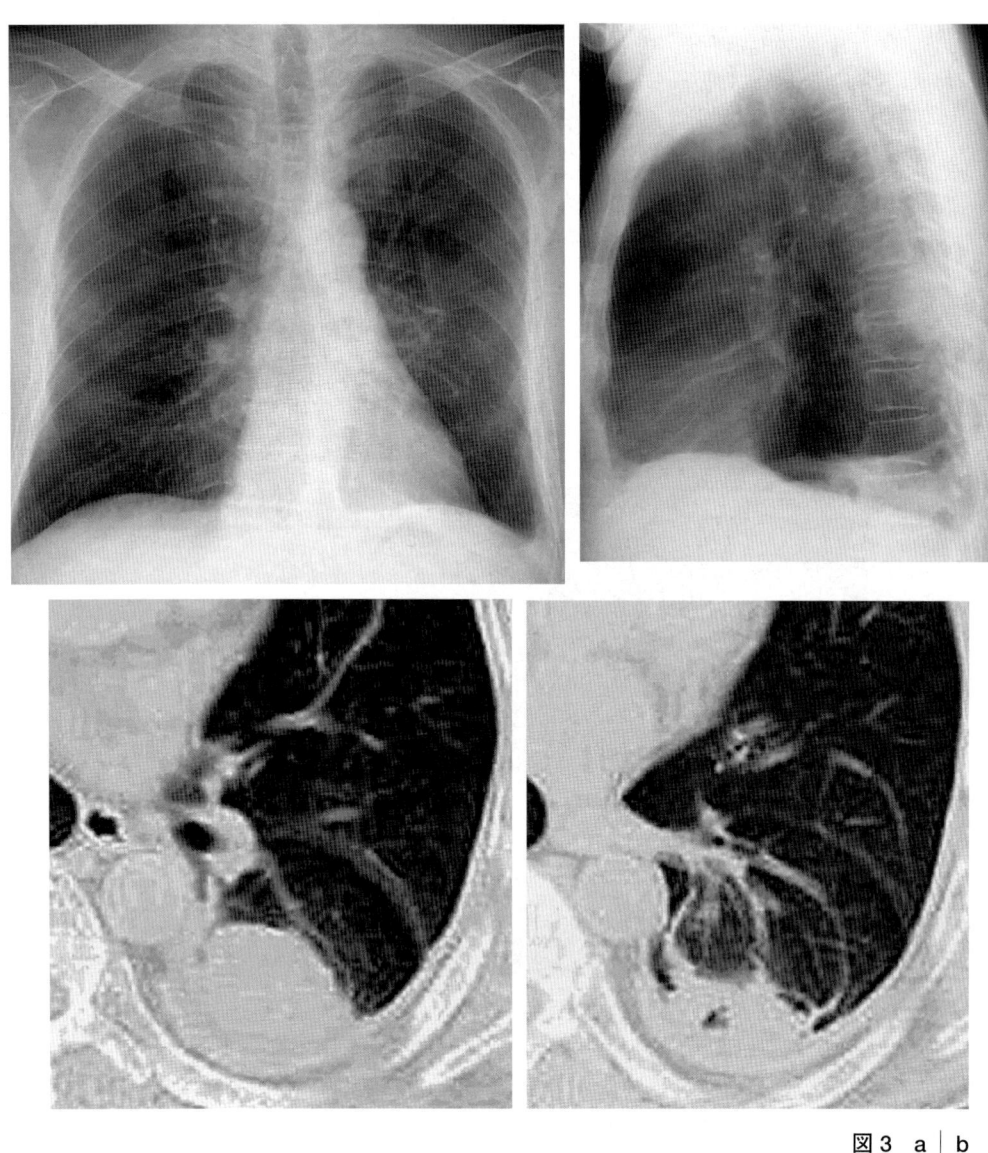

図3 a｜b
　　　c

▶▶▶ 所見の解説と鑑別診断

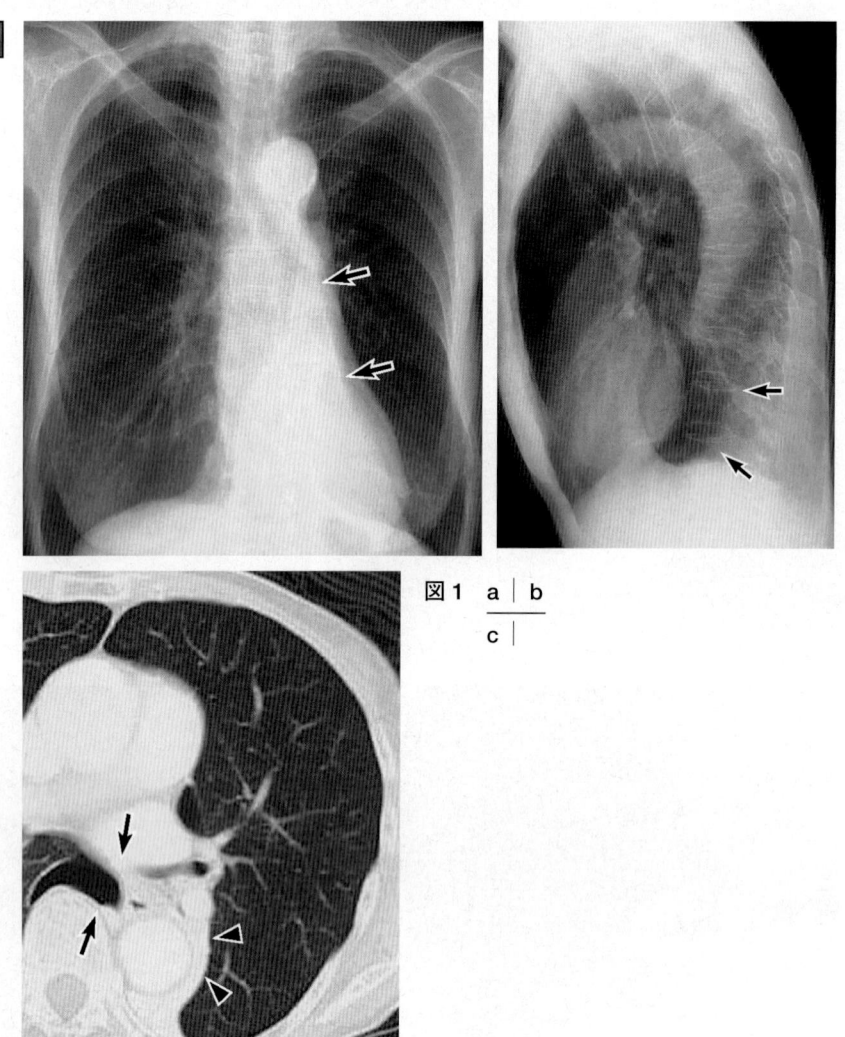

図1 a｜b
　　　c

　胸部単純正面像（図1a）では下行大動脈の辺縁は不明瞭で，心左縁の内側に明瞭な陰影が認められる（→）。左肺野の透過性は全体的に亢進している。縦隔の左方偏位が認められる。側面像（図1b）では retrocardiac space（心臓後腔）の透過性が低下して見られる（→）。

　肺野条件CT像（図1c）では，無気肺となった肺葉が下行大動脈を取り巻くように認められる（▶）。Azygoesophageal recess（奇静脈食道窩）のブラが左胸腔内に偏位している（⇉）。下位のスライスでは左下葉気管支の閉塞が認められた。

　抗生剤投与で経過観察し，臨床症状，血液検査所見，画像所見ともに改善を認めた。臨床的に左下葉の炎症性の癒着性無気肺と診断された。

症例 2

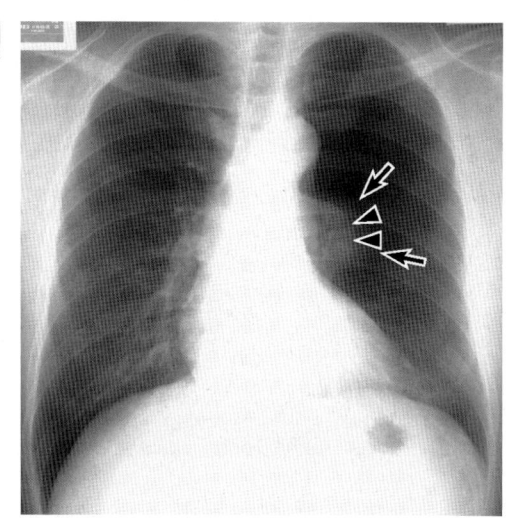

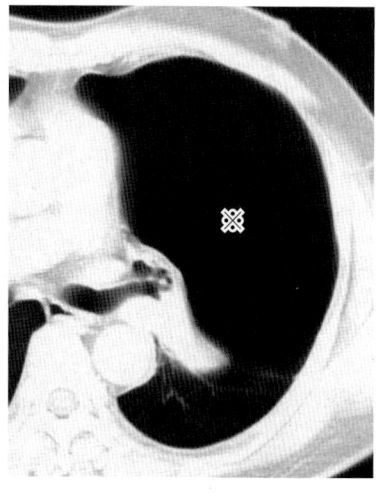

図2 a｜b

　胸部単純正面像（図2a）では，左上肺野の透過性が亢進し，肺血管影も一部認められない。縦隔は右に軽度偏位し，左肋間腔は開大している。左肺門に境界明瞭な腫瘤影が見られ（▶），その外側に重なるように境界不明瞭な陰影を認める（→）。
　肺野条件CT像（図2b）で，左上肺の巨大なブラ（※）によって左上葉が肺門部に圧排されているのが分かる。巨大ブラによる左上葉の圧排性無気肺である。

症例 3

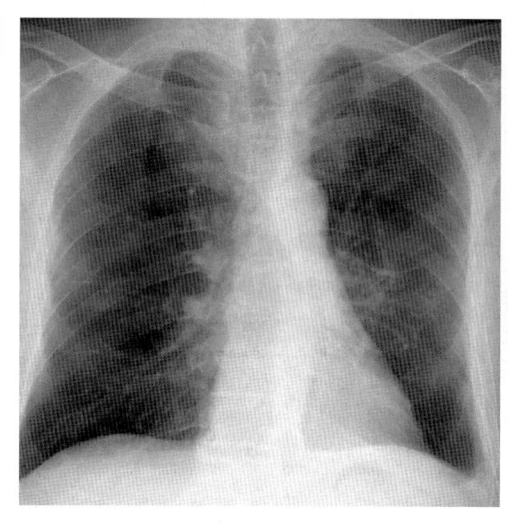

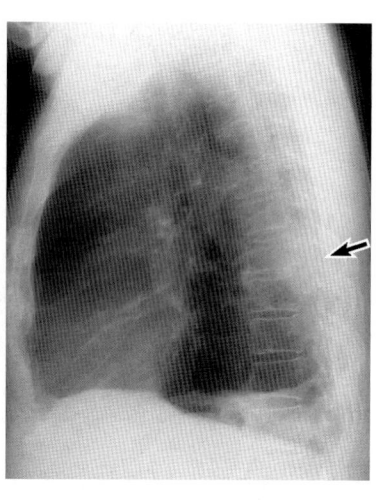

図3 a｜b

第14章　限局性肺疾患（4）　181

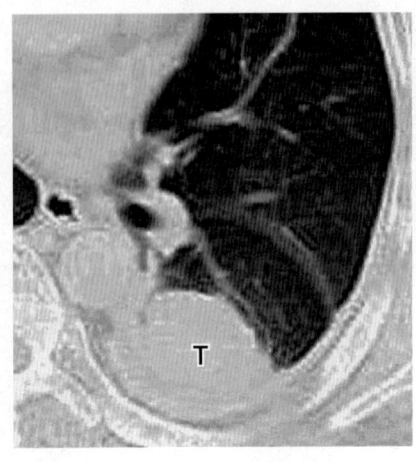

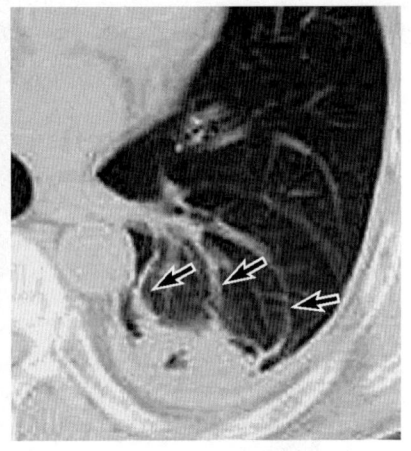

図3 c

　胸部単純正面像（**図3a**）で，左肋骨横隔膜角の鈍化が見られ胸水が疑われる。側面像（**図3b**）では，正面像では認識困難であった腫瘤影が後縦隔に認められる（→）。

　肺野条件CT像（**図3c**）で左下葉S^{10}の胸膜下に腫瘤が見られ（T），腫瘤から肺門に向かって気管支血管束の巻き込み像からなる彗星の尾兆候（comet tail sign）が見られる（→）。少量の胸水が貯留している。

　円形無気肺が疑われたが，患者の希望により，CTガイド下針生検が施行された。病理組織学的には，悪性所見は認められなかった。円形無気肺として経過観察されたが，10カ月後に胸水の増加，腫瘤影の増大傾向が認められたため，悪性病変を否定できず手術が施行された。病理組織学的に限局性の胸膜の著明な肥厚と肺胞の線維化がみられ，円形無気肺であった。

ポイント
1. 無気肺の定義と分類
2. 無気肺の画像パターン
3. 無気肺陰影の鑑別，原因の診断

▶▶▶ 1. 無気肺の定義と分類

　Fraserは無気肺を「肺の容積低下を伴う肺内ガスの減少」と定義している[1]。無気肺は成因・機序により，以下のように分類される。

1）閉塞性無気肺

　気管，肺胞間の連続性が絶たれることによる。原因としては，中枢気道では気管・気管支内腫瘍や，気管支外腫瘍・腫大リンパ節による閉塞，炎症性狭窄，気管・気管

支内異物，粘液栓などが多く，末梢気管支では粘液栓や炎症性無気肺が多い[1)～3)]。

異物などによる急性閉塞性無気肺では，18～24時間で完全な虚脱に至る[4)]。吸入気が酸素化されている場合はさらに急速にガスが吸収され，無気肺化する（片肺挿管による対側主気管支閉塞など）。

気管支腫瘍などにより閉塞が慢性的に進行すると，末梢肺に閉塞性肺炎が生じる。病理学的には多くが非感染性変化で，肉眼的に黄色を呈する golden pneumonia, cholesterol pneumonia とよばれる状態や，肺胞内の液体貯留，間質の線維化などである[1) 5)]。

2）非閉塞性無気肺
(1) 受動性（圧排性）無気肺

胸水，肺気腫，肺腫瘍，ブラなど胸腔内の占拠性病変による肺の容積が低下して生じる無気肺である。胸水患者のCT像でよく見られるが，胸水のレベルを超えないのが特徴である。

巨大なブラによる受動性無気肺は，腫瘍様の形態を呈する場合があり注意を要する。囊胞性肺気腫やブラに合併した肺門部の境界明瞭な陰影を認める場合は，これを念頭におく必要がある[6)]（症例2）。

重力依存性の無気肺は重力方向の胸膜下の濃度上昇や線状影として認められ，腹臥位で撮影すると消失するのが特徴である。dependent atelectasis（opacity）とよばれる[1)]。

(2) 円形無気肺

病理像は局所的な胸膜の肥厚に伴い胸膜下の肺組織がたたみ込まれ線維化したものである[7)]。胸水による圧排や，胸膜の癒着による伸展不良が原因ともいわれるが，正確な機序は不明である。約40％にアスベスト曝露の既往があるため，アスベスト肺に合併する肺癌との鑑別が問題になる。通常2.5～5cmで，60～70％は下葉，20～30％は中葉に発生する。画像的に孤立性の腫瘤影を示すことが多く，肺腫瘍との鑑別が問題となる。辺縁の気管支，血管が巻き込まれた彗星の尾兆候（comet tail sign）は約60％に見られ，特徴的な所見として有名である。ほとんどは経時的変化が見られないが，まれに増大傾向が認められることがあり（症例3），組織学的な検査が必要となる[8)～10)]。

(3) 癒着性無気肺

呼吸促迫症候群（RDS），放射線性肺炎，肺炎，肺梗塞等の疾患で，サーファクタントの減少により肺胞表面の張力が減少し，肺胞の容積が低下することによる。

(4) 瘢痕性無気肺

結核等の慢性炎症や肺線維症，珪肺，放射線性肺線維症などにより，間質の線維化が生じて起こる。

気管支周囲の線維化による牽引性気管支拡張像や，容積低下の所見が認められる。

(5) 線状（板状）無気肺

横隔膜に平行な4～10cmの線状影で，中下肺野に多く見られる。既存の胸膜瘢痕や不完全肺裂などに一致して生じることが多い。炎症性疾患や腹部の術後など，横隔膜の運動障害による吸気不全，炎症に伴う肺胞間の交通不全などが成因として考えられている。

無気肺の範囲による分類に，全肺性無気肺，肺葉性無気肺，複合型肺葉性無気肺，区域性無気肺，部分無気肺がある。

▶▶▶ 2．無気肺の画像パターン

1）全肺性無気肺

主気管支の閉塞では，患側肺野の透過性下，横隔膜挙上，縦隔偏位，対側肺の過膨脹などが見られる。腫瘍等による閉塞性無気肺のほか，陳旧性結核などの瘢痕性無気肺や気胸，胸水などによる受動性無気肺でも生じうる。

2）肺葉性（複合型）無気肺

著明な容積低下を来している場合は所見が軽微なことも多く，注意深い読影が必要である。特に中葉，左上葉無気肺では側面像が有用であるため，必ず2方向で撮影するようにする。

腫瘤様の所見を呈する場合や捻転など非典型的な形態をとる場合は，胸部単純像のみでは診断が困難であるが，CTを施行することで多くは鑑別が可能である[11]。

腫瘍性の閉塞性無気肺の場合，造影CT，特に急速静注による早期相での撮像が末梢の無気肺や閉塞性肺炎との鑑別に有用である[2]。

(1) 右上葉無気肺

右上葉は内側を縦隔，上方を胸郭，前下面を小葉間裂，後下面を大葉間裂に囲まれており，無気肺化すると小葉間裂が頭側に偏位し，肺門を頂点とした円弧状の境界明瞭な充実性の陰影を示す。肺門，横隔膜は挙上し，中下葉は過膨脹を示す。

虚脱が著しいと胸部単純像上は縦隔影の軽度の拡大として認識してしまうので，小葉間裂の偏位や右肺門挙上等をチェックするよう心がける。

中枢側の腫瘍による閉塞性無気肺の場合，腫瘍がある程度大きいと末梢無気肺の円弧状陰影と肺門部の腫瘤影により，reverse S sign, golden S signとよばれる所見を呈する（図4a，→）。

造影CTでは，腫瘍に比べ無気肺部の造影効果が強いので，腫瘍と末梢の無気肺との鑑別が容易である（図4b）。

(2) 右中葉無気肺

右中葉は前，外方を胸壁，後下方を大葉間裂，上方を小葉間裂に囲まれ，無気肺化すると胸部単純側面像で，肺門から腹側下方にのびる楔状の陰影を呈する（図5）。

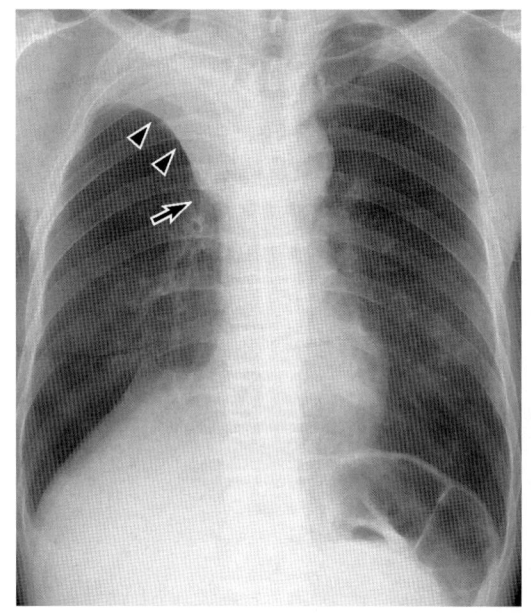

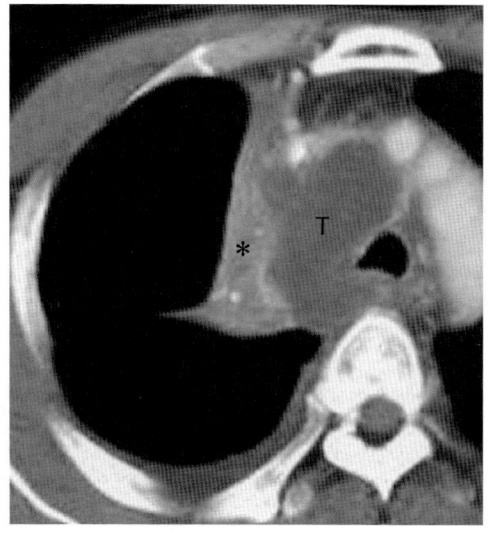

図4 60歳，女性。右肺門部癌（腺癌）
 a： 胸部単純正面像では右肺門から肺尖に向かう円弧状の明瞭な陰影を認める（▶）。肺門部の腫瘍（→）によりreverse S sign，Golden S signが見られる。
 b： 造影CT像では末梢の無気肺（＊）と腫瘍部分（T）が区別できる。

他の肺葉に比べ容積が小さいため，肺門の偏位や横隔膜の挙上は見られないことが多い。

（3）右下葉無気肺・右中下葉無気肺

右下葉は外背側を胸壁，内側を縦隔，前上部を大葉間裂で囲まれ，無気肺化すると肺門の下降，横隔膜の挙上，上葉の過膨脹が見られる。気管支の解剖学的特性から，右下葉単独の無気肺は起こりにくく，中下葉無気肺となることが多い。

胸部単純正面像では，上肺野縦隔側の上大静脈の偏位による直線的な陰影（upper triangle sign）が特徴的である（図6，▶）。

右下葉単独の無気肺では，心右縁が認められる点が中下葉無気肺とは異なる。

（4）左上葉無気肺

左上葉は上外側を胸壁，下面を大葉間裂に囲まれ，無気肺化すると心左縁を覆うような縦に長い陰影が認められる。

胸部単純正面像（図7a）では，心左縁にシルエットサイン陽性の境界不明瞭な陰影として認められる。下葉が上葉と縦隔の間に入り込み，大動脈弓部との境界に鮮鋭な空気の陰影（air crescent）が見られることがある。側面像（図7b）では，特徴的な胸骨後面の境界明瞭な幅の広い帯状の陰影が認められる。

（5）左下葉無気肺

左下葉は上方を大葉間裂，前後側面を胸壁，内側を心縦隔，下面を横隔膜に囲まれ，

第14章 限局性肺疾患（4）

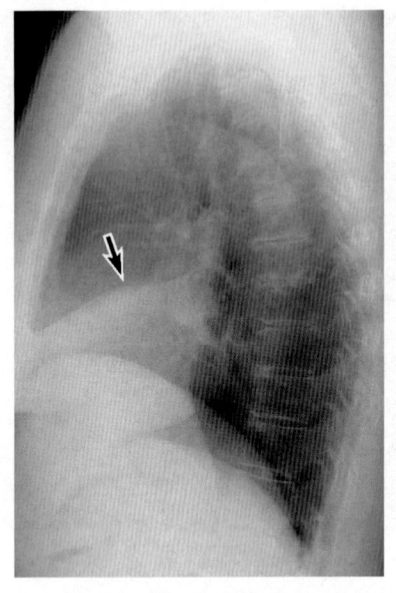

図5　67歳，女性。右肺腺癌による右中葉無気肺
肺門から前下方に伸びる境界明瞭な楔状影が認められ，特徴的である（→）。

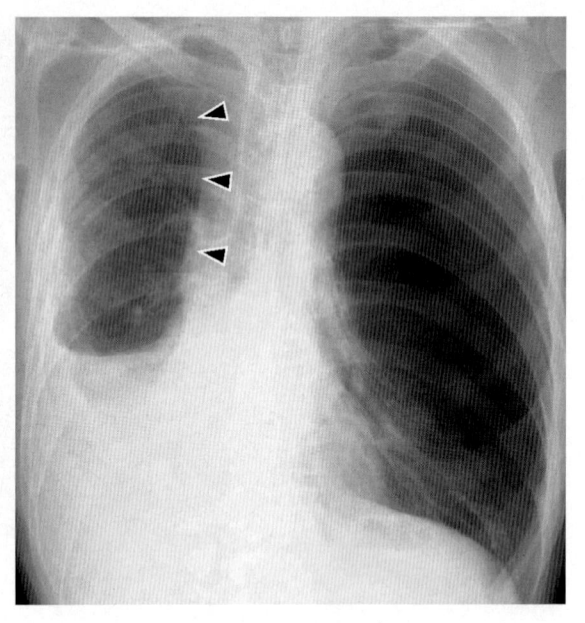

図6　68歳，男性。右肺門部小細胞癌
右胸水を認める。心右縁の不明瞭化および右横隔膜の挙上がみられ，対側肺の過膨張が認められる。上肺野縦隔側の上大静脈の偏位による直線的な陰影（upper triangle sign）を認める（▶）。左上葉には巨大なブラを認める。

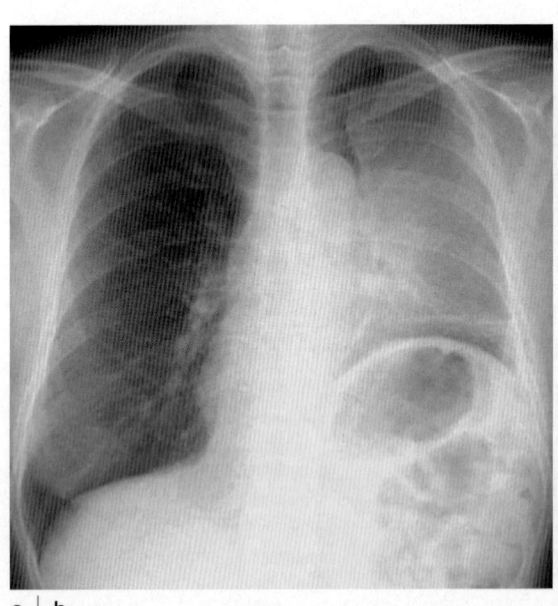

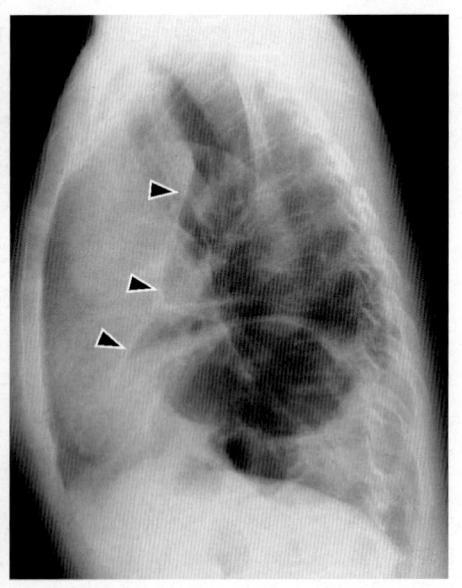

a | b

図7　58歳，男性。左上葉気管支原発の扁平上皮癌
　a：心左縁が不明瞭で，左横隔膜が挙上している。左肺の透過性が低下している。
　b：左上下葉境界が，胸骨後面に幅の広い帯状の陰影として認められる（▶）。

無気肺化すると肺門から横隔膜に達する後縦隔の陰影として認められる。横隔膜の挙上，肺門の下降，上葉の過膨張などが認められる。

　症例2に示したように，胸部単純正面像では下行大動脈左縁にシルエットサイン陽性の陰影が認められる。縦隔に重なる陰影であり，虚脱が著しいと所見が軽微となるため見落とさないよう注意が必要である。側面像では傍椎体に淡い陰影を認めるのみである。

3）区域性無気肺

　前述したように区域気管支以遠では粘液栓や炎症性狭窄が原因となることが多い。

　一肺葉内では各区域間の明瞭な境界はなく，区域気管支の閉塞が生じても，肺胞間の交通により基本的には末梢は含気が保たれる[1)3)]。そのため，胸部単純像では胸膜まで至らない線状影や，腫瘤影として認められることが多い[12)]。

　胸部単純像でも容易に診断できる区域もあるが，病変が小さく指摘困難な場合や所見が認められても無気肺の診断が難しい場合があり，CTは有用である。

　図8は粘液栓による右S^8の区域性無気肺の症例であるが，胸部単純正面像（図8a）では横隔膜線が不明瞭で，一見，胸水に合併した板状無気肺のようにも見える。CTを施行することでS^8の区域性無気肺であることが容易に分かる（図8b）。

a | b

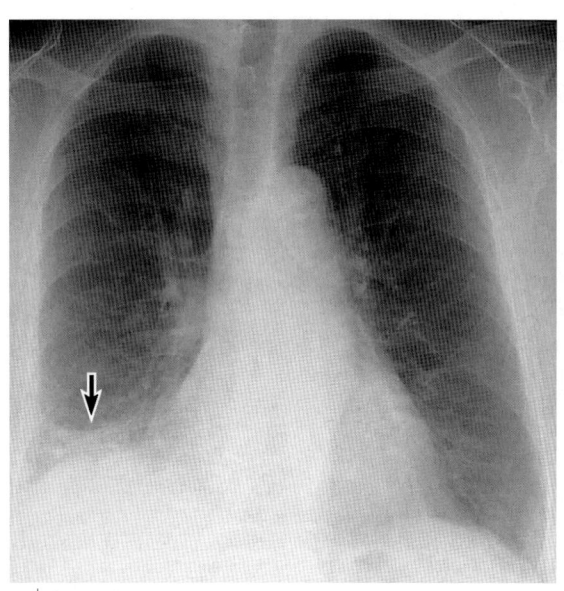

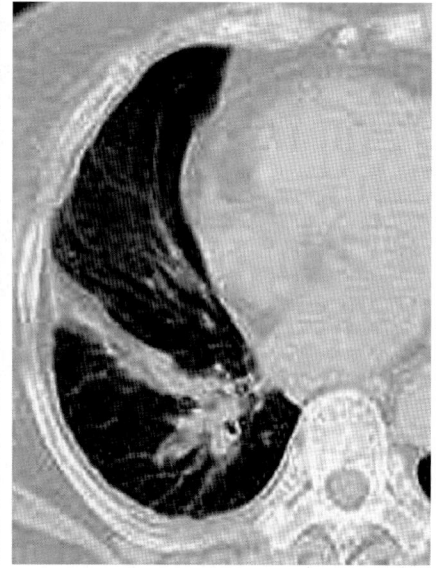

図8　79歳，女性。右中間気管支幹の扁平乳頭腫と，粘液栓による末梢の閉塞
　a：胸部単純正面像：横隔膜上の円弧状に広がる陰影を呈し（→），板状無気肺や胸膜癒着像などと鑑別困難である。
　b：肺野条件CT像：S^8の区域性無気肺の診断は容易である。

3. 無気肺陰影の鑑別，原因の診断

画像での無気肺の鑑別診断には，肺炎や胸水，肺腫瘍・縦隔腫瘍などがある。特に閉塞性肺炎を伴う肺葉性無気肺や，捻転を生じ非典型な形態を呈する無気肺では胸部単純像のみでは鑑別が困難な場合があり，CT像が診断に有用である[11]。無気肺の領域の評価や胸水との鑑別は単純CT像のみでも可能である。

無気肺の原因としては，気管支内・外の腫瘍や腫大リンパ節，異物，粘液栓などが鑑別の対象となる。

造影CTは無気肺の原因診断に有用で，特に急速静注による早期相の撮像では，閉塞機転となる腫瘍は末梢の無気肺や閉塞性肺炎に比べ低濃度を呈することが多く，鑑別可能である[2]（図4b）。

ヘリカルCTによるMPR再構成画像やCT virtual bronchoscopyでは，視覚的により分かりやすい画像を提供できる場合がある[13]。

閉塞性無気肺の原因診断にMRIが有用であり，末梢の閉塞性肺炎が腫瘍に比べ，T1強調像やT2強調像で高信号を呈するという報告が見られる[14)15]。

気管支内異物では約20％に無気肺の所見が見られるが[16]，ほとんどがX線陰性の食物残渣であるため，胸部単純像では鑑別が困難な例が多く，CTが有用である[13]。

MRIはナッツ類等の脂肪を含有する食物性気管支内異物において，脂質を反映し，T1強調像で高信号を呈するので診断的である[17]。

無気肺の診断のためには，まず胸部単純像で所見を見落とさないことが重要であり，必要であればCTで確定診断し，造影CTやMRIで無気肺の原因を診断することがポイントとなる。

文　献

1) Fraser RS, Muller NL, Colman N, et al. Atelectasis. Diagnosis of diseases of the chest, 4th ed. Philadelphia : WB Saunders, 1999 : 513-62.
2) Naidich DP, McCauley DI, Khouri NF, et al. Computed tomography of lobar collapse : 1. Endobronchial obstruction. J Comput Assist Tomogr 1983 ; 7（5）: 745-57.
3) Woodring JH, Reed JC. Types and mechanisms of pulmonary atelectasis. J Thorac Imaging 1996 ; 11 : 92-108.
4) Coulter WW Jr. Experimental massive pulmonary collapse. Dis Chest 1950 ; 18 : 146.
5) Burke M, Fraser R. Obstructive pneumonitis : A pathologic and pathogenetic reappraisal. Radiology 1988 ; 166 : 699-704.
6) Gierada DS, Glazer HS, Solone RM. Pseudomass due to atelectasis in patients with severe bullous emphysema. AJR 1997 ; 168（1）: 85-92.
7) Rosai J, Ackerman LV. Rosai and Ackerman's surgical pathology, 8th ed. St. Louis : Mosby, 1996 : 372.
8) Jara Chinarro B, de Miguel Diez J, Abad Santamaria N, et al. Round atelectasis. Rev Clin Esp 2001 ; 201 : 303.
9) 岸本卓巳，小崎晋司，藤岡英樹，ほか．石綿暴露によって発生した円形無気肺の臨床的検討．日呼吸会誌 2002 ; 40 : 95-100.
10) 酒井文和．症例から学ぶ胸部画像診断：縦隔・胸膜・胸壁疾患．日胸 2004 ; 63（1）: 64-74.

11) Ashizawa K, et al. Lobar atelectasis : Diagnostic pitfalls on chest radiography. J Thorac Imaging 2001 ; 16 : 170-3.
12) 大場 覚．無気肺のX線像．胸部X線写真の読み方，1版．東京：中外医学社，1999：140-57．
13) Haliloglu M, Ciftci AO, Oto A, et al. CT virtual bronchoscopy in the evaluation of children with suspected foreign body aspiration. Eur J Radiol 2003 ; 48 : 188-92.
14) Bourgouin PM, McLoud TC, Fitzgibbon JF, et al. Differentiation of bronchogenic carcinoma from postobstructive pneumonitis by magnetic resonance imaging : Histopathologic correlation. J Thorac Imaging 1991 ; 6 : 22-7.
15) Levitt RG, Glazer HS, Roper CL, et al. Magnetic resonance imaging of mediastinal and hilar masses : Comparison with CT. AJR 1985 ; 145 : 9-14.
16) Mu LC, Sun DQ, He P. Radiological diagnosis of aspirated foreign bodies in children : Review of 343 cases. J Laryngol Otol 1990 ; 104（10）: 778-82.
17) O'Uchi T, Tokumaru A, Mikami I, et al. Value of MR imaging in detecting a peanut causing bronchial obstruction. AJR 1992 ; 159（3）: 481-2.

第15章 限局性肺疾患（5）

肺門部の異常

▶▶ 症 例

症例 1

　75歳，男性。胸部異常陰影を指摘され受診した。初診時の胸部単純正面像（図1a）とCT像（図1b）を示す。考えるべき疾患は何か。

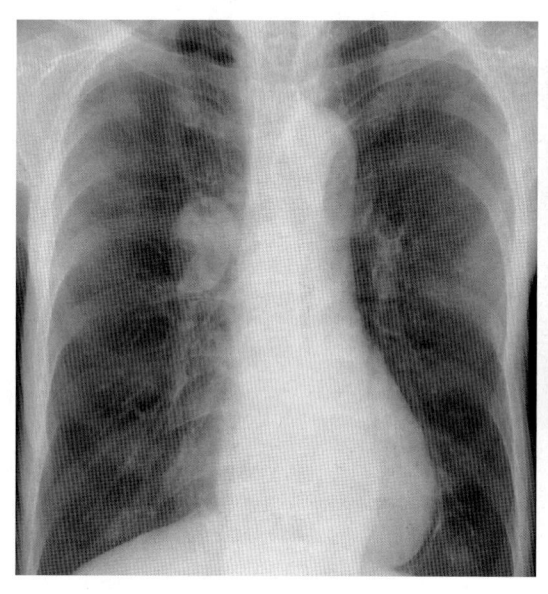

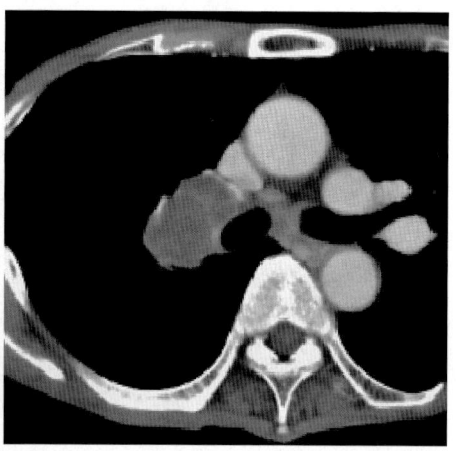

図1　a｜b

症例 2

27歳，男性。目の充血，霧視が続き，眼科を受診した。初診時の胸部単純正面像（図2a）と続いて行われたCT像（図2b，c）を示す。考えるべき疾患は何か。

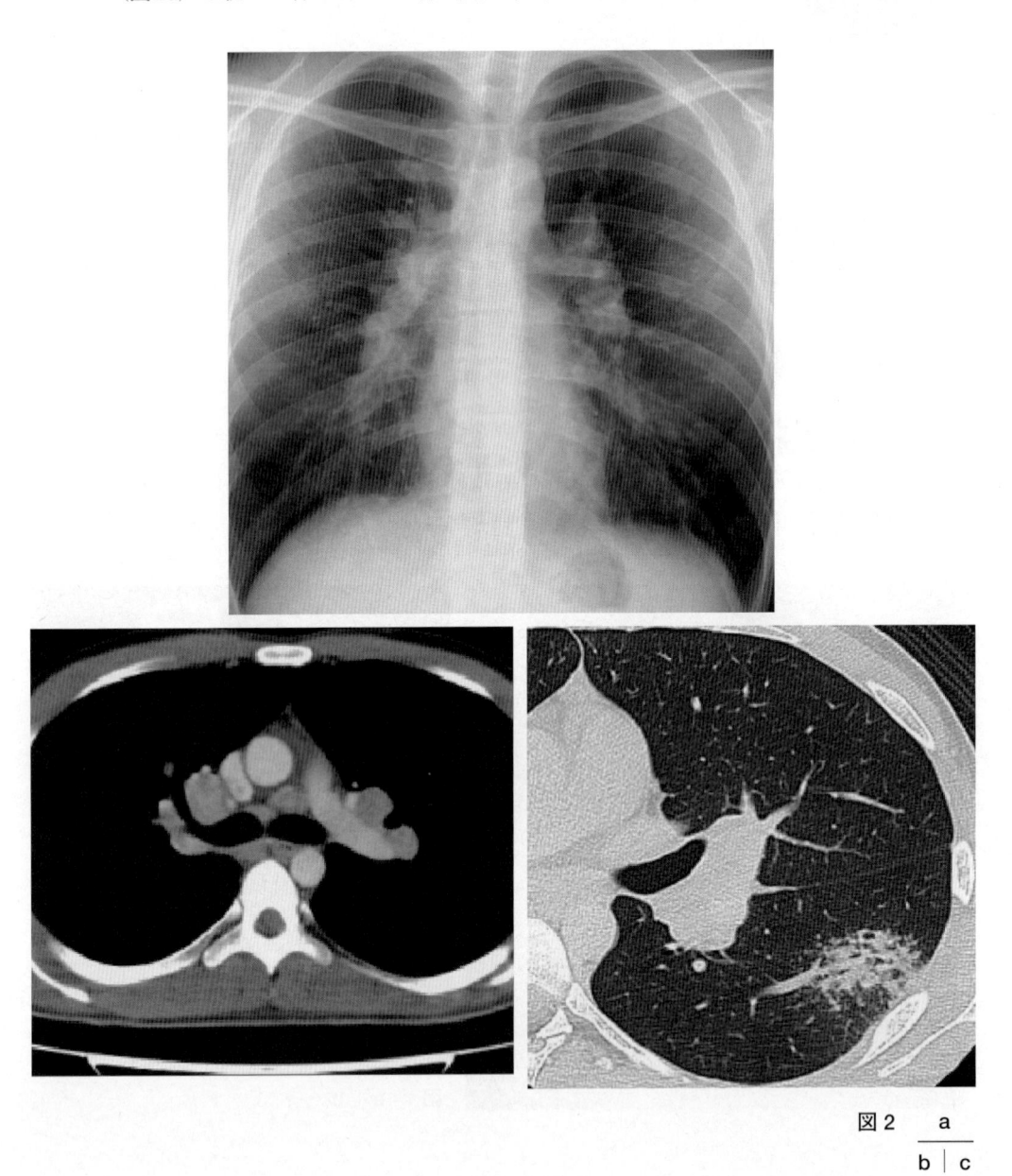

図2 a
b | c

症例 3

47歳，女性。MCTD（mixed connective tissue disease）にて通院中に撮影された胸部単純正面像（図3a），胸部CT像（図3b, c）を示す。考えるべき病態は何か。

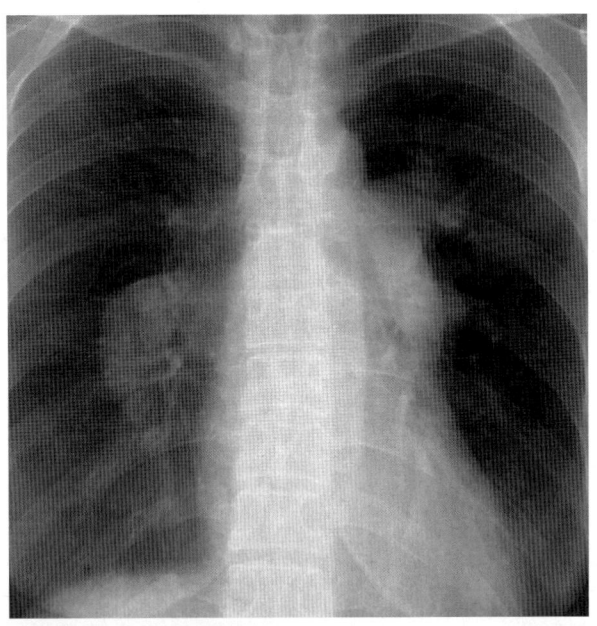

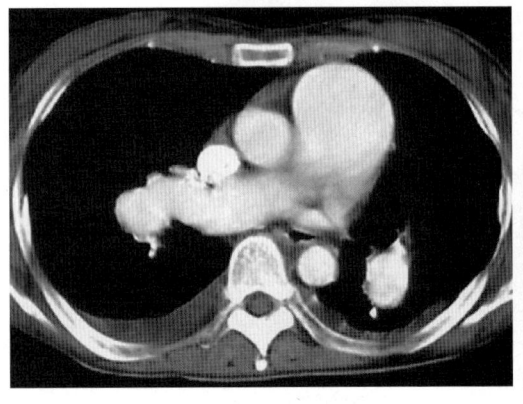

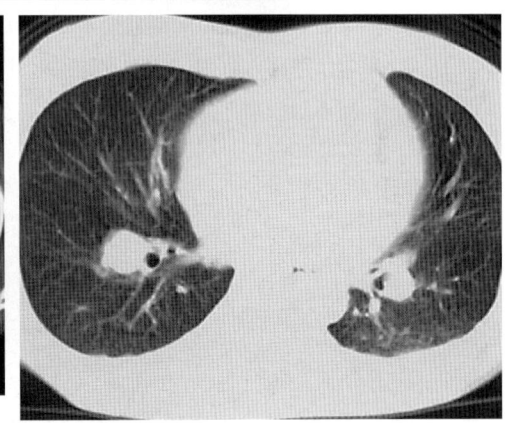

図3 a / b | c

▶▶▶ 所見の解説と鑑別診断

症例 1

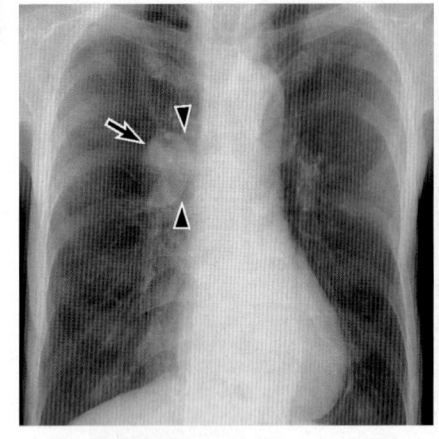

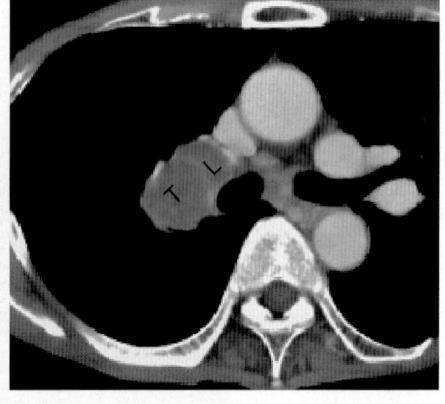

図1 a｜b

a：胸部単純正面像では，右肺門部に4cm大の腫瘤が見られる（→）。腫瘤は縦隔影とは接しておらず，胸膜外徴候（extrapleural sign）陰性で（▶），肺内腫瘤を疑う。

b：造影CT像では，腫瘤（T）は腫大した右肺門リンパ節（L）と一塊となっている。腫瘤内に石灰化はない。内部に壊死もなく，比較的均一である。

　画像より，腫瘤は肺内病変が疑われた。内部に石灰化は見られない。その他の肺野に異常は認められず，肺門部肺癌とリンパ節転移が疑われた。気管支鏡下肺生検により，肺小細胞癌と診断された。

症例 2

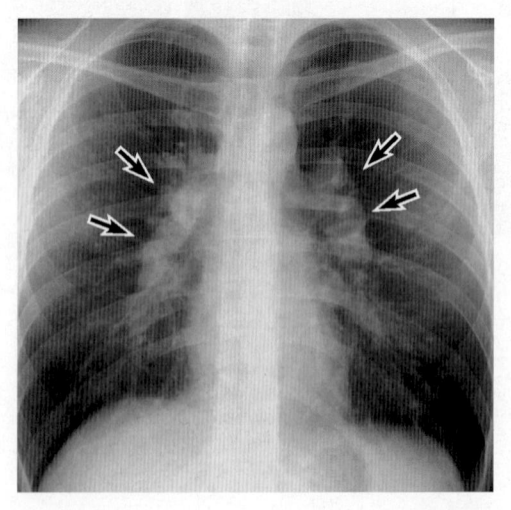

図2 a

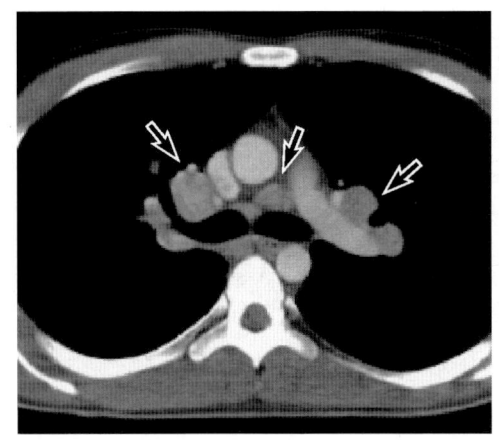

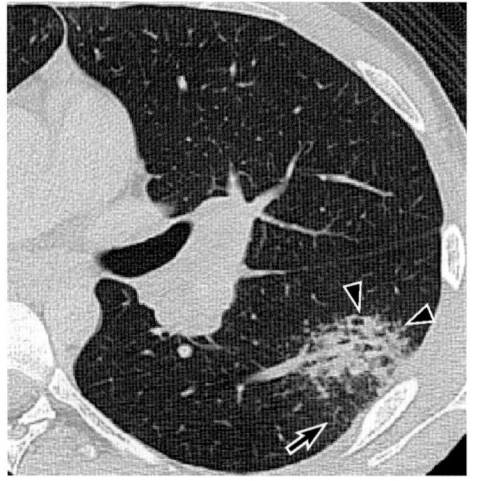

図2 b｜c

a：胸部単純正面像では，両側肺門部の分葉状の腫大が見られる（→）。
b：造影CT像では，両側肺門，縦隔に多発するリンパ節腫大を認める（→）。内部に石灰化は見られず均一で，癒合傾向は少ない。
c：肺野条件CT像では，左下葉に気管支血管束の肥厚（→）および周囲に微細粒状影の散布と小結節影（▶）を認める。

　縦隔，肺門に多発するリンパ節腫大を認め，肺野には気管支血管束の肥厚や粒状影，結節影を認め，サルコイドーシスに特徴的な所見である。臨床的にサルコイドーシスと診断された。眼症状としてブドウ膜炎を伴っていた。

症例 3

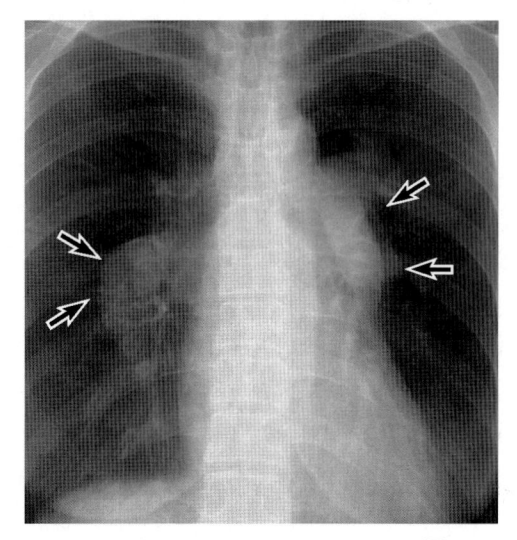

図3 a

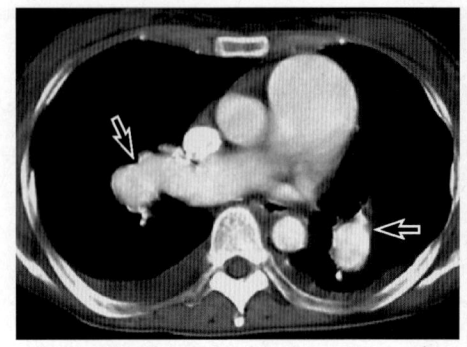

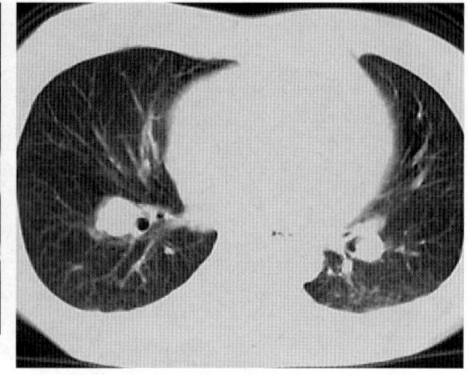

図3 b｜c

a：胸部単純正面像では，両側肺内部の拡大を認める（→）。辺縁は整である。
b：造影CT像では，肺動脈本幹から両側肺動脈の拡大が認められる（→）。
c：肺野条件CT像では，肺線維症は見られない。胸水やその他の異常もない。

単純写真正面像で見られた両側肺門拡大は造影CT像で肺動脈の拡大であることが示された。肺野には肺線維症は見られなかった。MCTDに伴う肺高血圧症と診断された。MCTDでは合併症として5〜10％に肺高血圧があり，肺線維症などの肺病変に伴わない肺高血圧も見られ，最も重要な予後因子となっている。

> **ポイント**
> 1．肺門の解剖
> 2．肺門部異常陰影の形態による鑑別
> 3．肺門部異常陰影を呈する代表的疾患

▶▶▶ 1．肺門の解剖[1]（図4）

　肺門とは肺の根部であり，正常では肺動脈，肺静脈，気管支で形成されている。解剖学的にはリンパ管やリンパ節もあるが，通常，腫大しないと画像上同定できない。胸部単純像では，気管支は管状の透亮像となり，肺静脈は肺門レベルでは細い各区域枝であり，肺門影の主体は肺動脈である。胸部単純像上，右肺門の高さは中心静脈（右上肺静脈）と右葉間肺動脈の交点で，左肺門の高さは，左肺動脈の上縁と左主気管支の上縁の中点と定義されている。胸部単純像上，右中間気管支幹外側で肺動脈の径は正常では15mm以下，第8肋骨の幅とほぼ同じである。肺門の高さは，通常左が高い。左肺動脈が左主気管支を乗り込えて，下行するからである。

1）右肺門

　肺動脈は気管分岐部の高さで，左右の肺動脈に分かれる。右肺動脈は気管分岐部の

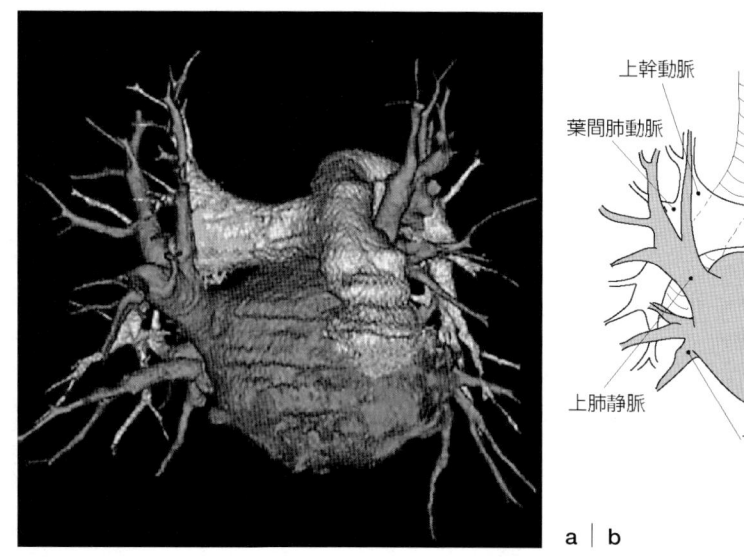

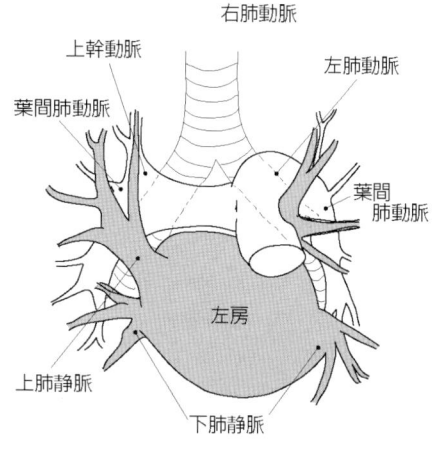

図4
a：CTで作成した肺動脈および肺静脈の3D画像。
b：肺血管，気管支の解剖（白：肺動脈，灰色：肺静脈）。

腹尾側を走行し，縦隔内で上葉に分布する上幹と中間気管支幹を併走し，中下葉に分布する葉間肺動脈に分岐する。肺静脈は肺動脈より約3cm下方で左房に入る。

2）左肺門

左肺動脈は左主気管支を前方から後方へ騎乗するように走行し，葉間肺動脈として下行する。胸部単純像の側面像では，左肺動脈は輪状の透亮像を示す左上葉気管支の起始部を乗り越えて気管支後方を下方へ走行する。大動脈弓の内下方に小さな動脈弓様の構造物として描出される。

▶▶▶ 2. 肺門部異常陰影の形態による鑑別（表1）

肺門部腫瘤陰影を評価するためには，まず正常構造以外の陰影があるかどうかを認識することである。胸部単純像上，肺門部の腫瘤で多く認められる所見は，肺門部の高濃度陰影や肺門の形状変化である。

一側性の肺門異常陰影の場合は，ほとんどが腫瘍性か炎症性病変で，中縦隔のリンパ節腫大を伴うことが多い。最も多いのは原発性肺癌である。末梢肺癌による肺門陰影の拡大は，肺門リンパ節転移を示唆する。その他，肺外腫瘍からのリンパ節転移や結核が原因となる。陳旧性肺結核によるリンパ節腫大は，石灰化を伴うことが多い。縦隔腫瘍も肺門異常影を呈しうる。腫瘤陰影に重なって肺動脈が確認できる場合は，肺門陰影より前方にある前縦隔腫瘍か後縦隔腫瘍あるいは下行大動脈瘤の可能性が高い。これをhilum overlay signという（**図5**）。シルエットサインの応用である。

表 1　肺門部異常陰影を呈する疾患

一側性肺門腫大	肺癌
	転移性腫瘍
	リンパ節転移
	結核
	真菌症
	縦隔腫瘍
	Castlemanリンパ腫
	アミロイドーシス
	薬剤性
両側性肺門腫大	サルコイドーシス
	悪性リンパ腫
	リンパ節転移
	珪肺
	白血病
肺門リンパ節石灰化	結核
	珪肺
肺動脈の拡大	左心不全，僧帽弁膜症
	慢性肺疾患
	膠原病
	特発性肺高血圧症
	先天性心疾患
	肺塞栓
	肺動脈腫瘍栓
肺門低位	肺気腫
肺門の位置異常	無気肺
	炎症（特に結核）

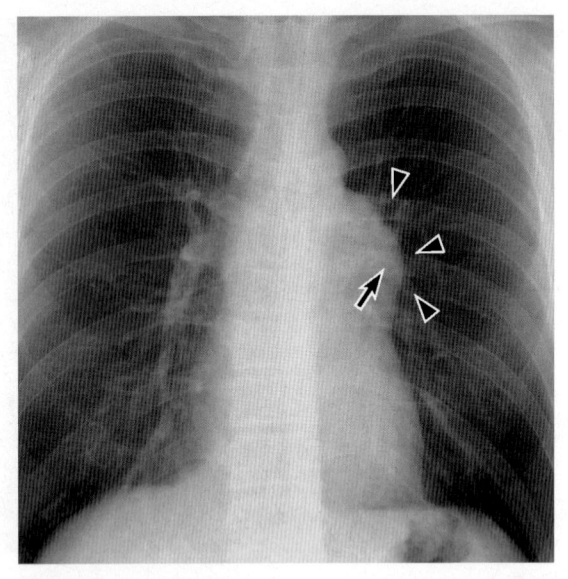

図5　hilum overlay sign
左肺門部に腫瘤影（▶）を認め，腫瘤影に重なって血管影が透見される（→）。腫瘤は前縦隔左側に見られた胸腺腫であった。

　両側性肺門異常陰影は，腫瘤による陰影と肺動脈の拡大に大別される。両側肺門腫瘤の代表的疾患は，サルコイドーシスと悪性リンパ腫などのリンパ節腫大である。胸部単純像で，リンパ節腫大と肺動脈拡大の鑑別は，辺縁が分葉状の腫瘤であったり，右傍気管や大動脈下リンパ節腫大を指摘できれば，リンパ節腫大の可能性が高い。サルコイドーシス，放射線治療後のホジキン病でも卵殻状石灰化を呈しうるが，珪肺に比較的特徴的な所見である。
　肺門影の位置の異常にも注意が必要である。正常では，左肺門が右肺門より1〜2cm高い。両側肺門が低位であれば，肺気腫が疑われ，一側の肺門の位置異常は，無気肺や炎症（特に上葉の陳旧性肺結核）に伴う含気低下などを示唆する。

▶▶▶ 3. 肺門部異常陰影を呈する代表的疾患

1）一側性肺門腫大

(1) 原発性肺癌

一側性肺門腫大を呈する代表的疾患である。肺門部肺癌とは，一般に区域気管支までの太い気管支に発生した肺癌であり，扁平上皮癌と小細胞癌に代表される。

扁平上皮癌の多くは，中分化，低分化の扁平上皮癌であり，1999年に改訂されたWHO分類では，紡錘細胞癌は扁平上皮癌の分類から除外されている[2]。扁平上皮癌は，喫煙との関連があるとされており，98％が喫煙者で，その大部分が男性である[3]。70％が区域枝，亜区域枝に発生し，気管支に沿った浸潤例では，早期には画像での指摘が困難であるが，気道狭窄を生じると，無気肺，閉塞性肺炎，粘液栓などの2次性変化を伴い，診断可能となる。気管支周囲へ進展すれば腫瘤を形成する。肺門リンパ節や縦隔リンパ節などと一塊となると，肺血管への浸潤も生じうる。

小細胞癌は，神経分泌肺腫瘍のスペクトラムのうち，大細胞癌とともに最も悪性度の高い肺癌である。粘膜下に広く進展するため，初期には無症状のことが多く，症状出現時には広く進展する腫瘍となる。肺門部に好発し，上大静脈症候群や閉塞性肺炎（無気肺）を呈することがある。多発性の大きなリンパ節腫大のため，原発巣が不明瞭なこともある。

ある程度の大きさになった肺門部肺癌は胸部単純像でも容易に診断できる。右上葉が肺門の腫瘤により無気肺を呈した場合，腫瘤と無気肺の辺縁が逆S字型となる（inverted S sign）（**図6**）。

肺門部肺癌におけるCTやMRIの役割は，存在診断と手術可能患者の選択，すなわちステージングである。現時点では，手術適応が考えられるⅢA期と原則手術適応

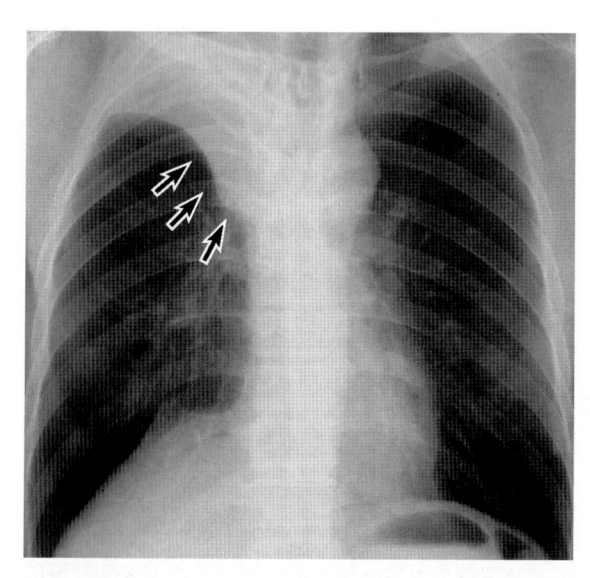

図6 逆S sign
右肺門部の肺癌による右上葉の無気肺のため，辺縁が逆S字を呈している（→）。肺門部の腫瘤は，剖検で低分化腺癌が確認された。

がないⅢB期に分けられ，T4とそれ以下を，N3とそれ以下を鑑別するのが重要である。肺門部の肺動静脈への腫瘍浸潤の評価には，単純CTでは不十分なこともあり，造影CTやMRIが有用となる。最近ではマルチスライスCTの良質なMPR（multi-planner reconstruction）画像が頭尾方向の進展の評価に有用である。また，CT virtual bronchoscopyも狭窄部末梢の気管支の観察にも利用できる。進展度診断にはMRIがCTに付加的情報を与える。無気肺や閉塞性肺炎などの2次変化と腫瘍部の識別にT2強調MRI像や造影MRIが有用である[4]〜[9]。また，MRIによる大血管浸潤の評価でも，血管内腔が無信号域となり，血管壁が描出され，CTより有用であるとの報告もある[8][10]。内腔の変形と動脈壁周囲の脂肪層の半周以上の消失が信頼性の高い所見といわれている[11]。

(2) 肺門リンパ節転移

通常，肺門リンパ節転移は肺癌によるものが大多数である[12]。肺癌以外で頭頸部癌，乳癌，腎癌，睾丸腫瘍，悪性黒色腫の頻度が多い。特に，腎癌では肺門リンパ節転移のみで縦隔リンパ節転移のないことがある[13][14]。

(3) 結核

1次結核症の特徴的X線像は，肺門縦隔リンパ節腫大と胸水である。胸膜直下の初感染巣からリンパ行性に肺門リンパ節に移行し，病変を形成する。リンパ節腫脹は通常一側性で，造影CTでは周囲に造影効果を有し，内部は乾酪壊死を反映して低吸収域を呈する（図7）。

2次結核で肺門リンパ節腫大が見られることは少ない。ただし，AIDS（acquired immunodeficiency syndrome）患者などの免疫低下患者に生じる結核症は，多彩な像を呈し注意が必要である。HIV（human immunodeficiency virus）感染の末期に発生した肺結核症は細胞免疫による特異的な反応を起こさないため，1次結核症に類似し，肺門リンパ節腫大も呈しうる[15]〜[17]。

(4) 縦隔腫瘍

中縦隔腫瘍も肺門異常影の一因となる。頻度の高い疾患は，悪性リンパ腫，Castlemanリンパ腫などのリンパ系腫瘍や気管支嚢胞や食道嚢胞である。頻度は低いが，迷走神経由来の神経原性腫瘍や心膜嚢胞，胸腺嚢胞も見られる。

Castlemanリンパ腫は，原因不明の良性リンパ増殖性疾患である。約70％が縦隔に発生し，特に肺門部に多い。Hyaline vascular typeとplasma cell typeに分類され，前者の頻度が90％と高い。Hyaline vascular typeは境界明瞭，辺縁平滑な腫瘤で，点状の石灰化が見られることがある。血流が豊富で均一に強く造影される（図8）。Plasma cell typeでは造影効果は弱く，発熱，貧血，血沈亢進，高γ-グロブリン血症などを伴う。この病型の一部は全身のリンパ節腫大を伴い，multicentric Castleman's diseaseといわれている。

(5) アミロイドーシス

肺アミロイドーシスは沈着様式により気管・気管支型，結節型，びまん性肺野型に

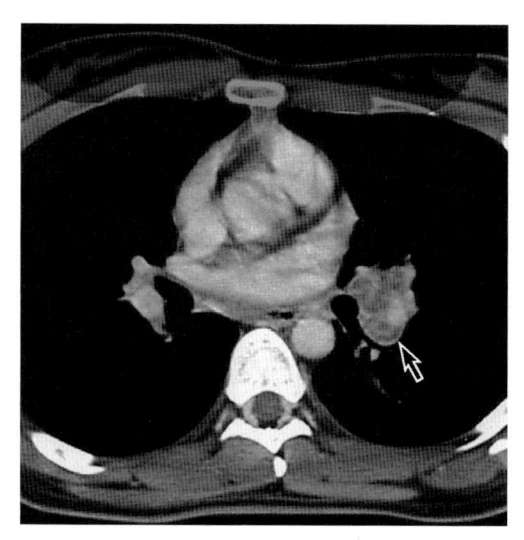

図7　1次結核症
縦隔，左肺門のリンパ節が腫大しており，内部は乾酪壊死のため低吸収を呈している（→）。

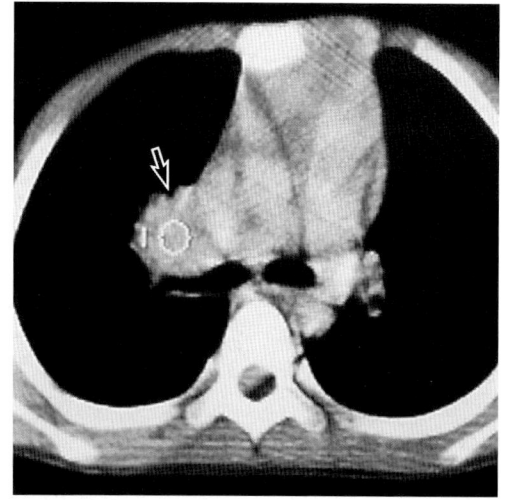

図8　Castleman リンパ腫
右肺門部に造影効果をもつ腫瘤を認める（→）。腫瘤の内部は均一で，壊死や石灰化は見られない。

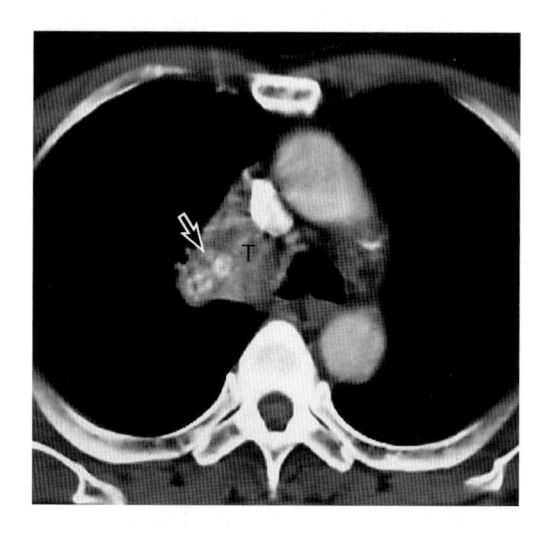

図9　アミロイドーシス
気管右側から肺門にかけて腫瘤を認め（T），内部には細かい石灰化が見られる（→）。気管支壁の肥厚と石灰化が見られ，右主気管支は狭窄していた。

分類される[18]。気管および気管支壁に結節を作る気管・気管支型が最も多い。

画像上は，気管および気管支壁に石灰化を伴う肥厚や腫瘤を認め，気管支の内腔は狭窄する。縦隔，肺門リンパ節腫大も見られ，内部に石灰化がみられる（図9）。

2）両側肺門腫大

（1）サルコイドーシス

サルコイドーシスは，原因不明の非乾酪性類上皮細胞性肉芽腫形成を特徴とする全身性疾患である。本症患者の約1/3は無症状で，検診などの胸部異常陰影で発見されることが多い。

第15章　限局性肺疾患（5）　201

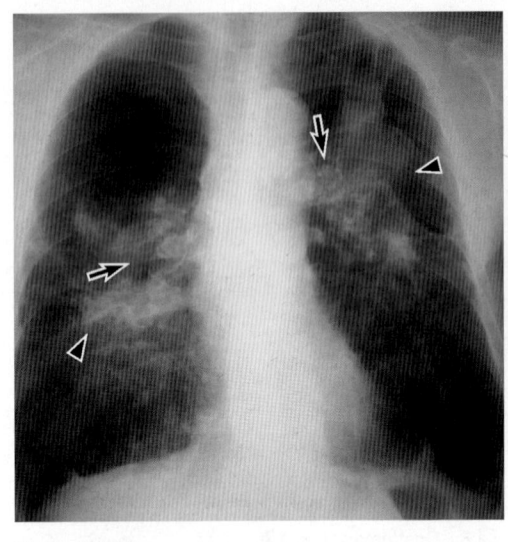

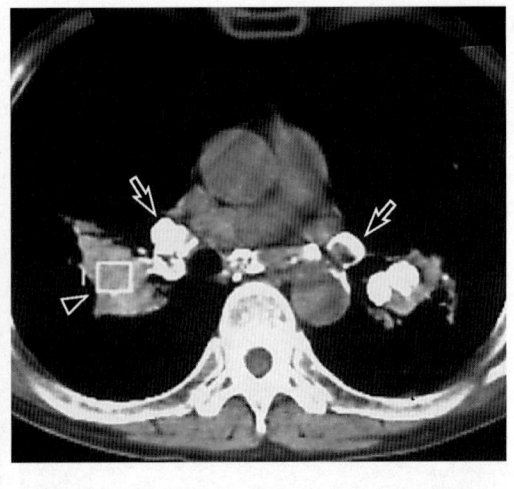

図10 珪肺症
- **a**：胸部単純正面像。両側肺門部に多発する卵殻状石灰化を伴う腫瘤影を認める（→）。両側中肺野には腫瘤影も見られる（▶）。
- **b**：胸部CT像。両側肺門に多発するリンパ節の石灰化が認められ（→），肺野には大陰影も見られる（▶）。珪肺に特徴的なリンパ節の卵殻状石灰化と進行性塊状線維症である。四角の囲みはCT値計測時のROIである。

病理学的には，非乾酪性肉芽腫がリンパ節や，気管支血管周囲や胸膜などのリンパ路が存在する広義の間質などに形成される。

胸部単純像では，両側肺門リンパ節腫大（bilateral hilar lymphadenopathy：BHL）と右傍気管リンパ節腫大を特徴とし（1-2-3sign），両側肺野の小結節影や腫瘤影など多彩な肺野病変が見られる。CT像，特にHRCT像では気管支血管周囲や肺静脈，胸膜の不整肥厚像や気管支壁に接する粒状影，多発結節影が認められる。胸部CT像ではあらゆる部位のリンパ節腫大が見られ，辺縁整，内部均一で融合傾向は少ない。

(2) 悪性リンパ腫

Hodgkin病（HD）と非Hodgkinリンパ腫（NHL）に大別される。欧米では半数程度がHDであるが，日本では90％以上がNHLである。胸郭内病変は多彩であるが，肺門縦隔リンパ節腫大の頻度が高い。肺実質病変はこれより少ない。

HDでは，前縦隔，気管気管支，傍気管リンパ節など上縦隔のリンパ節腫大が高率に見られる。その他，肺門リンパ節や気管分岐部などの腫大が見られる。NHLはHDと異なり中縦隔を侵すことが多い[19]。心臓部や後縦隔リンパ節はHDより高率に見られる。サルコイドーシスや小細胞癌との鑑別のために，生検を必要とすることもある。

(3) 珪肺症（**図10**）

遊離珪酸の吸入によって起こる。

画像所見の特徴は，主として上肺野優位に分布する小葉中心性ないしは胸膜直下の粒状影である。進行すると塊状影を形成し，周囲にブラや気腫を伴う。両側肺門リン

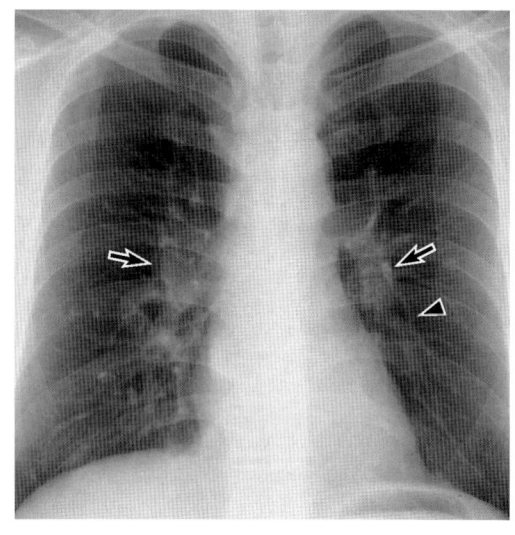

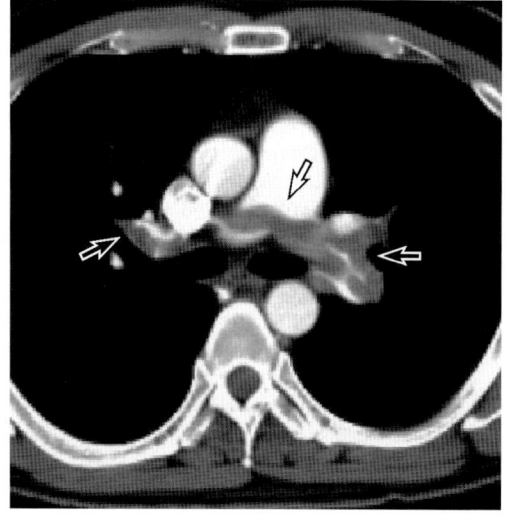

図11 肺塞栓症
a：胸部単純像。肺門血管影が目立ち（knuckle sign）（→），末梢血管は狭小化している（Westermark's sign）（▶）。
b：CT像で両側肺動脈に造影されない血栓を認める（→）。

パ節が腫大し，特徴的な卵殻状石灰化を呈す。肺結核と肺癌の合併に注意がいる。

3）肺動脈拡大

(1) 左心不全，僧帽弁狭窄症

肺動脈高血圧症は，前毛細血管性と後毛細血管性に分類されることが多く，原因は多岐にわたるにも関わらず，胸部単純像の所見は類似している。通常，主および肺門部肺動脈は拡張の後すぐ末梢で先細りを示す。原因により治療が異なるため，原因の同定は重要であるが難しい。

左心不全や僧帽弁狭窄症などの後毛細血管性に続発する肺高血圧症では，上葉の血管の拡張と下葉の血管の収縮（cephalization）を来す。しかし，厳密な鑑別点とはなりえない。胸部CTやMRI検査，臨床所見などの組合せ検査が必要なことが多い。

(2) 肺塞栓

急性の大きな肺塞栓では，肺門部肺動が拡張し（knuckle sign），末梢血管が狭小化する（Westermark's sign）（**図11**）。一側性のこともあるが，両側肺動脈の拡張も生じうる。診断では，肺動脈が良好に造影される造影CTの工夫が重要である。造影CTは，肺動脈内の血栓を良好に描出し，肺野病変の検出も可能で，最初に行うべき検査となりつつある。肺血流シンチで，欠損像を呈し，換気シンチが正常な，いわゆる換気血流ミスマッチによる核医学検査は，肺野末梢の血栓の診断や慢性症例の経過観察に有用である。

文 献

1) Fraser RS, Pare JA, et al. Diagnosis of diseases of the chest, 4th ed. 1999 ; 81-104.
2) Travis WD, Colby TV, Corrin B, et al. World Health Organization; histological typing of lung and pleural tumors; international histological classification of tumors, 3rd ed. Berlin; Springer-Ver-lag, 1999.
3) Colby TV, Koss MN, Travis WD, et al. Atlas of tumor pathology; tumor of the lower respiratory tract, fasc 13, ser 3. Washington DC; Armed Forces Institute of pathology, 1995 ; 157-78.
4) 楠本昌彦, ほか. 肺癌における Gd-DTPA enhanced MRI の有用性に関する臨床的研究. 日医放会誌 1992 ; 52; 358-71.
5) Kono M, et al. Clinical utility of Gd-DTPA-enhanced magnetic resonance imaging in lung cancer. J Thorac Imag 1993 ; 8; 18-26.
6) Webb WR, et al. Bronchogenic carcinoma; staging with MR compared with staging with CT and surgery. Radiology 1985 ; 156; 17-124.
7) Kameda K, et al. Detection of T-factor in lung cancer using magnetic resonance imaging and computed tomography. J Thorac Imag 1988 ; 3; 73-80.
8) 河野通雄, ほか. 肺癌病期分類と治療効果判定並びに再発診断における MRI の応用. 日医放会誌 1989 ; 49; 831-40.
9) Bourgouim PM, et al. Differentiation of bronchogenic carcinoma from postobstructive pneumonitis by magnetic resonance imaging; histopathologic correlation. J Thorac Imag 1991 ; 6; 22-7.
10) Webb WR, et al. MR imaging of thoracic disease; clinical uses. Radiology 1992 ; 182; 621-31.
11) 足立秀治, ほか. 肺癌における上大静脈, 胸部大動脈への浸潤診断; 切除例におけるCT, MRI の対比. 臨放 1990 ; 35; 803-10.
12) McCloudTC, et al. Intrathoracic lymph node metastases from extrathoracic neoplasms. AJR 1978 ; 131; 403-7.
13) Coppage L, et al. Metastatic disease to the chest in patient with extrathoracic malignancy. J Thorac Imag 1987 ; 2; 24-37.
14) Leigh TF, et al. Roentgen aspects of mediastinal lesions. Semin Roentgnol 1991 ; 180; 409-12.
15) Pitchenik AE, et al. The radiographic appearance of tuberculosis in patient with the acquired immunodeficiency syndrome (AIDS) and pre-AIDS. Am Rev Respir Dis 1985 ; 131; 393-6.
16) Kramer F, et al. Delayed diagnosis of tuberculosis in patients with human immunodeficiency virus infection. Am J Med 1990 ; 89; 451-6.
17) Goodman PC. Pulmonary tuberculosis in patients with acquired immunodeficiency syndrome. J Thorac Imag 1990 ; 5; 38-45.
18) Fraser RG, Pare JA. Amiloidosis. Diagnosis of diseases of the chest, 4th ed. 1999 ; 2708-18.
19) North LB, et al. Thoracic lymphoma. Radiol Clin North Am 1991 ; 28; 745-62.

第16章 縦隔・胸膜・胸壁疾患（1）

前縦隔腫瘍

▶▶ 症　例

症例 1

22歳，男性。就職時の健康診断でX線写真上の胸部異常陰影を指摘されて来院した。来院時の胸部単純正面像（図1a）と側面像（図1b）を示す。理学的に異常を認めない。腫瘍マーカはすべて陰性であった。単純撮影上の所見と鑑別診断をあげよ。

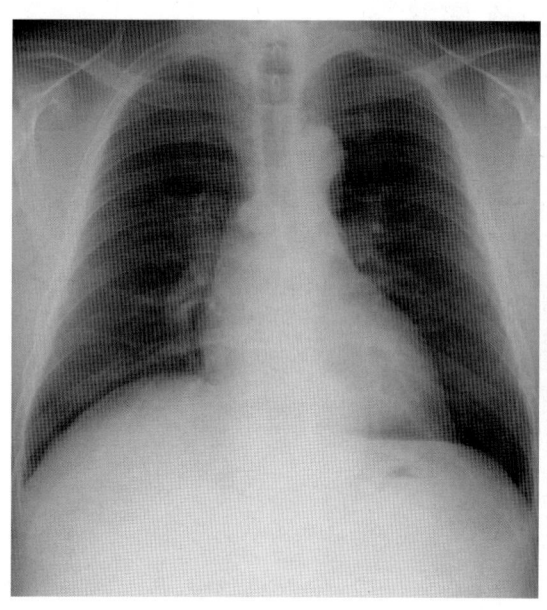

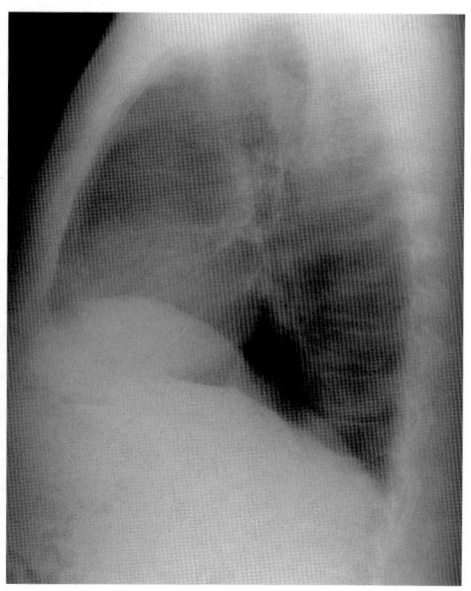

図1　a｜b

症例 2

72歳，男性。住民検診で胸部単純像上異常所見を指摘され精査目的で来院した。最近軽度の労作時呼吸困難感を覚えている。来院時の胸部単純正面像（図2a）と側面像（図2b）を示す。異常所見はどこにあるか。考えうる診断は何か。

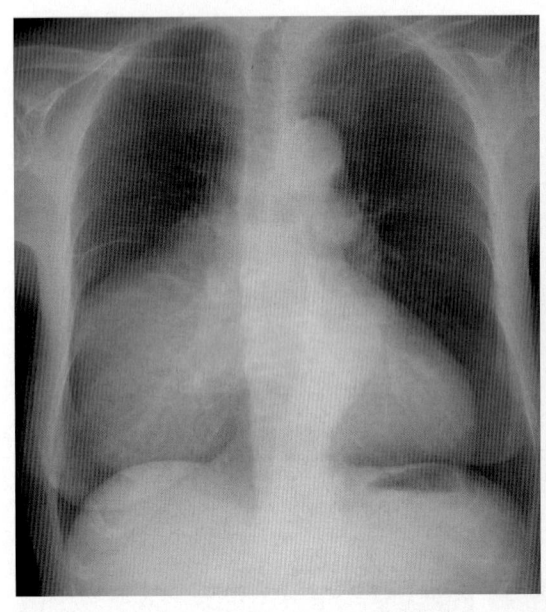

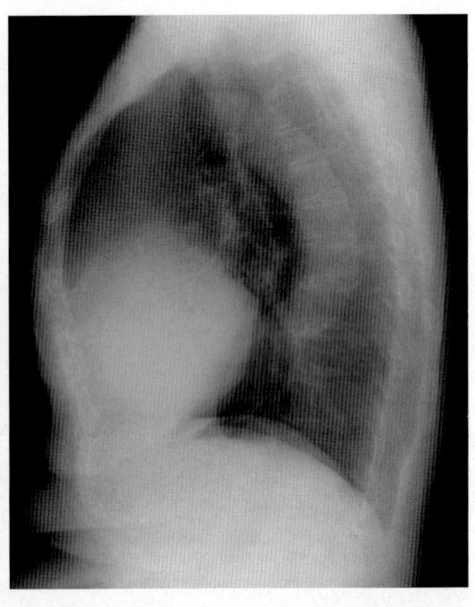

図2 a｜b

▶▶ 所見の解説と鑑別診断

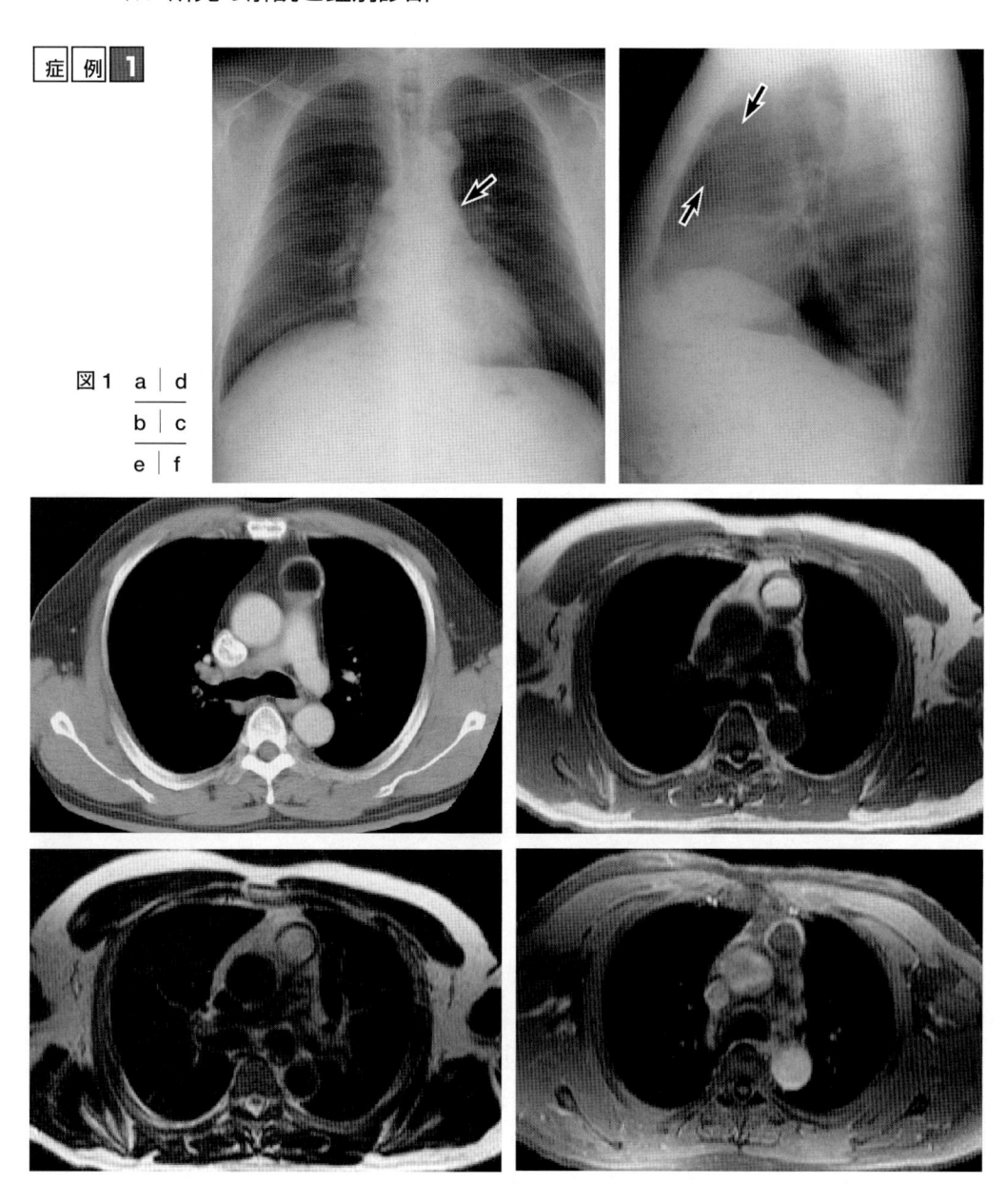

症例 1

図1 a｜d
　　b｜c
　　e｜f

　胸部単純正面像（図1a）では，縦隔陰影左側に突出する腫瘤陰影を認める（→）。側面像（図1b）では腫瘤陰影は心臓の前方の前縦隔（→）に存在しており前縦隔腫瘤の所見である。前縦隔腫瘤の鑑別として奇形腫，胸腺腫，縦隔胚細胞腫瘍，リンパ腫，胸郭内甲状腺腫などがあげられる。造影CT像（図1c）では左前縦隔に脂肪を含むやや壁の厚い嚢胞性腫瘤が見られ，脂肪と液体による液面形成が見られる。MR T1強調像（図1d），T2強調像（図1e）では，CT像で脂肪の濃度を示した部は皮下脂肪

第16章　縦隔・胸膜・胸壁疾患（1）　207

と同一の高信号を示し，脂肪抑制パルスを加えた脂肪抑制T1強調画像ではこの高信号は抑制されている（**図1f**）。囊胞性奇形腫（mediastinal dermoid）の症例である。

症例 2

図2 a|d
　　 b|c

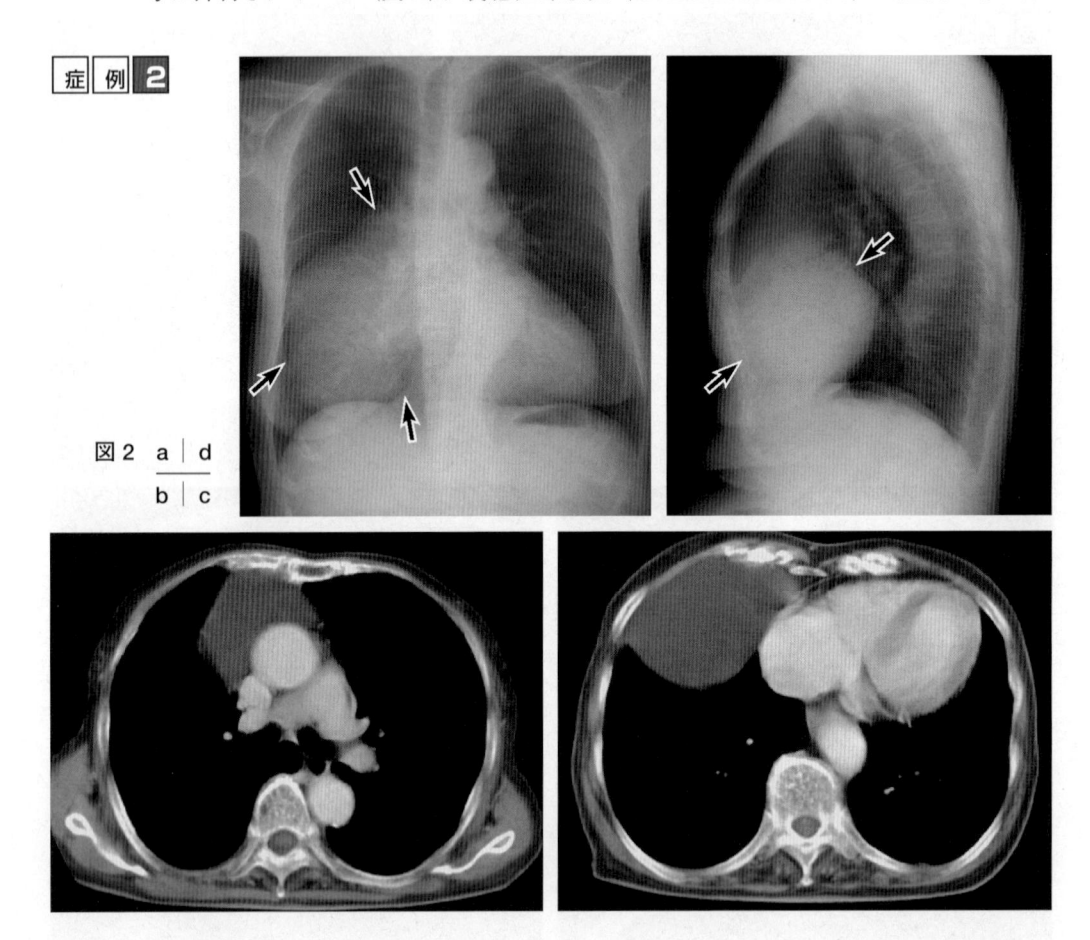

　胸部単純正面像（**図2a**）では心陰影右縁をシルエットする腫瘤陰影が認められる（→）。側面像（**図2b**）では異常陰影は心陰影に重なって認められる（→）。前縦隔腫瘍の所見である。造影CT像の所見（**図2c, d**）では心陰影右に接して造影効果を示さないほぼ水の濃度を示す腫瘤が見られ，胸腺囊胞や心膜囊胞が鑑別診断として考えられる。比較的頭側のレベルでは，腫瘤の後縁は上大静脈の深さに及んで終わっている（**図2c**）。この症例の最終診断は胸腺囊胞であった。

> **ポイント**
> 1. 縦隔の区分と縦隔の立体的な広がり
> 2. 前縦隔腫瘤の単純撮影，CT，MRによる鑑別診断

▶▶ 1. はじめに

　縦隔腫瘍の鑑別診断にあたってその発生部位を正確に同定することは重要である。すなわち一般的な病理学や外科学の教科書では，前縦隔には胸腺腫，奇形腫，胸郭内甲状腺腫，悪性リンパ腫が多いとされ，この腫瘍の頭文字がすべてT（thymoma, teratoma, thyroid, terrible lymphoma）で始まる（悪性リンパ腫のみTでは始まらないが，前縦隔リンパ腫は巨大な腫瘤を形成し，呼吸困難などの臨床症状が強く進行が早いことからterribleを付けてこうよぶ）ことから4T's in the anterior mediastinumとよばれる。これに対して中縦隔では気管支原性嚢胞や食道重複嚢胞などの前腸嚢胞，リンパ節腫大，食道や気管に関連した腫瘍が多い。また後縦隔では神経原性腫瘍が圧倒的に多いが，神経腸管嚢胞や気管支原性嚢胞，椎体腫瘍，髄膜瘤，奇形腫なども発生しうる。このように縦隔腫瘍性病変ではその正確な部位を同定できれば鑑別診断が容易になる[1)2)]。

1）縦隔の立体的広がりと縦隔のX線解剖

　縦隔は前縦隔，中縦隔，後縦隔の3つに区分されるのが一般的である。しかし，この用語はどのような区分を用いるかによってズレが生じることがあるので，縦隔腫瘍の鑑別診断を部位に基づいて考える時に，自分がどの区分に基づいているかと，各区分に発生しやすい腫瘍性病変のリストが，それに正しく相応したものかを十分に理解しておく必要がある。

　一般的な解剖学教科書の記載によれば，前縦隔は心臓大血管の前，中縦隔は気管食道周囲，後縦隔は脊椎の近傍と記載されている。CTの出現以前はこの縦隔の区分は胸部単純撮影側面像に投影されて利用されてきた。解剖学的記載をそのまま胸部単純撮影に適用すると図のようになる（**図3**）[3)]。このような縦隔の区分を実際の症例に当

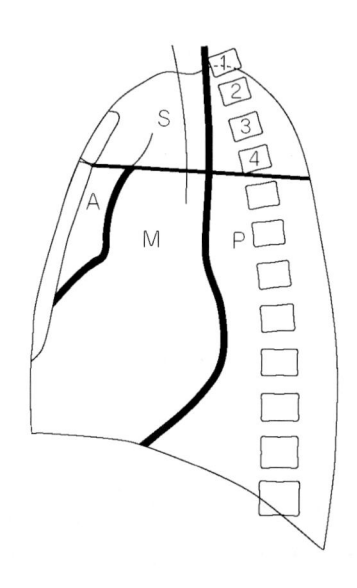

図3　解剖学的縦隔区分のシェーマ
Meschanの教科書の記載による前縦隔A，中縦隔M，後縦隔P，上縦隔Sの区分である。
前縦隔を心臓大血管の前方，後縦隔を心陰影の後方，中縦隔をその間とする区分であり，解剖学の教科書の記載をそのまま胸部側面像に投影するとこのような区分になる。第4胸椎下縁と胸骨体部下縁を結んだ線より上部を上縦隔として区別することもあるが，上縦隔は頸と縦隔の連続路であり，これを特別に区分する必要性に乏しい。
[文献2）酒井文和，曽根脩輔，河合　卓，ほか．縦隔のX線解剖と各種画像診断法の有用性．呼吸1990; 9 : 829-36. より改変引用]

てはめると症例2のように胸腺起源の腫瘤の約半数が中縦隔に発生することになり，胸腺腫瘍が前縦隔に多いという一般的な記載が正しいものではなくなる．Felsonは縦隔腫瘍の部位による鑑別診断が正しく行われるために，胸部側面像でどのような縦隔区分を行ったらよいかを臨床データから検討した結果図のような区分を提唱した（図4）[4]．すなわち前縦隔の後縁は心陰影の後縁，中縦隔の後縁を脊椎の前縁から1cm後方に引いた線とする区分である．Felsonの区分は一見して解剖学の記載と矛盾することになるが，その明確な説明にはCTによる縦隔の立体的な広がりの検討が必要であった．

曽根らは縦隔腫瘍の単純像とCT像の対比から，縦隔を次のように区分した[1)5)]（図5）．すなわち従来の前縦隔に相当してprevascular zone，中縦隔に相当してcentral zone，後縦隔に相当してparaveretebral zoneに分類する区分である．この区分によれば，縦隔は脂肪組織に満たされた一種のpotential space（図6）であり，おのおのの立体的な広がりをもっている．前縦隔は正中部では心臓大血管の前であり，胸部側面像では胸骨後方の領域に相当するが，左右の外側部では肺門の深さまで広がっており，胸部側面像にこれを投影するとほぼ心臓の陰影に重なる部位に相当することになる．事実小児の胸腺組織は肺門の深さまで広がっており，したがってこの部に胸腺組織の遺残があることは決してまれではなく，胸腺腫の約半数が胸部単純側面像で心臓に重なる位置に陰影を示すことは何の不思議もないことになる．中縦隔はCTでは気管気管支食道周囲の領域であり，後縦隔は傍椎体領域に相当する点はFelsonの区分に準じている．ただし，後縦隔腫瘍の大部分を占める神経原性腫瘍は，胸椎神経根付近から発生することが多く，したがって脊椎の近傍でも背側近くにその陰影を示すことが多い．

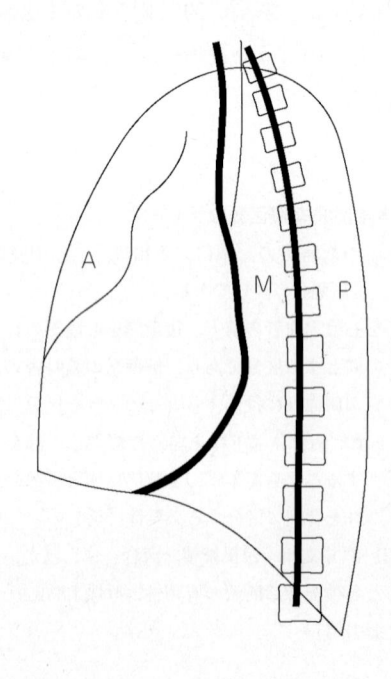

図4 Felsonの縦隔区分のシェーマ
前縦隔A，中縦隔M，後縦隔P．
前縦隔の後縁は気管後縁から心陰影の後縁，中縦隔の後縁は椎体の前縁から1cm後方に引いた線とする区分である．
[文献2) 酒井文和，曽根脩輔，河合 卓，ほか．縦隔のX線解剖と各種画像診断法の有用性．呼吸 1990; 9 : 829-36. より改変引用]

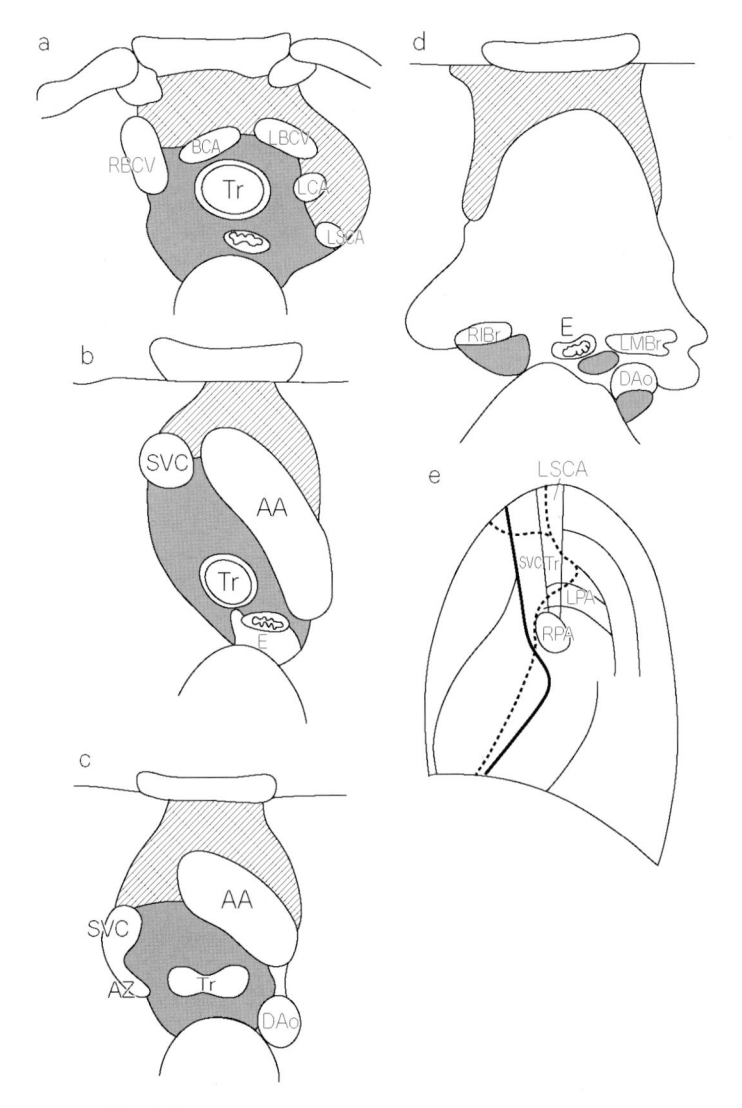

図5 曽根によるCTでの縦隔区分のシェーマ

 a〜d：各レベルにおけるprevascular zone，central zoneの広がりを示す。
  前縦隔はprevascular zone（斜線部），中縦隔はcentral zone（点線部），後縦隔は傍椎体領域に相当する。AA：大動脈弓，AAo：上行大動脈，BCA：腕頭動脈，DAo：下行大動脈，LSCA：左鎖骨下動脈，E：食道，LBCV：左腕頭静脈，RBCV：右腕頭静脈，LCCA：左総頸動脈，RBr：右主気管支，LBr：左主気管支，RV：右室，TR：気管，SVC：上大静脈。
 e：胸部側面像上。実線でprevascular zoneの右後縁を，破線でprevascular zoneの左後縁を示す。ほぼFelsonの区分に近くなりFelsonの区分の妥当性がよく説明できる。

［文献2）酒井文和，曽根脩輔，河合 卓，ほか．縦隔のX線解剖と各種画像診断法の有用性．呼吸1990; 9：829-36．より改変引用］

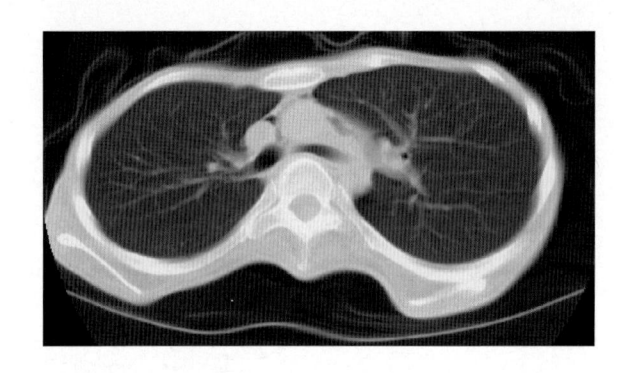

図6 縦隔気腫
原因不明の縦隔気腫症例であり前縦隔の広がりがよく示されている。左前縦隔では空気が大動脈弓部沿いに肺門部の深さまで広がる。右前縦隔の後縁は上大静脈であることもよく分かる。

　さらに中縦隔腫瘍が後方に発育し，脊椎前縁を越えて後方に発育することはまれではなく，後縦隔の前縁を脊椎前縁から1cm後方におくのはこの点から考えても極めて合理的である。第4胸椎上縁と胸骨体上縁を結ぶ線から上方を上縦隔として区別する区分もあるが，縦隔と頸部は上下に連続性を有する構造であり，特に縦隔上部を区別する根拠に乏しい[6]。このようにCTを用いて縦隔の区分を検討し直しても，Felsonの区分は縦隔の各区分に好発する腫瘍性病変の一般的なリストとの整合性が高くまた簡便であることからその臨床的価値は大きいと考えられる。
　Heitzmanはその代表的な教科書であるThe Mediastinumにおいて独特の縦隔区分とそれに基づく鑑別診断を提唱した（図7）。この区分によれば心臓の前縁より前方を前縦隔anterior mediastinum，それより後方を右では奇静脈弓，左では大動脈弓により上下に区分し，おのおのsupraazygotic area, infraazygotic area, supraaortic area, infraaortic areaと区分した。また後縦隔と肺門部を一つの領域として区分した。またHeitzmanの区分による前縦隔はFelsonの区分による前縦隔よりも大分狭く，当然のことながら縦隔の各区分に発生しやすい腫瘤のリストもこれに相応したものを用いなければならない。Supraazygotic areaやsupraaortic areaには中縦隔腫瘍や神経原性腫瘍などが見られ，奇静脈や大動脈弓が腫瘍の下方への進展に対してbarrierの役割をなしている。

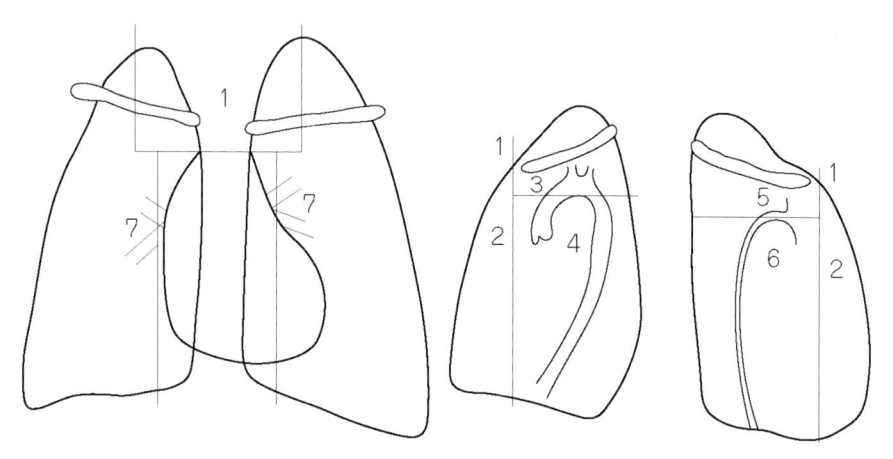

図7 Heitzmanの縦隔区分のシェーマ

Heitzmanの教科書による縦隔の区分。大動脈弓と奇静脈弓を中心に縦隔を区分する

1：thoracic inlet 頸部と縦隔をつなぐ領域で第1肋骨を通過する断面を含む狭い範囲。
2：anterior mediastinum 上行大動脈と上大静脈の前面で thoracic inlet の下方に連続し横隔膜に至る領域。
3：supraaortic area anterior mediastinum の後方で大動脈弓の上方の部分。
4：infraaortic area anterior mediastinum の後方で大動脈弓の下方の部分。
5：supraazygotic area anterior mediastinum の後方で奇静脈弓の上方に位置する部分。
6：infraazygotic area anterior mediastinum の後方で奇静脈弓の下方に位置する部分。
7：hila，中枢部気管支や肺門の大血管を含む部分。

［文献2）酒井文和，曽根脩輔，河合　卓，ほか．縦隔のX線解剖と各種画像診断法の有用性．呼吸 1990; 9： 829-36．より改変引用］

2）前縦隔に発生する腫瘍性病変の放射線学的鑑別診断

　前縦隔が実際にどの領域を指すかは，どのような区分を使用するかによって大きく異なる。一般的な理解である前縦隔に胸腺腫，奇形腫，胸郭内甲状腺腫が多いという命題を正しいものとするためには，Felsonの区分が簡便で使いやすい。単純撮影でのこれらの腫瘍間での鑑別診断は，腫瘍内部に歯牙や明らかな脂肪組織による透亮像が認められない限りは困難である。歯牙と思われる石灰化像や脂肪による透亮像がある場合は奇形腫との診断が可能である。また石灰化自体は，胸腺腫や胸廓内甲状腺腫でもまれでなく認められる。

　前縦隔腫瘍の鑑別診断で最も一般的な役割をなしている診断手法はCTであり，これを補うものとしてMRやエコー，核医学検査がある。CTは腫瘍の縦隔内部での正確な局在を示すとともに，その内部構造についても重要な情報を与える。すなわちCTでは単純撮影に比べて組織間コントラストが良好であるために，脂肪や石灰化の検出が容易である。また腫瘍内部のCT値に基づいて液体を含む囊胞性腫瘍と軟部組織からなる充実性腫瘍を鑑別することができる。清澄な液体は内部のCT値が0の水に近い値を示し，CT値が30〜40以上の軟部組織と鑑別が可能である。囊胞性腫瘍内部に出血などを起こしたり蛋白濃度に富む粘調な液体を含む囊胞性腫瘍はCT値が

やや高くなり，時に石灰化の濃度を含む高吸収値（＞100HU）を示すこともある。このような場合には嚢胞性腫瘍であることを示すのに経静脈性にヨード造影剤を投与して造影剤増強効果がまったくないことを示す必要がある。嚢胞の壁の厚みはさまざまで，厚いものから薄いものまである。また腫瘍内部に脂肪や歯牙が存在する場合には，奇形腫との診断が可能であるが，CTは脂肪や歯牙の検出にも有用である。石灰化は種々の充実性腫瘍，嚢胞性腫瘍に見られるが，その形態は腫瘍によりやや異なるので，鑑別診断上有用である。胸腺腫の石灰化はしばしば腫瘍の分葉構造の隔壁に生じるので弧状の石灰化は胸腺腫に最もよく見られるパターンである。また卵殻様石灰化は放射線治療後のホジキンリンパ腫や珪肺症のリンパ節腫大，サルコイドーシスで認められることがある。歯牙は奇形腫に特徴的である。胸郭内甲状腺腫にも石灰化を伴うことはまれではない。このような所見に基づいても，充実性腫瘍間でのCTによる腫瘍の鑑別診断はさほど容易ではないが，胸腺腫は比較的強い造影効果を示す。

▶▶▶ 2．各腫瘍のCT像

1）縦隔嚢胞性腫瘍

内部は液体を含むために原則的には水の濃度を示す（図2）。しかし，胸腺嚢胞はしばしば内部に出血を伴いやや高い吸収値を示す。このような場合でも造影剤増強効果は示さない点から充実性腫瘍と鑑別できる。嚢胞の壁は薄いものから厚いものまでさまざまであるが，胸腺嚢胞の多くや心膜嚢胞は壁が均一で薄い。これに対して脂肪成分を含まない皮様嚢腫（dermoid cyst）は厚い壁を示すことが多い。いわゆる皮様嚢腫は内部に皮脂を主体とする粥状物質を入れた嚢胞性腫瘍で，皮膚とその付属器主体の外胚葉由来の成分のみからなる特有の嚢胞性腫瘍である（図8）。しかし，丹念な病理学的検索により，中胚葉あるいは外胚葉成分も証明できることが多く病理学的に正しい言葉でいえば，その多くは嚢胞性奇形腫である。

2）胸腺腫および胸腺癌

胸腺腫は時にparaneoplastic syndromeを伴い，最も頻度が高いものは重症筋無力症である。胸腺腫の約20％に重症筋無力症が合併するとされる。逆に重症筋無力症の約20％に胸腺腫の合併が見られ，特に中年以降に急速に発症した全身型に胸腺腫の合併頻度が高いとされる。その他に胸腺腫に合併する疾患として，赤芽球癆や血小板減少症などが有名である。胸腺腫では，細胞学的あるいは組織学的な悪性度と臨床的な悪性度が一致せず，組織学的な所見とは別に，肉眼的に浸潤傾向や胸膜播種を伴う浸潤性胸腺腫と，肉眼的に被包化され浸潤傾向に乏しい非浸潤性胸腺腫に分類され，臨床的な悪性度は組織学的な所見よりも手術時に肉眼所見に依存する。しかし，組織学的にも悪性度が高く明らかに癌であるものを胸腺癌とし，扁平上皮癌が多いもののあらゆるタイプの癌が胸腺に発生することが報告されている。

しかし，最近の胸腺腫のWHO分類では，胸腺上皮性腫瘍を細胞形態に基づきtype A，AB，B1，B2，B3，Cに分類している。胸腺腫の細胞異型が高度になれば浸潤性の傾向が強くなることが示され，type Cは胸腺癌である。WHO分類での胸腺腫の組織学的，細胞学的異型度とそのCT像を比較した報告では，胸腺腫の組織学的細胞学的異型度が高くなるほど腫瘍辺縁の分葉状構造や内部の不整が高度になる傾向にあるが，互いのoverlapがかなり大きいとされる。一般的には良性である非浸潤性胸腺腫であれば腫瘍は丸く，縦隔の脂肪との境界が極めて整で明瞭である（図9）。浸潤性の傾向は強くなるにしたがって辺縁は不整で分葉状，脂肪との境界も不明瞭になる傾向がある。浸潤性胸腺腫ではしばしば扁平な形態を示し，縦隔の大血管沿いに進展する傾向がある（図10）。腫瘍と肺との境界が分葉状であれば，浸潤または線維性の癒着を起こしている可能性が高いとされる。胸腺癌と胸腺腫の鑑別は困難なことがあるが，胸腺癌を疑う所見として，辺縁が高度に不整である時やリンパ節腫大や血行性遠隔転移を早期に示す時などである（図11）。

　胸腺腫は胸腺癌でない限りは早期に血行性転移を示すことはまれで，その最も多い

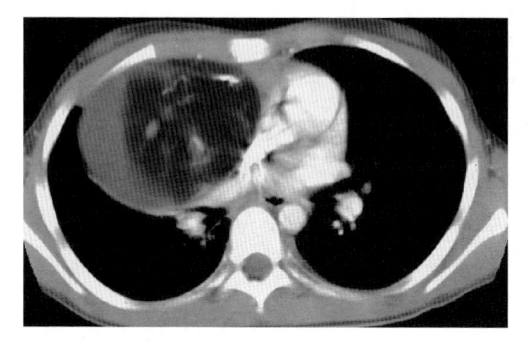

図8　奇形腫造影CT像
左前縦隔に脂肪を示す低吸収を含む腫瘤が認められる。脂肪以外に液体成分，軟部組織成分や石灰化巣も含んでいる。

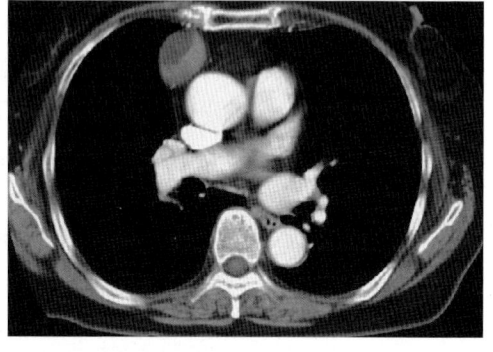

図9　非浸潤性胸腺腫造影CT像
右前縦隔に境界鮮明で楕円形，内部に囊胞変性と思われる大きな低吸収域を含む軟部組織腫瘤が認められる。縦隔の脂肪組織との境界は整で明瞭であり，浸潤傾向に乏しい。

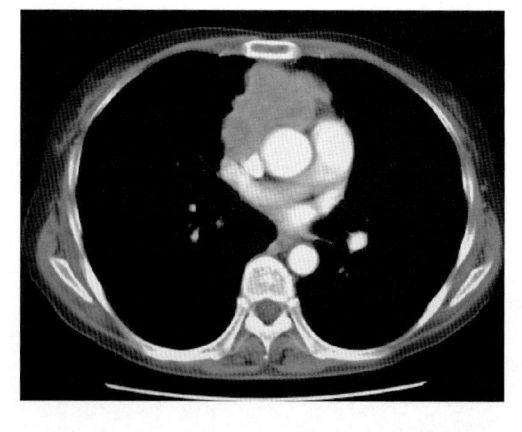

図10　浸潤性胸腺腫造影CT像
縦隔腫瘤と右肺の境界は分葉状で腫瘤の内部構造もやや不均一である。腫瘤はやや扁平な形態を示している。

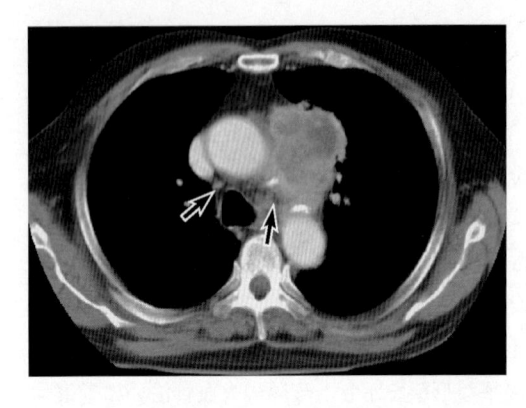

図11 胸腺癌造影CT像
前縦隔腫瘤の辺縁は高度に不整で，リンパ節腫大（→）を伴う。

再発転移形式は局所再発と胸膜播種である。胸膜播種巣は重力効果により最も尾側で背側よりの部位に生じることが多いので胸腺腫のCTを行う場合には十分尾側（少なくとも腎臓のレベルまで）まで検査範囲を広げて行うべきである（図12）。また胸腺組織は発生学的には頸部の頸動脈鞘内を下降するので，頸部に胸腺腫が発生することは決してまれではないことにも注意すべきである。

3）悪性胚細胞腫瘍，その他の前縦隔腫瘍

悪性胚細胞性腫瘍は，画像的には特徴はないが，若年者男性に多いこと，腫瘍マーカーなどが質的診断の参考になることなど，質的な診断のためには画像や臨床情報，検査所見などを総合的に判断する必要がある（図13）。精上皮腫と非精上皮腫でその予後が大きく異なる。一般的には非精上皮腫瘍は出血や変性などが強く不均一な内部構造を示しやすいとされるが，悪性胚細胞腫は多くの組織学的な成分が混在することがまれでなく，画像的な鑑別は容易ではない。

胸郭内甲状腺腫は実際には前縦隔よりも中縦隔に腫瘤を形成することが多いが，ほとんどの場合甲状腺下極との連続性が証明できる。多くの例は組織学的に腺腫様甲状腺腫である。

悪性リンパ腫は時に前縦隔に巨大な軟部組織腫瘤を形成する。前縦隔に巨大な腫瘤を形成するリンパ腫には，織学的には硬化型びまん性B細胞性非ホジキンリンパ腫あるいは胸腺原発の前駆型T細胞性リンパ腫（リンパ芽球性リンパ腫），結節硬化型ホジキンリンパ腫が多い（図14）。しばしば巨大な腫瘤のために気管や食道の圧迫を来し，高度の呼吸困難を起こす。緊急検査での確定診断と早急な治療が必要である。CT像やMR像上の特徴的所見として，大動脈やその主要分枝，時に大静脈が腫瘍に取り巻かれながらもその内部を貫通する像が見られることがある（図14）。これは腫瘍が血管を中心に多中心性に発育し，しかも腫瘍が比較的柔らかいことと関連しているものと思われる。

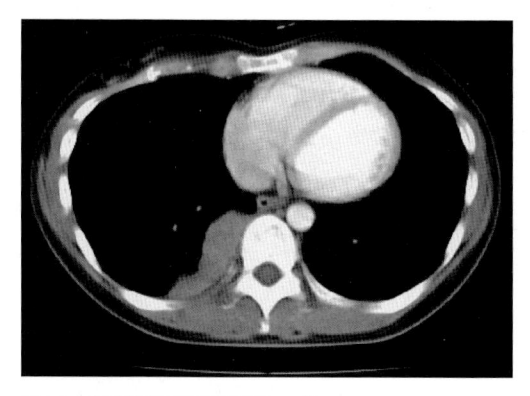

図12 胸腺腫胸膜播種造影CT像
右後胸壁に肺実質外腫瘍を認める。胸腺腫の胸膜播種巣である。

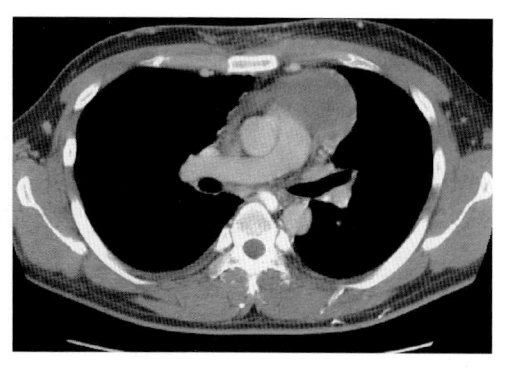

図13 悪性胚細胞腫瘍造影CT像
両側前縦隔にわたる軟部組織腫瘤を認める。悪性胚細胞腫瘍の症例である。

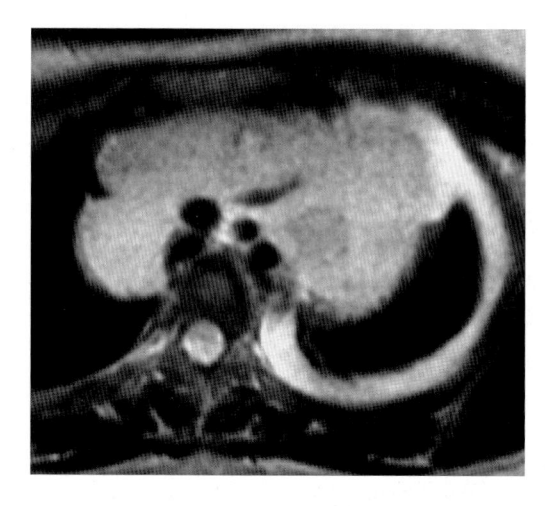

図14 悪性リンパ腫，びまん性B細胞性リンパ腫 MRT2強調像
前縦隔と中縦隔にわたる腫瘤が見られるが，腫瘤内部を無信号を示す左腕頭静脈や頸動脈が貫通している。また腫瘤内部には薄い隔壁に分かたれた分葉状の構造も認められ，その内部は周辺よりやや低い信号強度を示している。

4）MRI，超音波はCTに何を付け加えることができるか

　MRIにはこれら充実性縦隔腫瘍の鑑別診断能の改善が期待されていた。MRI特にT2強調像はその組織間コントラストが非常に高く，腫瘍の内部構造をより明瞭に表すとされる。嚢胞性腫瘍ではその内部が液体であることを反映して，T1強調像で低信号，T2強調像で高信号を示す（**図15**）。ただし，出血性の内溶液や蛋白濃度の高い粘稠な液体はT1強調像で信号強度が上昇する[8]。また高度に粘稠な液体ではT2強調像での信号強度が低下する傾向にある。

　MRではCTに比べて石灰化巣の検出が容易でない。通常石灰化巣はMRで無信号となるが，石灰化の大きさや形態によってはT1強調像で高信号を示すこともあり，石灰化巣の信号強度は複雑である。また脂肪の検出もT1強調像で高信号であれば脂肪の存在を疑うが，T1強調像で出血や高蛋白濃度の粘稠な液体なども高信号を示し，T1強調画像で高信号を示す組織がすべて脂肪によるものではない。脂肪の存在を証明するためには各種の脂肪抑制画像（STIR，選択的脂肪抑制画像，選択的水励起画

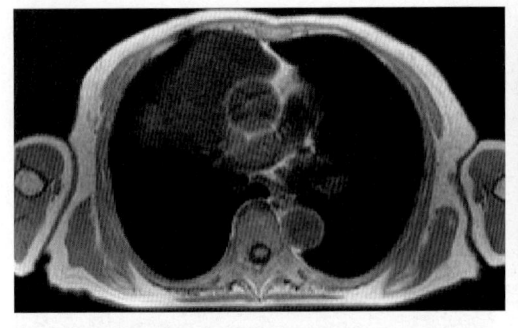

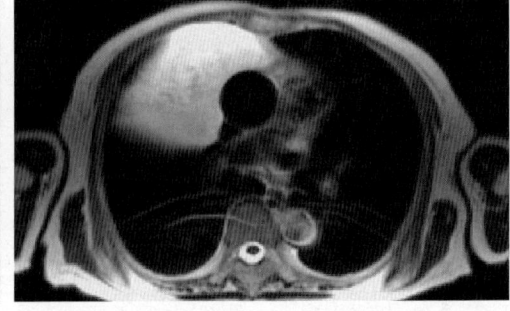

図15 胸腺腫胸膜播種造影CT像
 a： 胸腺嚢胞T1強調像
　　右前縦隔の腫瘤は，脊椎管内の脳脊髄液と同等の低い信号強度を示している。
 b： 胸腺嚢胞T2強調像
　　腫瘤は，脊椎管内の脳脊髄液と同等の高い信号強度を示す。心臓大血管の拍動により内部の液体が移動しているためか，腫瘤内部の信号強度の低下している部分も見られる点に注意が必要である。

像，in phase 画像とout-of-phase画像の比較など）で信号強度の低下が見られることを確認しなければならない（**図1**）。また脂肪に結合するプロトンの共鳴周波数が水分子のプロトンとわずかに異なることは，画像上では周波数軸方向の位置ズレとして現れ，chemical shift artifactとよばれ脂肪組織の存在を示す一つの所見である。奇形腫では脂肪の存在する部がT1，T2強調像で高信号を示し，各種脂肪抑制画像でこの信号強度が低下することが証明される。胸郭内甲状腺腫は上下方向の発育が冠状断像や矢状断像で把握しやすい。

　充実性腫瘍においては，胸腺腫でその分葉状構造がMR像上の特徴的所見として報告された（**図16**）[9]。しかし，その後の画像病理連関の検討から，MRIの組織間コントラストもまだ不十分であり，縦隔腫瘍の肉眼病理像の非特異性からも充実性腫瘍の十分な鑑別診断にはまだ不十分であることが分かってきた。すなわち胸腺腫の特徴的所見と思われた分葉状構造は精上皮腫や悪性リンパ腫（**図17**）でも見られることがあり，現在では厚い隔壁をもつ分葉のみが胸腺腫に特徴的な所見であると考えられている（**図16**）。

　MRの多方向性の断層像は腫瘍の進展方向や進展範囲を把握するうえで極めて有用である。腫瘍と大血管の位置関係や縦隔大血管への腫瘍浸潤の有無については，横断像のみならず冠状断像など多方向の断層像が撮影できるMRの有用性が高いとされる。

　超音波診断も比較的高い組織間コントラストを有し，腫瘍の内部構造をある程度反映した画像が得られる。しかし，最大の欠点は骨や肺の空気に囲まれており適当な音響窓が得にくいことであり，縦隔腫瘍の診断にあまり普及はしていない。しかし，逆に音響窓が得られればリアルタイムにその動きが見え，腫瘍と縦隔大血管や心臓との癒着浸潤の有無を判断することや，生検のガイドとして有用性が高い。

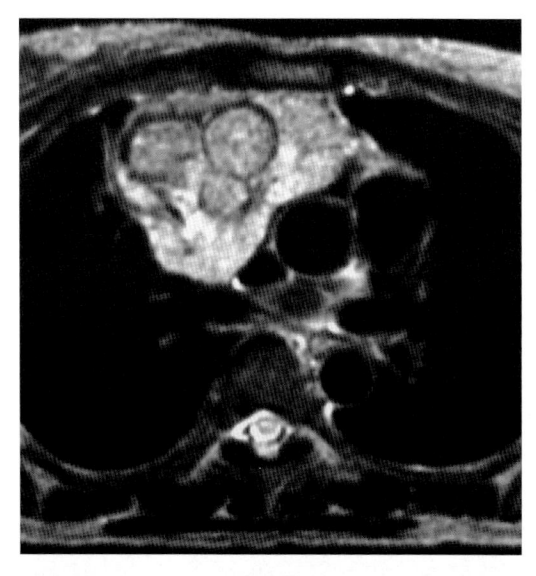

図16 浸潤性胸腺腫MRT2強調像
浸潤性胸腺腫のT2強調像であるが，低信号を示す厚い隔壁により分かたれた分葉状構造が明瞭である。

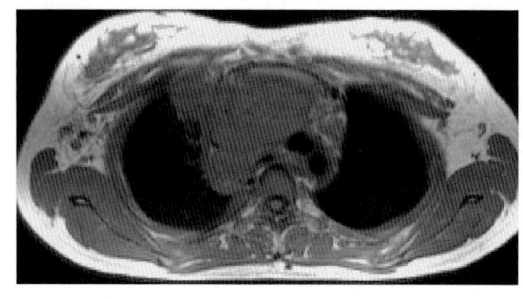

図17 前縦隔硬化型B細胞性非ホジキンリンパ腫
中等度の信号強度を有する巨大な腫瘤が見られる。腫瘤内部には低信号性の隔壁により分かたれた分葉状構造を認める。

文 献

1) 曽根脩輔．縦隔疾患概論．呼吸器疾患の画像診断．曽根脩輔編．東京：南江堂，1986：284-93.
2) 酒井文和，曽根脩輔，河合 卓，ほか．縦隔のX線解剖と各種画像診断法の有用性．呼吸1990; 9:829-36.
3) Meschan I. Analysis of roentogen sign in general radiology. Philadelphia : WB Saunders 1973 : 995-1024.
4) Felson B. Chest Roentogenology. Philadelphia : WB Saunders 1973 : 380-420.
5) Sone S, Higashihara T, Morimoto S, et al. Potential spaces of the mdsiatsinum : CT pneumomediastinography. AJR 1982 ; 138 : 1051-7.
6) Oliphant M, et al. The cervicothoracic continuum. Radiology 1976 ; 120 : 257-62.
7) Heitzman ER. The mediastinum, 2nd ed. New York : Springer-Verlag 1988 : 1-4.
8) Murayama S, Murakami J, Watanabe H, et al. Signal intensity characteristics of mediastinal cystic masses on T1-weighted MRI. J Comput Assist Tomogr 1995 ; 19 : 189-192.
9) Sakai F, Sone S, Kiyono K, et al. MR imaging of thymoma. AJR 1992 ; 158 : 751-6.

# 第17章

縦隔・胸膜・胸壁疾患（2）

中縦隔，後縦隔腫瘍

▶▶ 症 例

症例 1

　48歳，女性。集団検診で異常陰影を指摘され来院。自覚的，他覚的に異常を認めない。来院時の胸部単純正面像と側面像を示す（**図1**a，b）。最も考えうる疾患は何か。

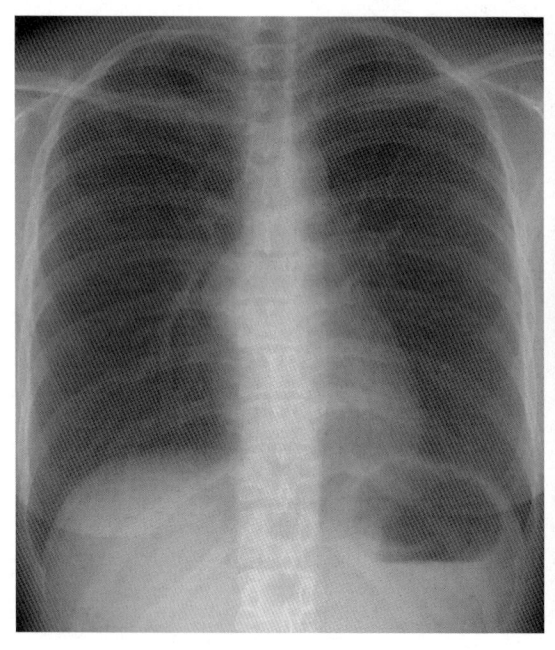

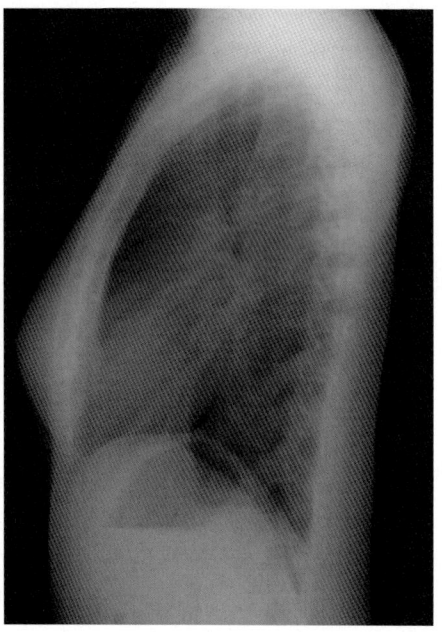

図1 a｜b

症例 2

32歳，女性。霧視を主訴に来院。ブドウ膜炎を指摘された。同時に撮影された胸部単純撮影で異常所見を指摘され呼吸器内科を受診した。胸部単純正面像，側面像を示す（図2a，b）。異常所見はどこか。

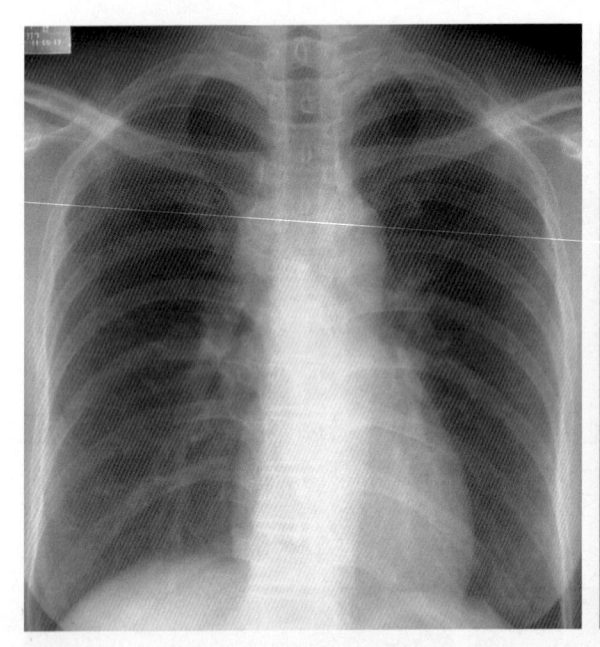

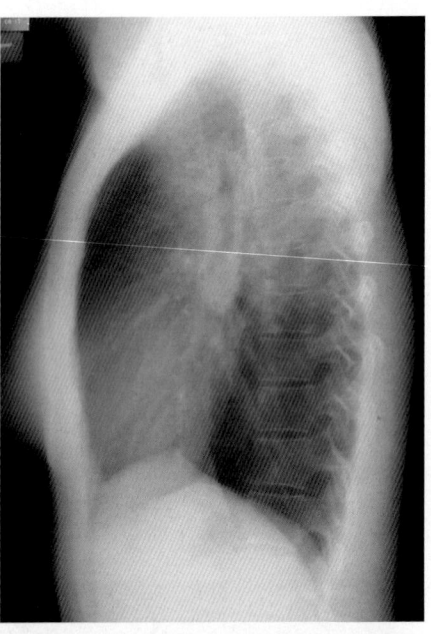

図2 a｜b

▶▶ 所見の解説と鑑別診断

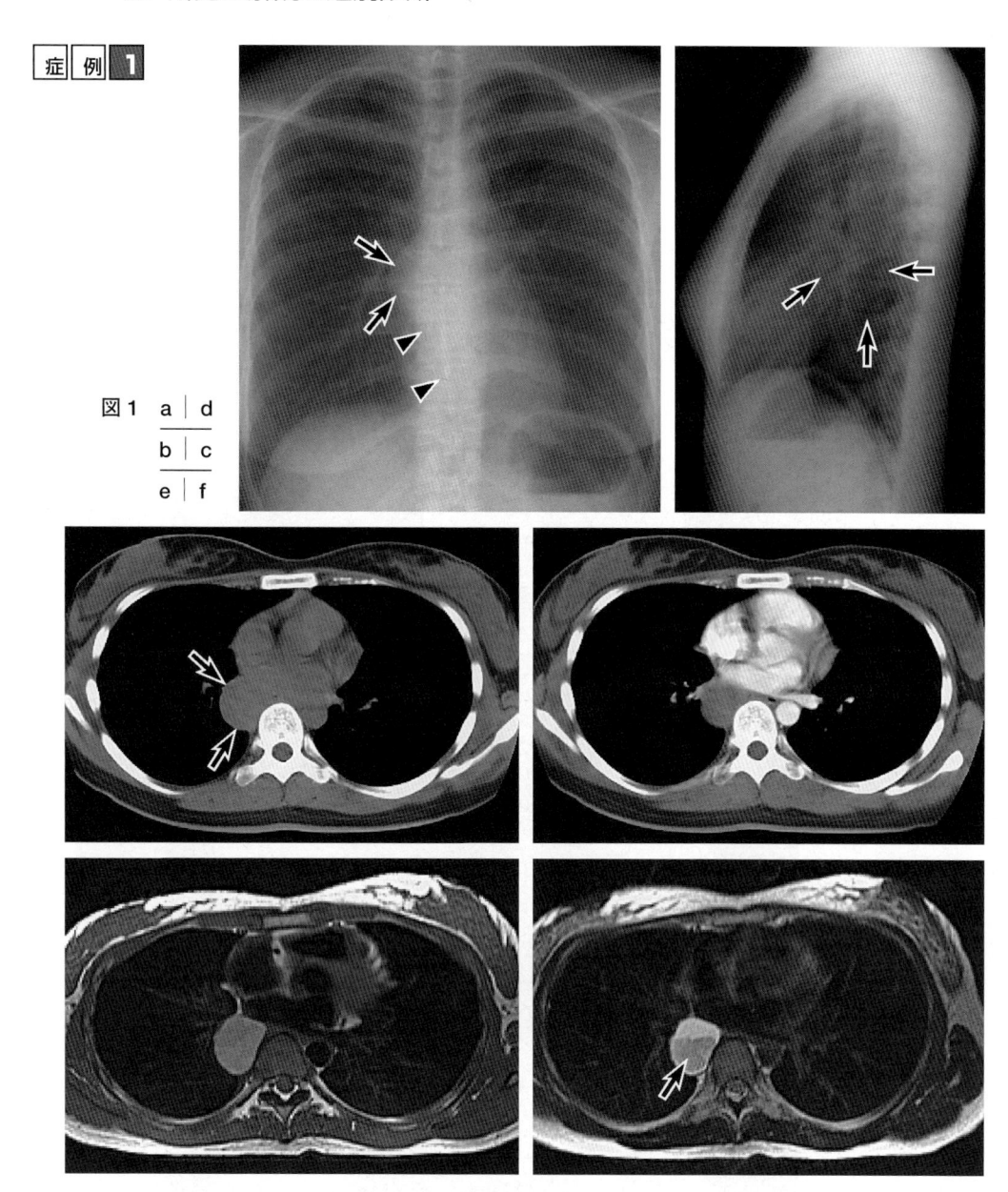

症例 1

図1 a｜d
　　 b｜c
　　 e｜f

　胸部単純正面像（**図1a**）では，心陰影右縁に接して腫瘤陰影が見られる（→）。陰影は心陰影とはシルエットを形成しておらず，右傍食道線（食道奇静脈陥凹）の右方偏位を伴っている（▶）。側面像（**図1b**）では腫瘤陰影（→）は中縦隔に存在している。陰影の後縁は脊椎にも重なっているが，陰影の主体は中縦隔にある。単純CT像（**図1c**）では食道奇静脈陥凹部の腫瘤陰影（→）が認められ，軟部組織濃度を示す。造影CT像（**図1d**）では造影効果は認められず，気管支原性嚢胞の所見である。

第17章　縦隔・胸膜・胸壁疾患（2）　223

MRT1強調像（図1e）ではその信号強度はやや高い中等度信号強度，MRT2強調像（図1f）では高い信号強度を示し，その内部が液体であることを示しているが，一部液面を形成し低い信号強度を示す部分（→）を含む。手術により摘出された囊胞性腫瘤の容物は粘調な液体であった。

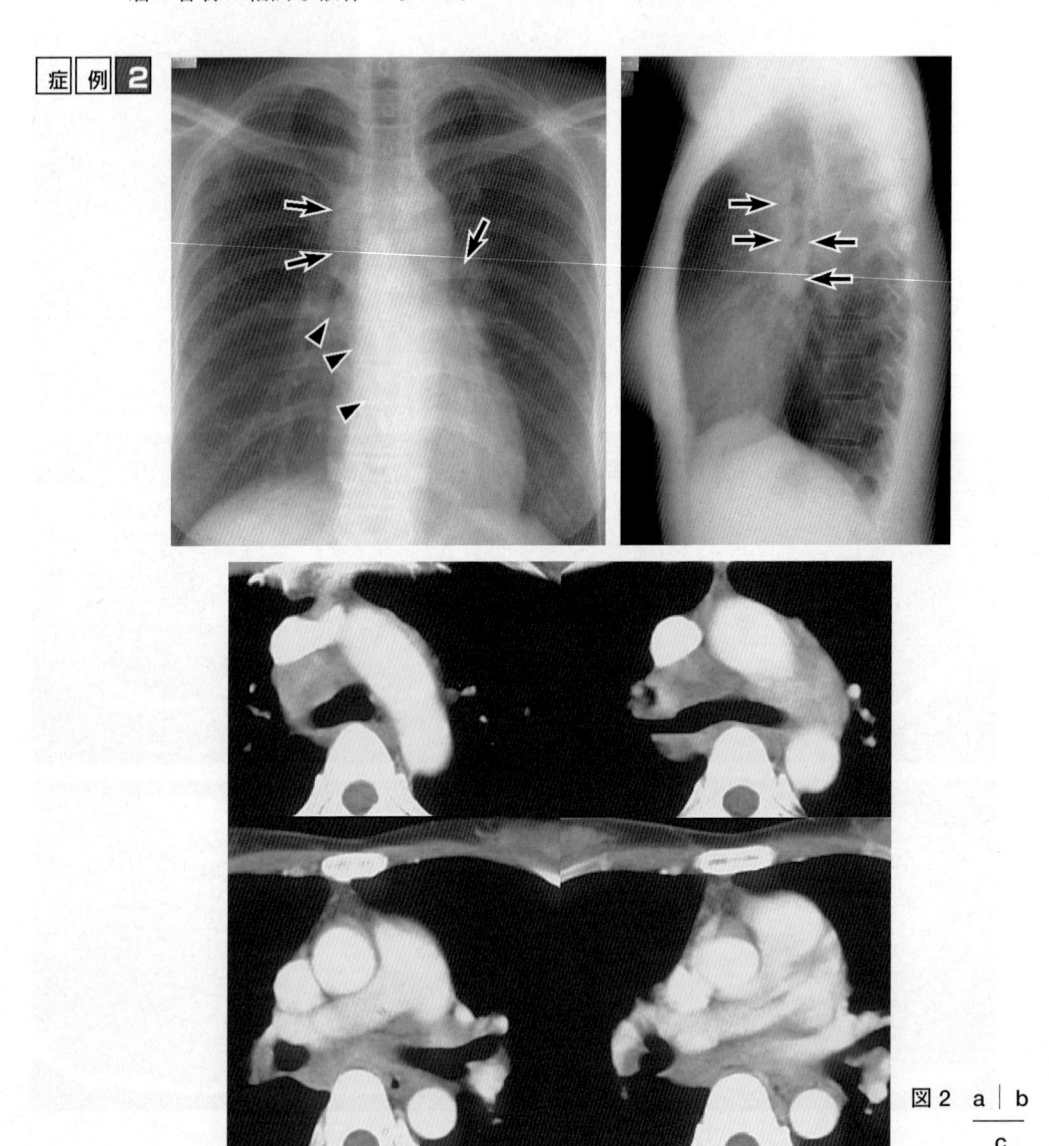

図2 a | b
　　　c

　胸部単純正面像（図2a）では，両側肺門部リンパ節腫大，右傍気管線の肥厚（→），大動脈肺動脈窓の突出（⇨），右傍食道線の偏位（▶）が見られる。胸部単純側面像（図2b）では肺門リンパ節腫大による右上葉気管支口，左主気管支口の明瞭化，右中間気管支幹後壁の肥厚（→）が明瞭である。これらの所見は造影CT像（図2c）で確認される。

> **ポイント**
> 1. 単純正面像における前縦隔，中，後縦隔腫瘤の鑑別
> 2. 胸部単純像における中後縦隔腫瘤の所見
> 3. 中，後縦隔腫瘤診断におけるCT，MRの役割

中縦隔に好発する腫瘤性病変は，気管支原性囊胞や食道重複囊胞などのいわゆる前腸囊胞，縦隔リンパ節腫大，気管食道腫瘍とされているが，実際には胸郭内甲状腺腫の多くが前縦隔ではなく中縦隔に腫瘤を形成する。また後縦隔には神経原性腫瘍の頻度が圧倒的に高いが，その他に神経腸管囊胞や椎体腫瘍，側方髄膜瘤，奇形腫，気管支原性囊胞などが発生しうる[1)2)]。

▶▶▶ 1. 単純X線撮影による診断

胸部単純側面像では，中縦隔の区分は，心陰影の後縁から椎体の前縁から1cm後方に引いた仮想線までとするFelsonの区分が最も臨床的に有用である。これはCT像で見ると中縦隔は気管食道周囲であり，後縦隔は椎体周囲に相当することを考えれば極めて容易に理解できる（**図3**）[3)]。中，後縦隔腫瘤の胸部単純像での適切な検出のためには，チェックしなければならないいくつかのポイントがある。腫瘤陰影の発見のみならず，正面像においては気管の偏位，右傍気管壁の肥厚，食道奇静脈陥凹 azygoesophageal recessusの偏位，傍脊椎線の突出，cervicothoracic signなどである。また側面像においては気管食道線あるいは後部気管線右中間気管支幹後壁の肥厚所見があげられる。

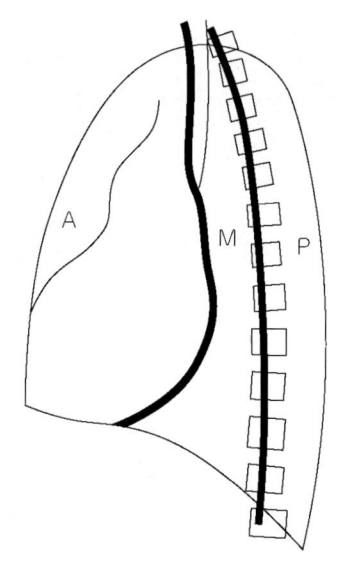

図3　胸部側面像への中，後縦隔の投影
中縦隔の後縁は椎体の前縁から1cm後方におくのが縦隔腫瘤の鑑別診断上適切とされる。

1）正面像におけるチェックポイント

　正面像における気管の偏位は，頸部から縦隔上部の腫瘤性病変あるいは，肺上葉の容積減少などにより起こる。縦隔の腫瘤性病変で気管の偏位を来しやすいものは中縦隔腫瘤であり，そのなかでも頻度が高いのは甲状腺腫瘤（図4）であるが，その他の腫瘤でも大きくなれば気管の偏位は生じうる。

　正面像で前縦隔腫瘤と中，後縦隔腫瘤を鑑別する所見としてcervicothoracic sign（図5）がある。これは前縦隔は上方では前胸壁と接してほぼ鎖骨より上方では前縦隔が肺と接することがなくなり，前縦隔腫瘤は胸部正面像でほぼ鎖骨より上方の高さでその辺縁が追えなくなるのに対して，中，後縦隔腫瘤ではこの高さはまだ肺に接しており，その辺縁が明瞭に追えることから，胸部正面像で前縦隔腫瘤と中，後縦隔腫瘤の鑑別ができるサインである。

　右傍気管線（right paratsaeheal stripe）は，胸部正面像における気管の右壁の厚みであり，気管内腔の空気と右肺上葉の空気に挟まれた軟部組織陰影である（図2, 6）。これに含まれる組織は，気管粘膜を含む気管壁，気管壁と縦隔壁側胸膜間の軟部組織，壁側胸膜，右上葉の縦隔に接する臓側胸膜，臓側胸膜直下の肺実質である。右傍気管線の幅は正常では3mm以下である。右傍気管線は上記の軟部組織に肥厚を来すあらゆる疾患で肥厚するが，実際上で最も多い原因は右傍気管リンパ節の腫大である。CT像で観察すると右傍気管リンパ節の位置は気管よりはやや前方に位置しているので，リンパ節腫大が気管に対してその内側方向に起こると右気管線の肥厚が目立たないことが分かる。リンパ節腫大の他に中縦隔の腫瘤性病変である気管支原性嚢胞やその他の充実性腫瘤や胸膜肥厚などでも右気管線の肥厚を生じうる。

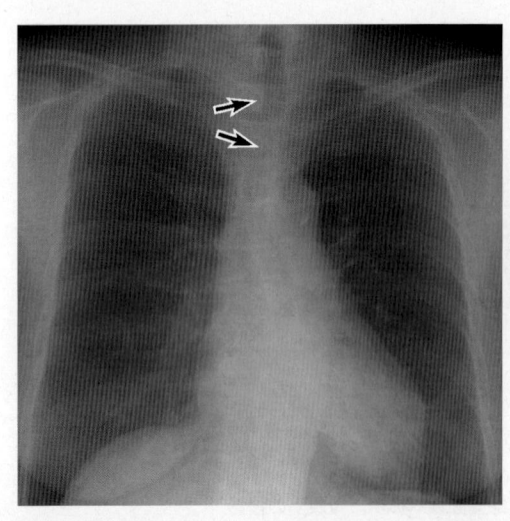

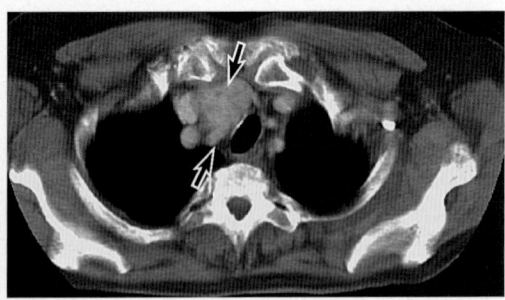

a | b

図4　甲状腺腫
- **a**：胸部単純正面像では気管上部の右への偏位が見られる（→）。この部位における腫瘤による気管の偏位の原因として最も多い原因は甲状腺腫である。
- **b**：CT像では甲状腺右葉の腫瘤（→）が認められる。

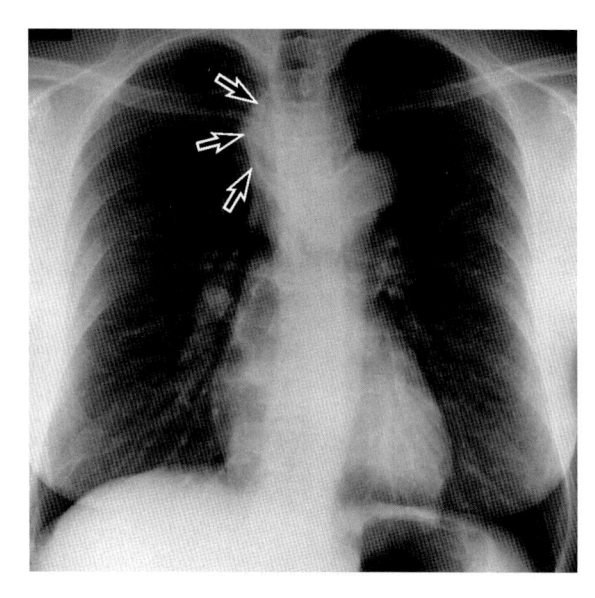

図5 甲状腺腫胸部単純正面像
右縦隔上部に腫瘤陰影が見られる。その辺縁が鎖骨を越えて上部まで追うことができ（→）前縦隔腫瘍ではないことが分かる（cervicothoracic sign陰性）。

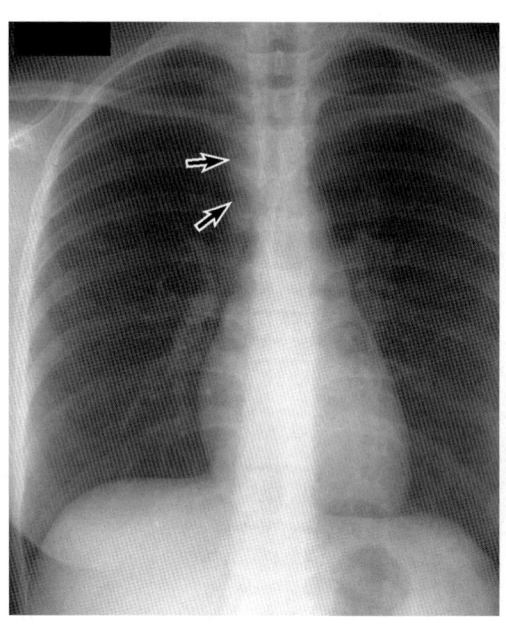

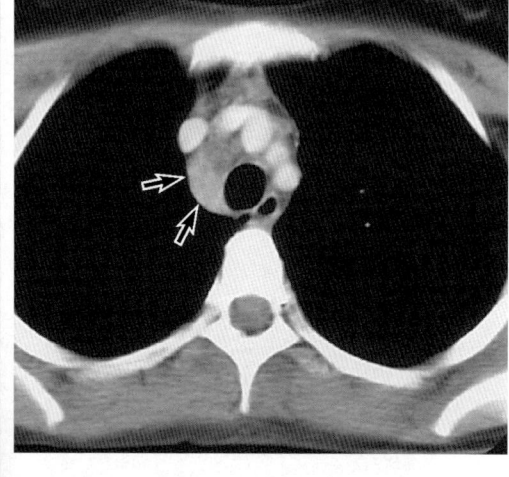

a | b

図6 右傍気管リンパ節腫大
a：胸部単純正面像では右傍気管線の肥厚（→）が見られる。
b：造影CT像で上部の右傍気管リンパ節腫大（→）が見られる。肺癌取扱い規約では，上縦隔上部リンパ節（#1）である。右傍気管線は気管内腔の空気と右肺の空気に挟まれた軟部組織により形成されていることが分かる。

食道奇静脈陥凹（azygoesophageal recessus）（図2）は，右下葉が心臓の後方で椎体の前面に入り込むことにより形成される陥凹で，奇静脈と食道右壁で胸膜の翻転線が形成される。体格により食道奇静脈陥凹の深さは異なり，個人によりその明瞭さは異なる。傍食道線の偏位は分岐部リンパ節の腫大や，食道奇静脈陥凹の腫瘤により生じる。気管支原性嚢胞は食道奇静脈陥凹部に最も好発することで知られる（図1）。

大動脈に接する腫瘤や大動脈瘤では，下行大動脈の外側縁に相当する傍大動脈線の膨隆が見られる。また椎体に接する後縦隔腫瘤では，傍脊椎線の外側偏位が見られる（図7）。

椎体の変化も後縦隔腫瘤の鑑別診断上重要な所見である。椎体そのものに破壊性病変が存在する場合は椎体腫瘍や脊椎炎などが見られる。また，強い側彎症が見られる場合は多発性神経線維腫症を疑う。これに軟部組織腫瘤を伴う場合は側方髄膜瘤や神経原性腫瘍を疑うことになる。

2）側面像におけるチェックポイント

前述の通り，胸部側面像における中縦隔腫瘤は，心陰影の後縁から椎体の前縁から1cm後方に引いた線より前方とし，後縦隔はこの後方とするFelsonの胸部単純X線像における区分は，CT像で中縦隔が気管食道周囲であることを考えれば極めて妥当なものであることが分かる。側面像において，後縦隔腫瘤は傍脊椎部に発生する神経原性腫瘍のことがほとんどなので，胸壁からの立ち上がりは緩やかで，その後縁は明瞭でないことが多い（図8）のに対して，食道奇静脈陥凹部に発生する気管支原性嚢

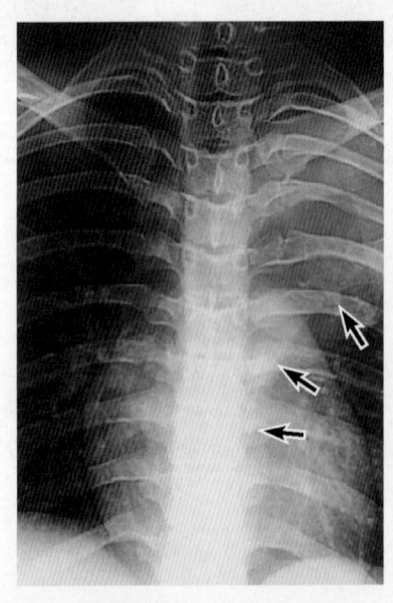

図7 神経節神経腫胸部単純正面像
傍脊椎線の偏位（→）。

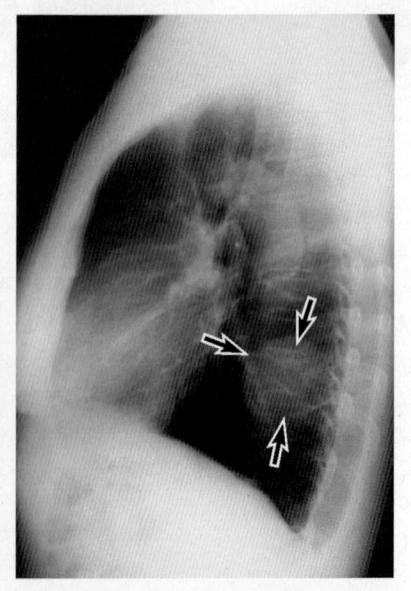

図8 神経原性腫瘍胸部単純側面像
腫瘤陰影が脊椎に重なって見られるが（→），異常陰影の後縁は不明瞭である。

胞は，その後縁と肺の間に明瞭な境界面が形成されるので，側面像で腫瘍の後縁が明瞭であることが多い（図9）。

中縦隔腫瘍の診断においては，側面像で気管の後壁の軟部組織陰影あるいは気管と食道の間の軟部組織に着目することが重要である。気管の後壁には食道が接するが，食道内にまったく含気が見られない場合は，食道は気管後壁に接する軟部組織としてみられ，後部気管帯（retroesophageal stripe）とよばれる。食道内に含気が見られる場合は，気管後壁と食道前壁，この間の軟部組織により気管と食道の空気の間に軟部組織帯が形成され，気管食道線条（trecheoesophageal stripe）とよばれる。これらの軟部組織は，食道の拡張や含気状態によりその幅が異なるので正常値は設定できないが，これらの軟部組織の限局性の拡大や腫瘤状の拡大は中縦隔腫瘍の所見として重要である（図10）。

側面像においては，中間気管支幹はその後壁に肺が接するので，線状の陰影として認識可能である。中間気管支幹に接してリンパ節腫大などの腫瘤が存在すると，この線状が肥厚して見える（図11）。

側面像における椎体の変化でチェックすべき点は，神経原性腫瘍における椎間孔の拡大や多発性神経線維腫症におけるposterior scalloping（限局性のdural ectasiaによる椎体後縁の前方への膨隆），大動脈瘤における椎体前縁のerosion（anterior scalloping），脊椎炎における胸椎椎間板の減高や椎体の破壊性変化などである。

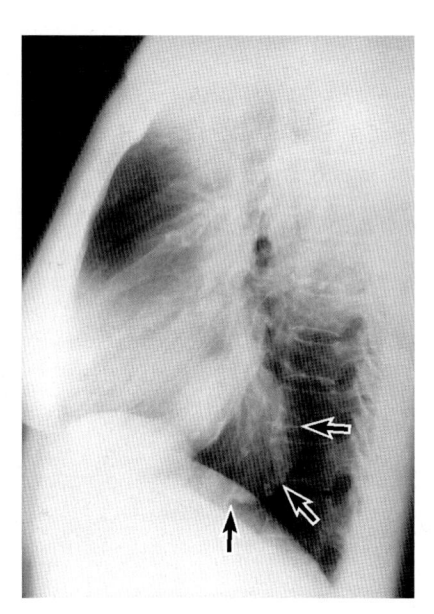

図9　気管支原性嚢胞側面像
側面像で見られる腫瘤陰影の中心は脊椎より前方に存在しているがその後縁は椎体に重なる。また後縁は明瞭である（→）。

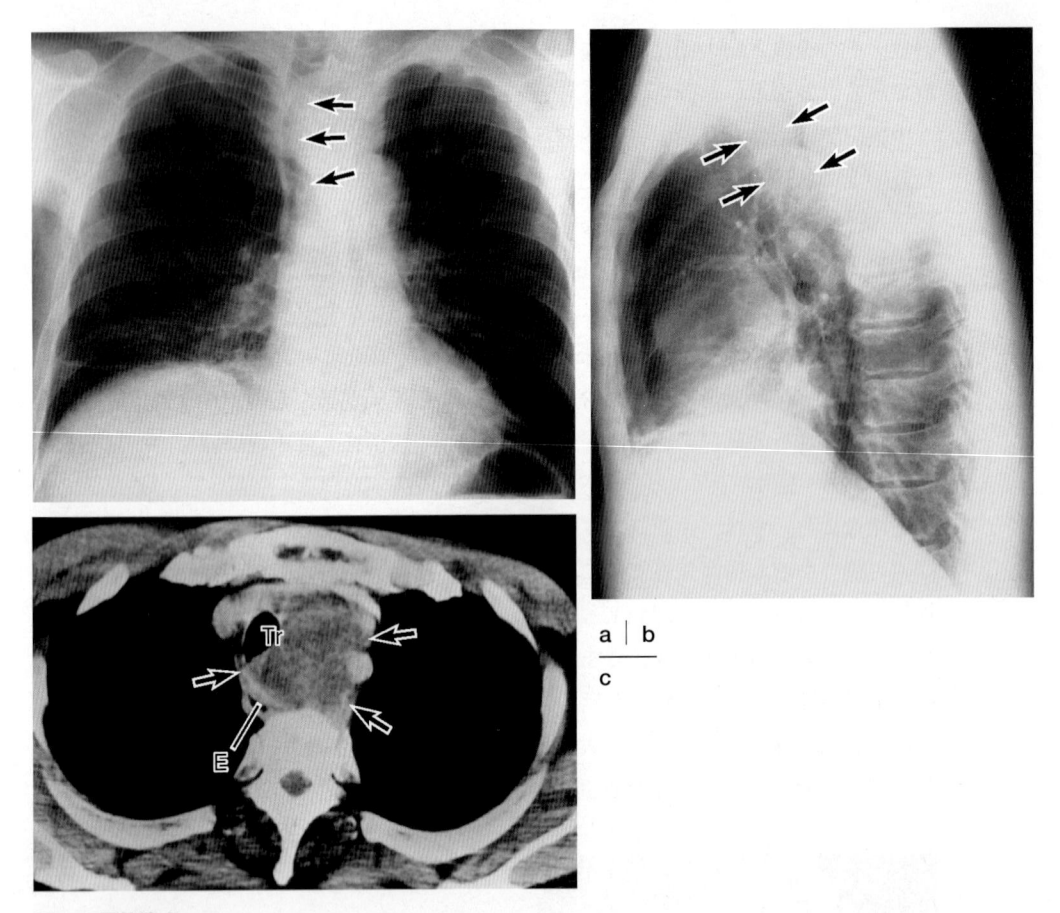

図10 甲状腺癌
　　a：胸部単純正面像では気管の偏位（→）が見られる。
　　b：側面像では気管食道線の肥厚（→）が見られる。
　　c：CT像では気管（Tr）と食道（E）の空気の間に軟部組織腫瘤を形成する甲状腺癌（→）が見られる。

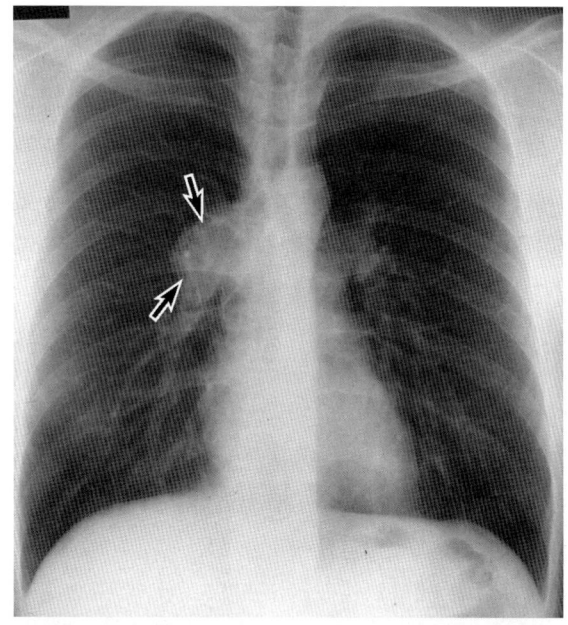

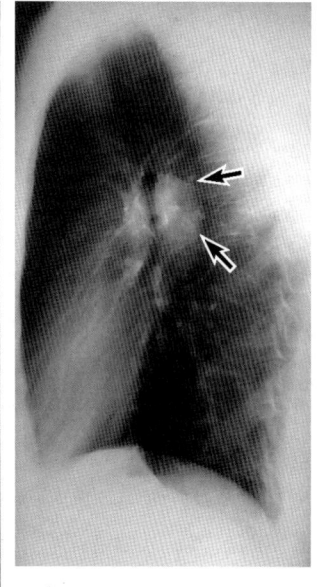

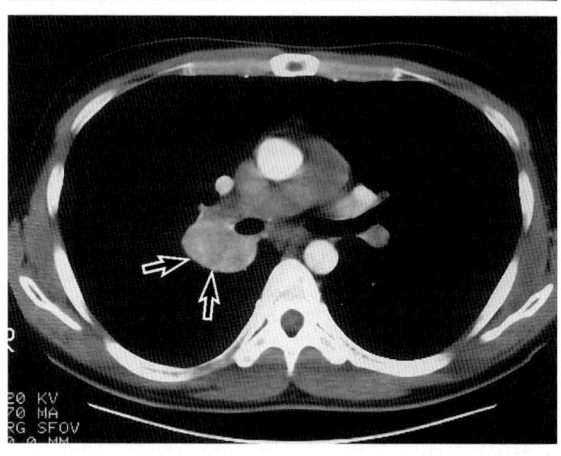

図11 キャッスルマンリンパ腫
　a：胸部単純正面像では右肺門部に腫瘤陰影（→）が見られる。
　b：胸部単純側面像では中間気管支幹後縁に接して腫瘤（→）が見られる。
　c：造影CT像で腫瘤の位置が中間気管支幹に接していることが確認できる。

▶▶ 2．CT，MRIによる鑑別診断

　単純X線撮影により，中，後縦隔腫瘍と前縦隔腫瘍の鑑別は十分に可能であるが，腫瘍の正確な部位の診断にはCTやMRが必要である。また，CT像やMR像では正確な腫瘍の位置ばかりでなく，その内部構造によりさらに鑑別診断を絞り込むことができる。

1）腫瘍の内部構造による鑑別
(1) 嚢胞性腫瘍と充実性腫瘍
　内部が液体である嚢胞性腫瘍は通常CTで液体の濃度である0HU程度のCT値を示すが，内部の液体が出血性や高濃度の蛋白質を含む粘調な液体の場合はやや高い軟部

組織のCT値を示す（**図1c**）。また，気管支原性嚢胞では内部に石灰化を含む液体を含むことがあり，この場合は100HU以上の石灰化を示す高いCT値を示すことがある。このような場合は充実性腫瘤との鑑別が問題になるが，造影CT像でまったく吸収値に上昇のないことから嚢胞性腫瘤と診断できる。MRでは嚢胞性腫瘤はT1強調像で低い信号強度，T2強調像では高い信号強度を示し，胸椎の脳脊髄液と同等の信号強度を示す。出血性の液体や高蛋白濃度の粘調な液体では，純粋な水に比べて，T1強調像で信号強度が上昇し（**図1e**），T2強調像では信号強度が低下する傾向にある（**図1f**）[4]。内容物の液体成分が極端に減少し，おから状になるとT1強調像では高い信号強度を，T2強調像では液体の性質を失って低い信号強度を示すようになる。粘調な液体では，粘液の含量により液面形成が見られたりその内容が不均一になることがありうる（**図1f**）。

　充実性腫瘤は，単純CT像で軟部組織の濃度を示し，造影剤静注後にCT値が上昇する。MR像ではT1強調像で骨格筋よりやや高い中等度の信号強度，T2強調像でも中等度からやや高い信号強度を示す。液化壊死は液体の信号強度を示し，T2強調像で高い信号強度を示すのに対して，凝固壊死ではT2強調像で低い信号強度を示し，Gd DTPAで造影効果を示す。

（2）石灰化巣

　CT像では100HUを超える高いCT値があれば石灰化の存在が疑われる。石灰化は種々の腫瘍で見られる。石灰化巣はMR像では通常無信号に見られるが，その形態によりT1強調像で高信号を示すことがあり，その信号パターンは複雑である。石灰化巣の検出にはCTの方が明らかに有利である。

2）各腫瘍の所見

（1）胸郭内甲状腺腫

　甲状腺腫瘍が下方に進展すると，縦隔内に胸郭内甲状腺腫が形成される。腫瘍が縦隔内に進展する際に，左腕頭静脈の前方を通過して前縦隔に進展するタイプと，やや後方に気管沿いに進展し，中縦隔に腫瘍を形成するタイプがある。この頻度は約半数ずつであると報告されている。通常は甲状腺下極と腫瘍の間に実質が存在し，画像上甲状腺下極と縦隔腫瘤の間に連続性が証明できることが多いが，まれに索状物でのみ連続することがある。このような場合や頸部甲状腺部の腫瘤がすでに切除されているような場合は，甲状腺腫との診断が困難なこともある。頸部甲状腺と縦隔腫瘤の連続性はCT像で上下のスライス面の連続性を追ったり，冠状断や矢状断再構成画像が有用である。またMR像では直接に冠状断や矢状断像を撮影できる（**図12**）。

　胸郭内甲状腺腫の多くは腺腫様甲状腺腫であるが甲状腺腺腫や甲状腺癌のこともある。CT像では，充実性腫瘤で，内部は不均一でしばしば嚢胞性成分を示す低吸収域や石灰化巣を含む。また造影剤増強効果も高いことが多い。MR像では，T1強調像で中等度の信号強度，T2強調画像ではやや高い信号強度を示し，嚢胞性成分を反映

してT2強調画像で高い信号強度を示す領域を含み，不均一な信号パターンを示す。石灰化巣の検出はCT像に劣る。

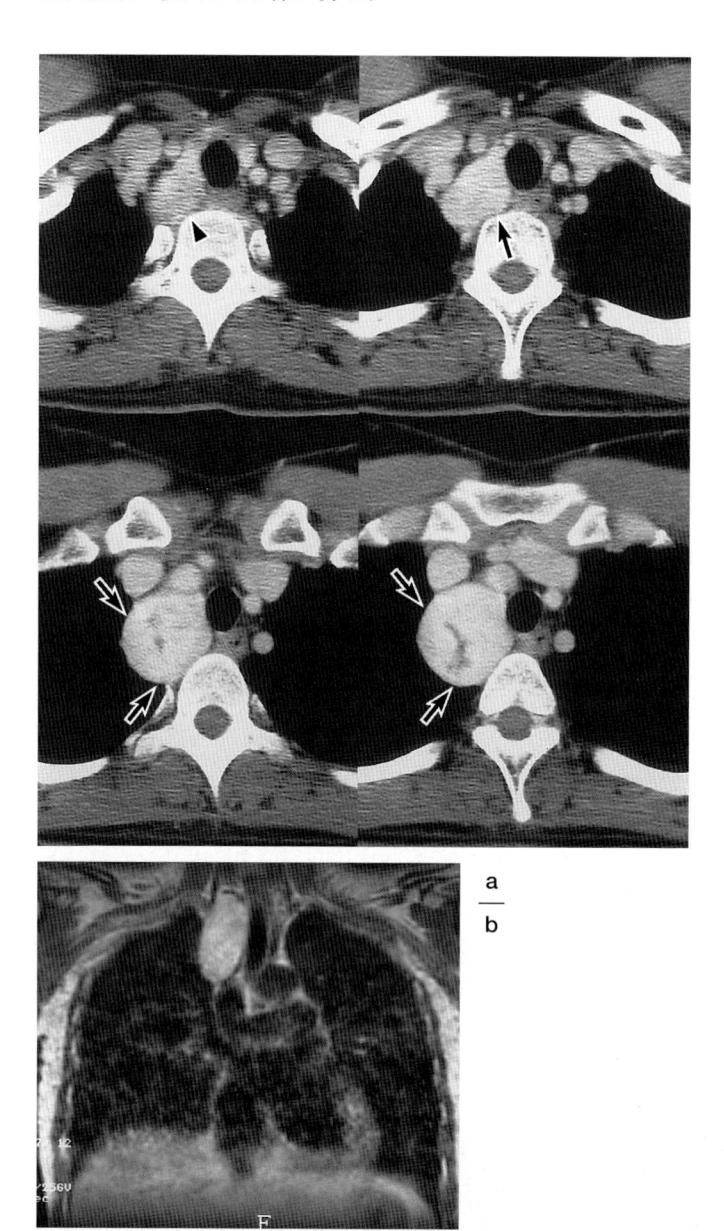

図12 胸郭内甲状腺腫
上下方向に連続4スライスを示す。
   a：造影CT像，中縦隔腫瘤（→）はその連続性を追うと甲状腺下極（▶）に連続する。
   b：MR冠状断像では腫瘍が上方から縦隔内に進展しているのが明瞭である。

(2) 食道腫瘍

食道癌は食道壁の肥厚や食道の偏在性軟部組織腫瘤として認められることが多い。もちろん小腫瘍のCT，MRによる検出は困難なことが多い。食道腫瘍における画像診断の役割は主にその浸潤範囲の診断にあるが，食道癌の外膜浸潤の診断率は満足すべきものではない。

(3) 前腸嚢胞

前腸嚢胞は発生途上の前腸から発生する縦隔嚢胞性腫瘤であり，その内面が原始前腸上皮や気管支上皮，食道上皮で覆われる。気管支原性嚢胞は縦隔や肺内にも発生しうるが，縦隔では食道奇静脈陥凹部の中縦隔に最も好発する。その他右傍気管部など気管や食道に隣接する部位に発生しうる。

CT像では，水の濃度よりやや高いCT値を示すことが多く，これは嚢胞内容の液体が蛋白濃度の高い粘稠な液体であることを反映している（図1c）。まれに石灰化を示す高いCT値を示すことがあるが，液体内部に存在する炭酸カルシウムの結晶によるものである。感染を伴わない限り壁は薄い。また，感染を起こすと嚢胞内容が気管支と交通し，液面形成を示すことがある。また造影剤の投与によっても造影効果は認められない。

MRT1強調像では粘稠な内容液を反映して高い信号強度を，T2強調像では液体成分を反映してやはり高い信号強度を示し，造影剤増強効果は示さない（図1e，f）。時に粘液成分の存在によるfluid levelや不均一な内部構造が認められることがある。

(4) 縦隔リンパ節腫大

リンパ節腫大のCT値やMRの信号強度による性状の診断は困難とされる。すなわち肺癌の例において，CT値やMRの信号強度に基づいて腫大リンパ節に転移があるか否かの診断はできないとされている。したがって現時点では，CT像やMRではリンパ節の大きさ（最短径で10mmを基準値とする研究者が多い）によりその転移，非転移を診断することになる。しかし，リンパ節に石灰化巣が含まれている場合には

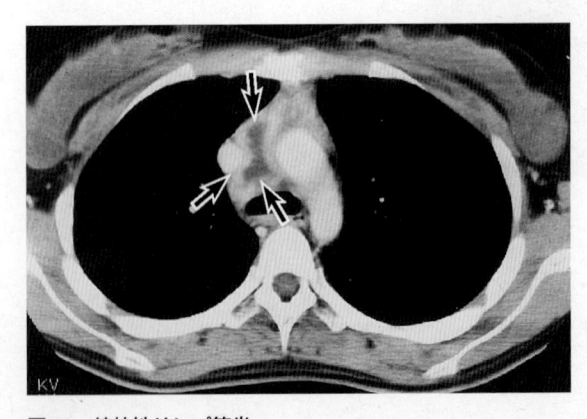

図13 結核性リンパ節炎
縦隔リンパ節にリング状造影効果（→）が見られる。

肉芽腫性の炎症によるものの可能性が疑われる。また，MRのSTIR像で低信号を示すリンパ節は，たとえ腫大が見られても非転移リンパ節の可能性が高いと報告されている。造影CTまたはMRでリング状の造影剤増強効果を示す場合は，結核性リンパ節炎を疑う所見とされている（**図13**）。もちろんこのパターンは結核に特徴的なものではなく，壊死性傾向の強い悪性腫瘍の転移でも見られうるパターンである。また，最近広く臨床応用されはじめたFDGPETでは，肺癌の縦隔リンパ節腫大の正診率がCTに比べて高いとされ今後の広い臨床応用が期待される。すなわちCT像で腫大があり転移と診断される非転移リンパ節についてもこれを正しく非転移と診断できる。

(5) 神経と関連する腫瘍

a) 神経原性腫瘍[5]

縦隔に発生する神経原性腫瘍には，良性では神経鞘腫や神経線維腫，神経節神経腫，傍神経節などが，悪性では神経肉腫や神経芽細胞種，PNET (primitive neuroectodermal tumor)などの組織型がある。神経鞘腫は神経鞘細胞の腫瘍性増殖によるものであるが，その組織型により，索状に腫瘍細胞が配列するAntoni type Aと豊富な粘液基質を主体とするAntoni type Bに分類され，多くの腫瘍でこの両者が混在している。また循環障害に由来する2次性の壊死や嚢胞変性，石灰化などの変化を来しやすい。神経線維腫は神経鞘細胞と線維腫成分が腫瘍性増殖を来すものであり，神経鞘腫と同様に腫瘍細胞が充実性に増殖する部分や粘液基質に富む部分が混在している。また神経節細胞種は神経節細胞への分化を示す細胞を含む腫瘍である。v. Recklinghausen病では神経そのものが全体に腫大したような蔓状神経線維腫plexiform neurofibromaが見られることがあるが，真の腫瘍ではなく一種の過誤腫性の腫瘍と考えられている。神経鞘腫，神経線維腫の悪性型として神経肉腫があり，神経節神経腫の悪性型として神経芽細胞腫がある。また神経外胚葉性の未分化な組織由来の腫瘍としてPNETの概念があるが，最近では滑膜肉腫などとともにEwing tumor familyに属すものと考えられるが，これには骨外性Ewing腫瘍やAskin腫瘍などが含まれる。

神経原性腫瘍のCT像は，神経鞘腫におけるAntoni type Aや神経線維腫における充実性腫瘍細胞の増殖部分などが軟部組織濃度を示し，比較的強い造影剤による増強効果を示す。粘液基質に富むAntoni type Bの組織は比較的低いCT値を示し，造影剤増強効果も高くないが，遅延相で比較的高い造影効果を示す。MR像では充実性腫瘍細胞増殖部分はT1強調像でやや高い信号強度を，T2強調像でやや低い信号強度を示し，造影剤の投与により比較的高い造影剤増強効果を示す。粘液基質に富む部分はT1強調像で低い信号強度T2強調像で高い信号強度を示し，水に類似した信号パターンを示すが，遅延相で高い造影効果を示す点が水と異なる。神経原性腫瘍では，これらの粘液基質に富む部分が腫瘍の辺縁部に分布する傾向にあり，target appearance (**図14**)と称する。凝固壊死巣はT2強調像で低い信号強度を示し，液化壊死巣はT2強調像で高い信号強度を示し，造影剤の投与でも造影剤増強効果は示さない。これら

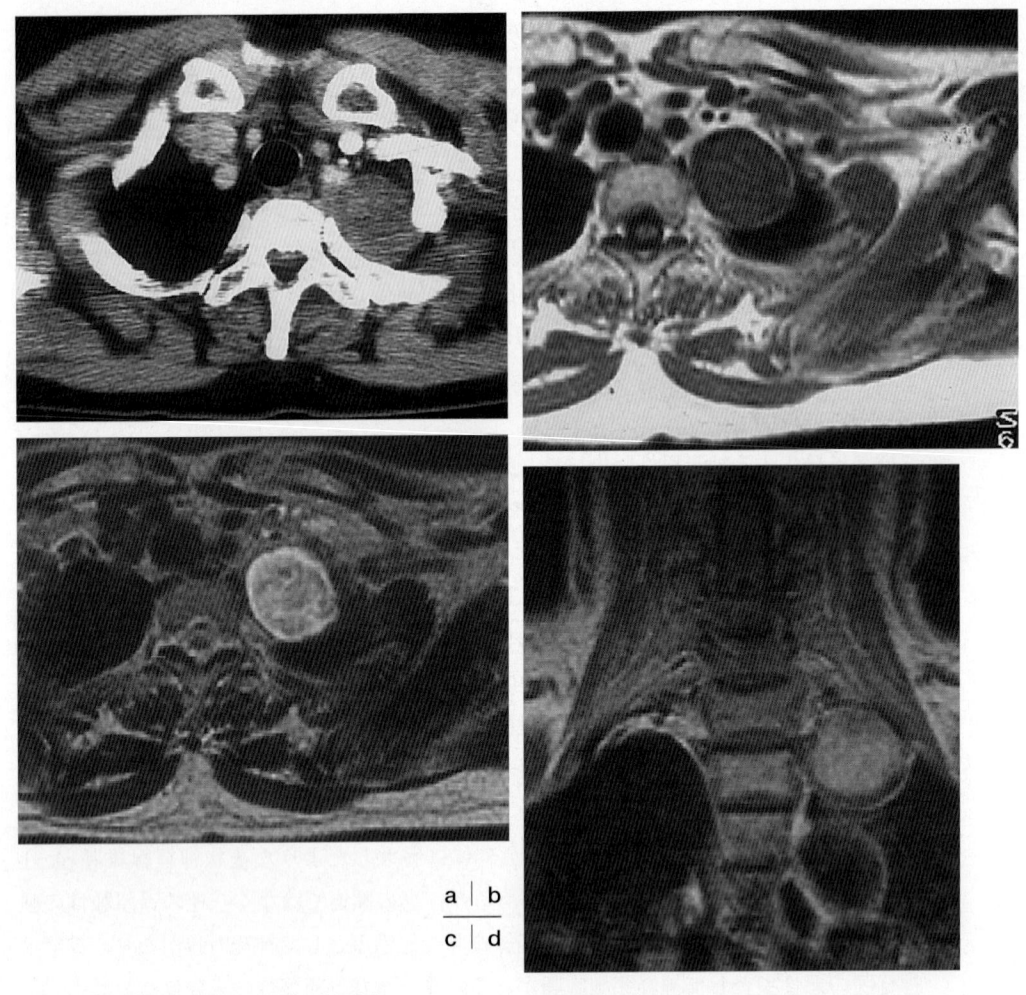

図14 第1肋間神経由来の神経原性腫瘍
- **a**：胸部CT像では右肺尖部の腫瘍はやや不均一な軟部組織濃度を示している。
- **b**：横断T1強調MR像，腫瘍は全体として低い信号強度を示す。
- **c**：横断T2強調MR像では中心部が低く辺縁部が高い信号強度を示し，全体としていわゆるtarget apprearanceを示している。
- **d**：冠状断造影MR像では腫瘍の中心部が造影される。また冠状断像で腫瘍が縦隔由来であることや腫瘍の位置がより明瞭に示される。

の壊死巣は通常腫瘍の中心部に存在する。

　神経原性腫瘍の存在診断についてはCT，MRともほぼ同様の診断能であるが，神経原性腫瘍診断におけるMRの有用性は以下の通りである。腫瘍は発生母地となった神経沿いに発育する傾向があり，この点で多方向性の断層像が得られるMRが有利である。また椎体などの骨からアーチファクトがないので脊椎管内への腫瘍の進展を評価するのにもMRの有用性が高い（**図15**）。蔓状神経線維腫では発生母地となった神経そのものが腫大したように見える。このような画像は多方向の断層像が得られる

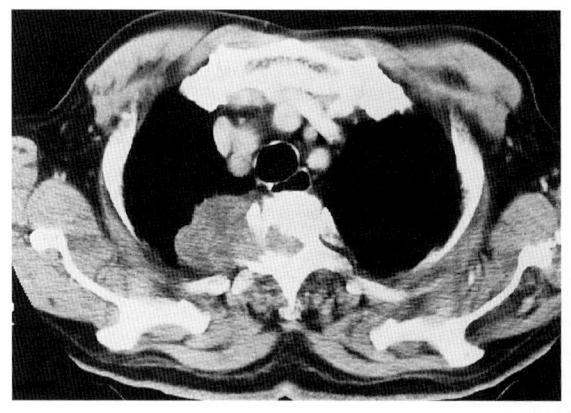

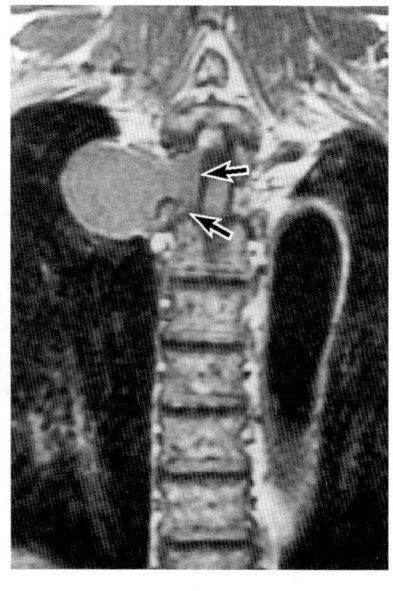

図15 神経管内進展を伴う神経鞘腫
a：CT像では傍脊椎領域の腫瘤が椎間孔を通じて脊椎管内に進展していることが分かるが，その範囲は不明瞭である。
b：冠状断T1強調像では腫瘤の神経管内進展の範囲（→）がCT像より明瞭である。

MRの方がより適している[6)7)]。

　b）髄膜瘤

　髄膜の限局性拡張であり，脊椎管外に及ぶ。CT値は水の濃度，MR像においてはT1強調像で低い信号強度（**図16**），T2強調像で高い信号強度を示し，脳脊髄液と同等の信号強度を示し脊椎管内に連続する。v.Recklinghausen病においては脊椎の強い側彎と側方髄膜瘤が特徴的所見である。

　c）神経腸管嚢胞

　神経と腸管両者に関連する嚢胞性腫瘤である。後縦隔に発生し，椎体の異常などを伴う。

　(6) その他の腫瘤性病変

　その他に椎体腫瘍や脊椎炎，大動脈瘤などの大動脈病変が中，後縦隔腫瘤の鑑別診断上重要である。

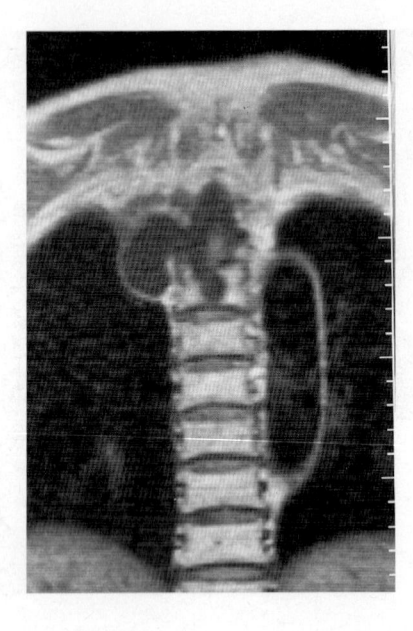

図16 髄膜瘤
T1強調冠状断像で脳脊髄液と同一の信号強度を示す髄膜瘤が明瞭である。

文　献

1) 曽根脩輔．縦隔疾患概論．曽根脩輔，編．呼吸器疾患の画像診断．東京：南江堂1986：284-93．
2) 酒井文和，曽根脩輔，河合　卓，ほか．縦隔のX線解剖と各種画像診断法の有用性．呼吸1990 ;9：829-36．
3) Felson B. Chest roentogenology. Philadelphia : WB Saunders, 1973 : 380-420.
4) Murayama S, Murakami J, Watanabe H, et al. Signal intensity characteristics of mediastinal cystic masses on T1-weighted MRI. J Comput Assist Tomogr 1995 ; 19 : 189-92.
5) Harkin JC, Reed RJ. Tumor of peripheral nervous system. AFIP, second series, fascicles 3. Washington DC : 1969.
6) Sakai F, Sone S, Kiyono K, et al. Intrathoracic neurogenic tumors MR pathologic correlation. AJR 1992 ; 159 : 279-83.
7) Suh JS, Abeniza P, Galloway HR, et al. Peripheral extracranial nerve tumors : Correlation of MR imaging and histologic findings. Radiology 1992 ; 183 : 341-6.

第18章 縦隔・胸膜・胸壁疾患（3）

びまん性胸膜肥厚

▶▶ 症　例

症例 1

　68歳，男性。胸部異常陰影の精査目的で来院した。自覚症状はない。胸部聴打診上異常所見は認められない。血液検査，血清生化学検査では異常を認めない。来院時の胸部単純正面像を図1aに示す。異常所見と考えうる疾患は何か。

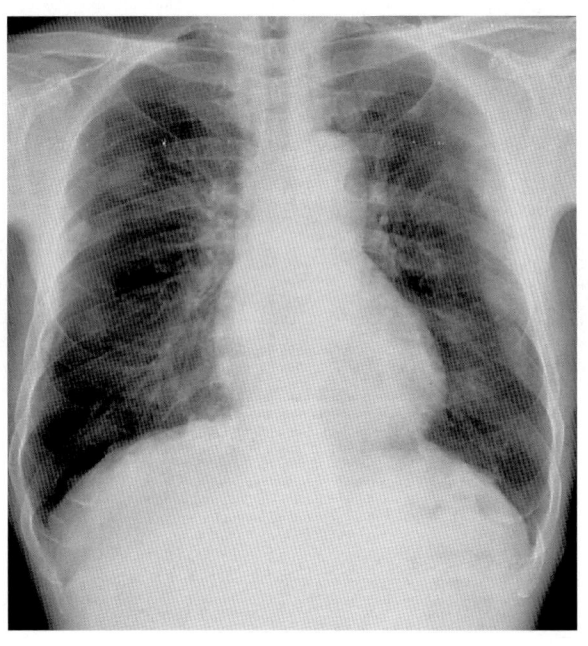

図1　a

症例 2

72歳，男性。胸部異和感，息切れを主訴に来院した。右側で呼吸音の減弱が認められる。WBC 5,500/mm³，RBC 356×10⁴/mm³，CRP（1+），CEA 2.1ng/ml² レベルでの造影CT像を図2に示す。最も考えうる疾患は何か。

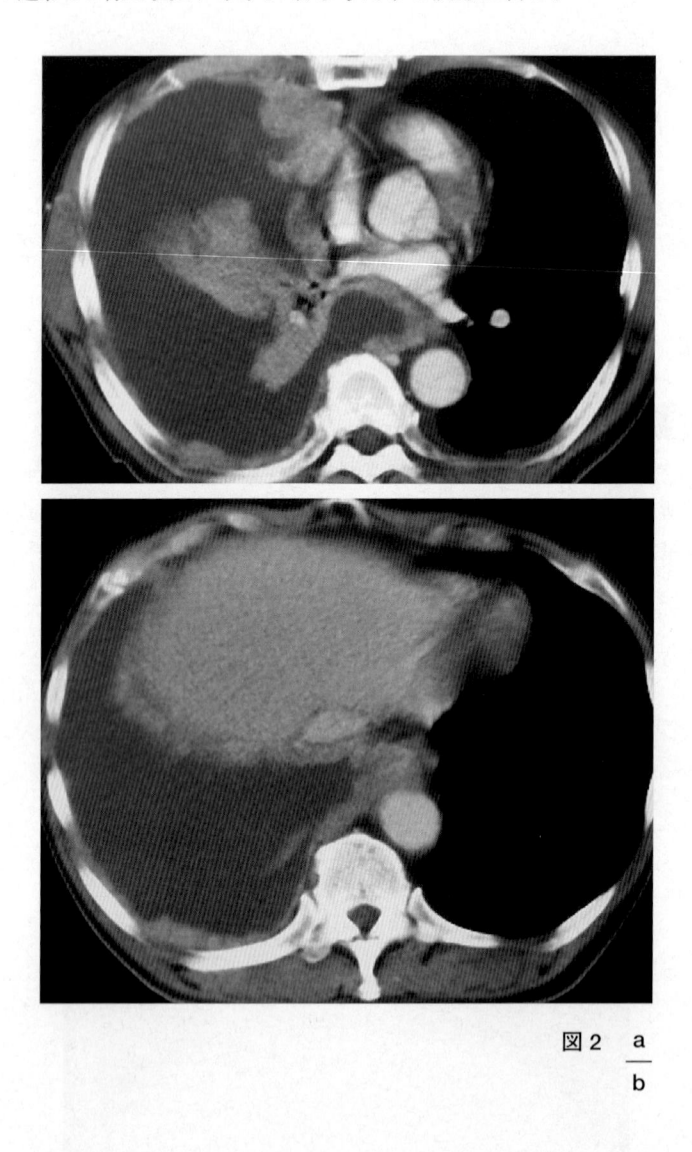

図2 a/b

▶▶ 所見の解説と鑑別診断

症例 1

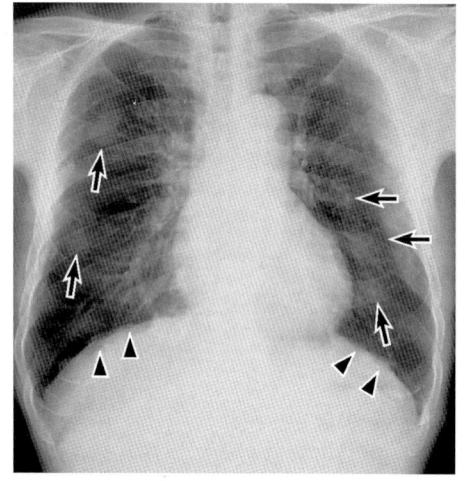

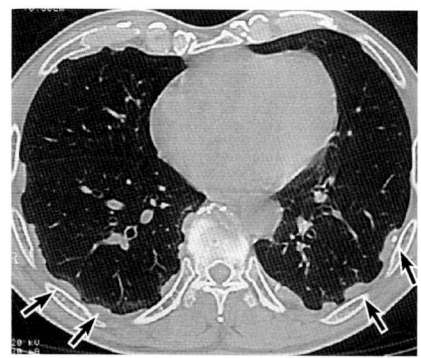

図1 a|b

a：胸部正面撮影
b：胸部CT像

　胸部単純正面像（図1a）では，両側中～下肺野外側よりに多発性に斑状陰影が見られる（→）。また両側横隔膜に胸膜肥厚が認められる（▶）。本例のHRCT像（図1b）では，胸壁内面に斑状の胸膜肥厚が見られ，石灰化像を伴っている。CT像では胸膜に石灰化を伴う斑状肥厚が認められる（→）。典型的な石綿曝露による胸膜プラーク（斑）の例である。その後，詳細な職業歴の聴取が行われ，40年前に10年ほど配管業に従事したことが明らかになった。

症例 2

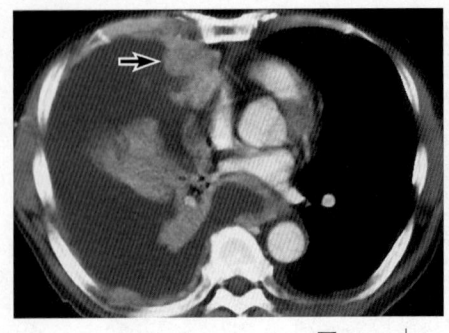

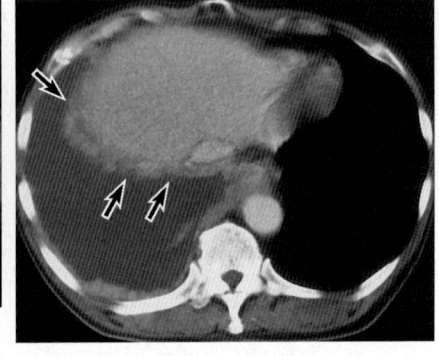

図2 a | b

a：造影胸部CT像
b：胸部造影CT像

造影CT像（図2a, b）では，胸膜の不規則または結節状の肥厚が見られ，造影剤増強効果が認められる（→）。胸膜肥厚は縦隔側の胸膜に及んでいる。画像からはびまん性胸膜中皮腫または悪性腫瘍の胸膜播種を疑う所見であるが，胸膜生検によりびまん性悪性胸膜中皮腫と診断された。肺癌などの悪性腫瘍の胸膜播種とは，画像上鑑別できない。

> **ポイント**
> 1. 胸壁，胸膜の正常解剖
> 2. びまん性胸膜肥厚の鑑別診断

▶▶▶ 1. はじめに

胸膜病変の画像を理解するためには胸壁と胸膜の正常解剖，疾患の病理像の理解とそれがどのように画像に反映されるかを理解することが重要である。また本章ではこれに加えて，びまん性の胸膜肥厚を見た場合にどのような鑑別を考えるべきかを解説する。

▶▶▶ 2. 正常の胸壁胸膜の解剖と正常CT像

軽度の胸膜肥厚を診断するためには，正常の胸壁，胸膜のCT像と正常変異を理解することが重要である[1〜3]。壁側胸膜と胸壁の正常解剖は図3に示す通りである。胸壁の内面からみて壁側胸膜，胸膜外脂肪層，胸内筋膜（endohoracic fascia），最内肋間筋，内肋間筋，外肋間筋の順に配列している。Endothoracic fasciaは胸椎を包む靱帯に移行する。肋骨下縁に肋間神経，肋間動静脈が位置している。肋間筋の構成は胸壁の部位により異なっている。前胸壁では外肋間筋の発育が悪く，最内肋間筋の胸腔

よりに胸骨に付着する胸骨筋が存在する。また後胸壁よりの傍脊椎領域では最内肋間筋が見られず，下位の肋間では肋下筋が存在している。胸膜外脂肪は後胸壁よりの部位で最も豊富であるが，胸膜外脂肪層の多い例では，一部の脂肪組織がエプロン状に胸腔内に突出することがある。

　CT像，特にHRCT像では胸膜外脂肪組織，3層の肋間筋が同定可能である（図3, 4）。肋間神経と肋間動静脈は肋骨溝沿いで内肋間筋と最内肋間筋の間に位置し，その周囲に脂肪組織が証明できる。腹側では外肋間筋の発育が悪い。背側よりの傍脊椎領域では最内肋間筋が欠損し，胸膜外脂肪層の内面に見られる線状の軟部組織に相当するものは壁側胸膜と胸内筋膜 endothoracic fascia のみである。CT像で肋骨の直下に軟部組織陰影が見られる場合には，胸膜肥厚や肺実質病変など確実な異常所見としてとらえるべきである（図5）。単純撮影の項で述べたように，肋骨直下にエプロン状に伸び出した胸膜外脂肪組織が，脂肪濃度を示す腫瘤状陰影として見られることがある[4]。脂肪組織が葉間に入り込むと葉間胸膜の肥厚に類似する（intrafissural fat）。また傍脊椎領域に近い後胸壁では胸膜外脂肪層の内面の組織は極めて薄く，椎体からそのすぐ外側の肋骨の間では胸膜外脂肪組織内部を走行する肋間神経，肋間動静脈が病的な胸膜肥厚に類似することがある点で注意を要する（図4）[1]。ただし肋間神経や肋間動静脈はあくまで胸膜外脂肪から肺内に突出することはない[1]。肺実質に向かって突出するような斑状の陰影を見る場合には，胸膜肥厚などの胸膜病変を疑うべきである。このような胸壁や壁側胸膜の正常解剖と正常画像の理解は，石綿曝露などで見られる胸膜肥厚を早期に画像所見で指摘するため重要である[1)～3)]。

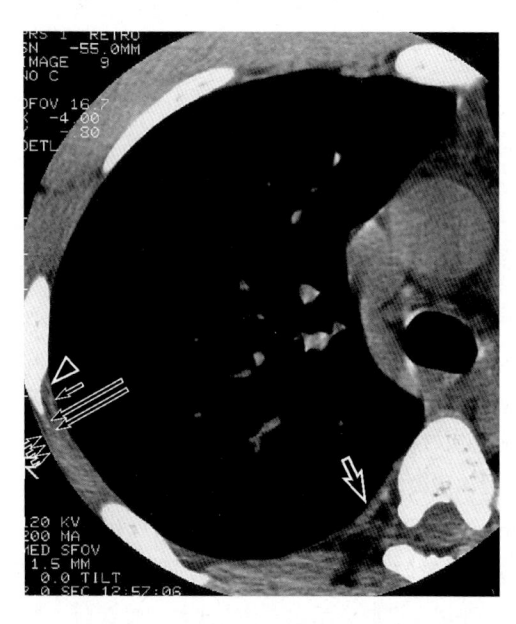

図3　正常胸壁HRCT像
胸膜外脂肪の胸壁よりに最内（→），内（⇉），外肋間筋（⇛）が区別できる。肋間動静脈，神経（▶）は肋骨溝に位置し，最内肋間筋より深部にある。また後胸壁で椎体から最初の肋骨までの間には，胸膜外脂肪層を走行する肋間動脈，神経が胸膜肥厚に類似する点に注意を要する（→）。

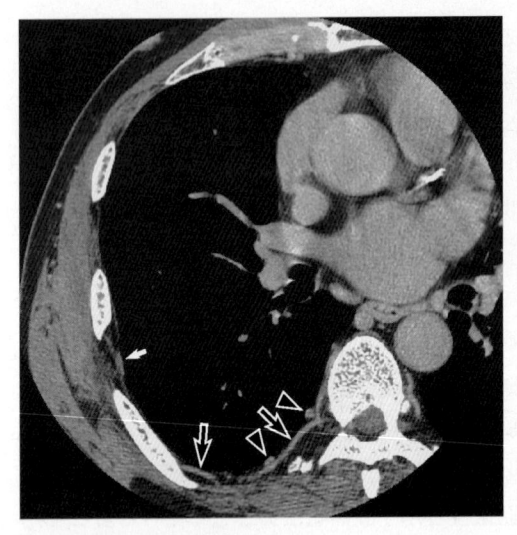

図4 石綿によるプラーク
後胸壁よりで肋間動静脈が胸膜外脂肪層内部を走行しているが，肺を圧排していない（→）。この部で胸膜の結節状の肥厚が肺実質を圧排しているのが分かる（▶）。またやや離れて斑状の胸膜肥厚を認める（⇨）。

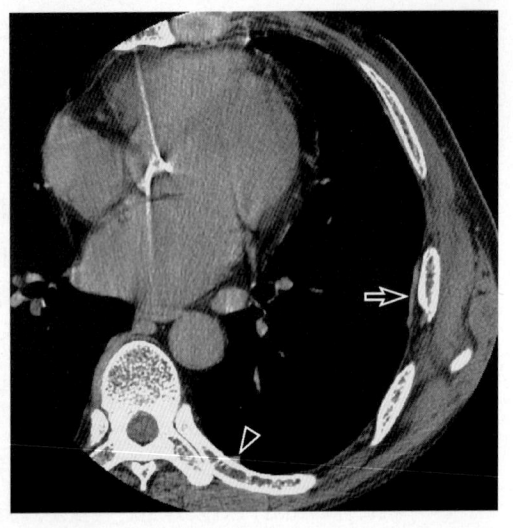

図5 石綿によるプラーク
肋骨の直下で胸膜肥厚を認める（→）。肋骨直下にある軟部組織陰影は常に異常所見と考えるべきである。後胸壁に接して肺実質を圧排する軟部組織陰影を認める（▶）。

▶▶▶ 3．びまん性胸膜肥厚の鑑別診断[5]

　CT像でびまん性胸膜肥厚を見た場合に鑑別診断として考えなければならないものは，胸膜炎や膿胸などの炎症性疾患，びまん性中皮腫[5][6]や癌性胸膜炎などの腫瘍性疾患，石綿曝露などである。また石綿曝露患者ではびまん性中皮腫のリスクが高いことや，慢性結核性膿胸には悪性リンパ腫をはじめとする悪性腫瘍が合併しうることは重要な事実である。

1）炎症性胸膜肥厚と腫瘍性肥厚の鑑別診断

　炎症性胸膜肥厚と腫瘍性胸膜肥厚のCTやMRよる鑑別診断は，その70％程度でのみ可能で時に鑑別診断が困難である[5]〜[7]。最終的には病理診断を必要とする。びまん性の胸膜肥厚を見た場合にそれが腫瘍性疾患によるものであることを示唆する所見としては，①結節状あるいは腫瘤状の胸膜肥厚，②厚み1cm以上の胸膜肥厚，③胸壁側のみならず縦隔側の胸膜に及ぶ胸膜の肥厚，④全周性にわたる胸膜肥厚などである（図6）[8]。これらの所見はspecificityは90％程度と比較的高いが，sensitivityは40〜50％以下と低い。また逆に炎症性肥厚を示唆する所見は，平滑で一様な肥厚であるが，腫瘍性の肥厚でも一見して平滑な肥厚を示すこともまれではない。また炎症が慢性期に及び線維化が主体になるとMRT2強調画像で低い信号強度を示し，CT像やMR画像で低い造影効果しか示さない。びまん性胸膜中皮腫のうちで線維化の強い

desmoplastic typeでは，強い線維化を反映してMRT2強調像で低い信号強度を示し，また胸膜肥厚は一様で均一になる傾向があり，まれではあるが鑑別診断上注意する必要がある。

2）腫瘍性疾患による胸膜の肥厚

びまん性中皮腫は，その組織形態によりいくつかのタイプに分類される。CT像ではびまん性または腫瘤状，結節状の胸膜肥厚で造影効果を示す（図7）。胸水を伴うことが多い。また病変部の線維化による収縮を伴い患側胸腔の縮小を示すことがまれではない。MRでは複雑な内部構造を示す腫瘤状，あるいは結節状の胸膜肥厚で造影効果は比較的低い。線維化が非常に高度なdesmoplastic typeではT2強調像で低い信号強度を示し，炎症性胸膜肥厚に類似しうることは前述した。

胸膜播種を来しやすい腫瘍では，胸腺腫や肺癌がその代表例である。胸腺腫では重力に従って播種を生じやすいために横隔膜脚に近い下部に播種巣を形成することが多いので，検査の際には十分尾側まで検査範囲に含めるべきである（図8）。

びまん性胸膜中皮腫と癌性胸膜炎の画像による鑑別も困難であることが多い。びまん性胸膜中皮腫では腫瘍内部の嚢胞性変化を反映して複雑な内部信号パターンを示しやすいが，CT像やMRでの内部構造に基づくこの両者の鑑別は困難なことが多い。比較的線維化の強い胸膜中皮腫では，胸膜肥厚を示しながら患側の胸郭は収縮し，縦隔は患側に変位する傾向にある。また背景に後述するような石綿曝露の所見があれば，びまん性胸膜中皮腫の可能性が考えやすい。肺癌と思われる肺腫瘍を見る場合や，胸水を伴わない葉間胸膜沿いの小結節陰影は癌性胸膜炎を示唆する所見である。

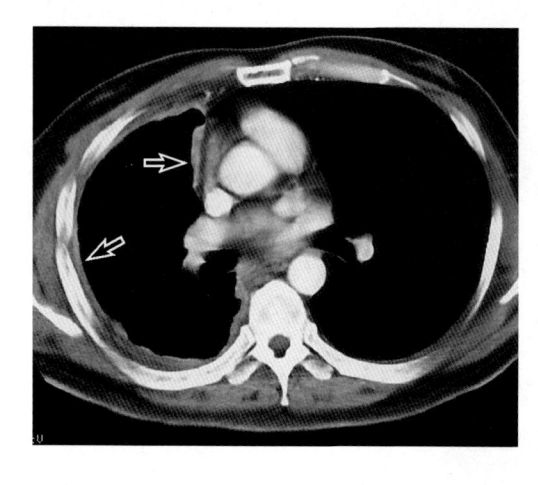

図6　びまん性胸膜中皮腫
ほぼびまん性，全周性で縦隔側にも及ぶ一部で厚さ1cm以上，結節状の胸膜肥厚を認める（→）。

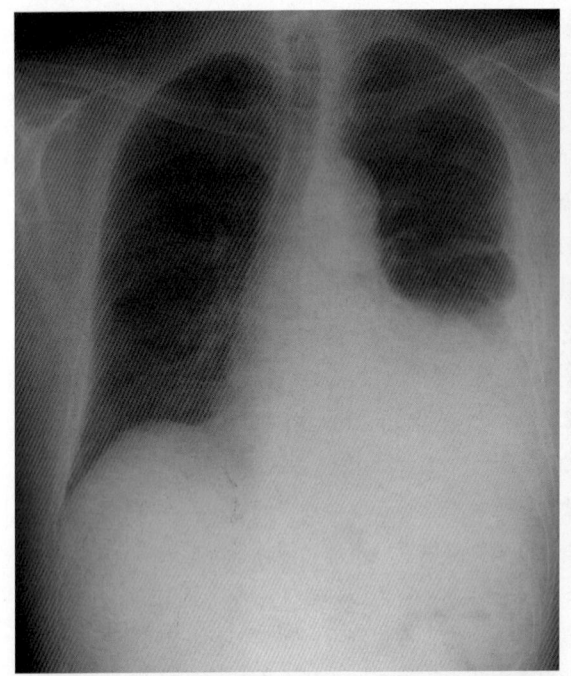

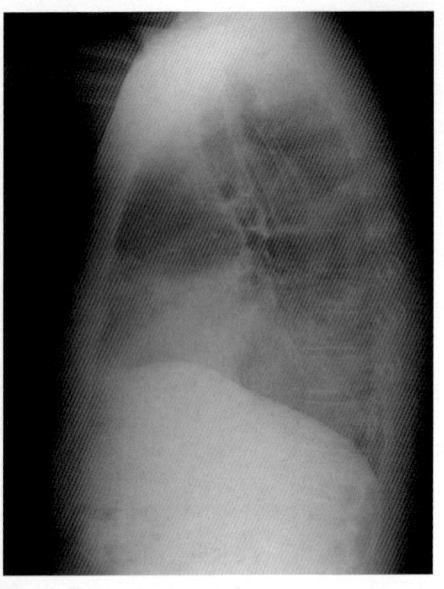

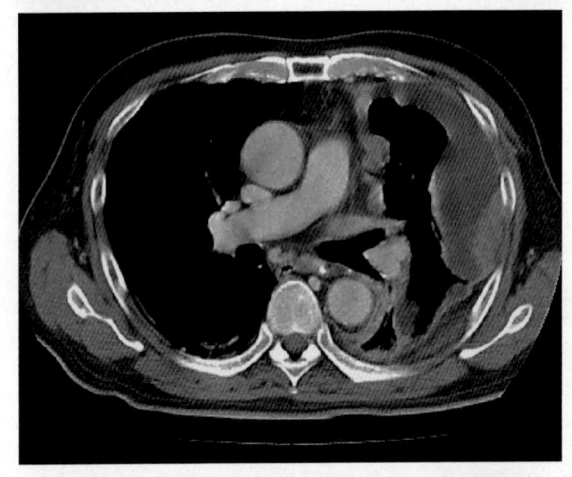

図7 びまん性胸膜中皮腫
 a, b：胸部単純正面および側面像では左胸水貯留が見られる。大量の胸水貯留にもかかわらず縦隔の偏位はない。
 c：造影CT像では，びまん性胸膜の肥厚と胸水貯留を認める。胸膜肥厚は結節状である。びまん性胸膜肥厚が縦隔側に及ぶ。

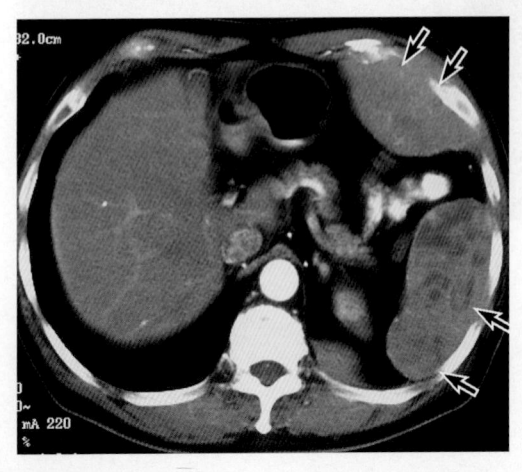

図8 胸腺腫胸膜胸膜
肺底部近くの胸膜播種巣（→）が認められる。

3）石綿曝露による肺胸膜病変

　石綿曝露による胸膜およびそれに関連する病変は，斑状あるいはびまん性の壁側胸膜肥厚およびそれに続発する円形無気肺などである。石綿は針状の結晶を示す珪酸化合物であるが，石綿曝露同様の胸膜病変が針状の結晶を示すある種のケイ素化合物の吸入や，麦角アルカロイド製剤の副作用として生じることがある。診断にはまず本疾患を疑うことと詳細な職業歴の聴取が重要である。胸膜病変は低用量の曝露で発生するのに対して，肺病変が生じるためには高用量の曝露を必要とする（図9）。

　胸膜肥厚のうち，特徴的なものは斑状の胸膜肥厚（胸膜プラーク）と石灰化である。横隔膜面の胸膜に生じる胸膜肥厚とその石灰化は，石綿曝露に特徴的な所見とされる。単純撮影では斑状またはびまん性の胸膜肥厚が見られる。びまん性胸膜肥厚は種々の原因で起こるが斑状の胸膜肥厚は，ほとんどが石綿曝露に関連している。ただし斑状の胸膜肥厚をen faceに見た場合には肺内病変と類似する（図1）。また単純撮影における横隔膜面の石灰化胸膜肥厚は，強く石綿曝露を示唆する（図9〜11）。CT像は石灰化を伴う斑状の胸膜肥厚が特徴的で，横隔膜面に強い（図11）。

　石綿曝露では，胸水を伴わない円形無気肺が生じることがある（図12）。石綿曝露に合併した肺癌との鑑別が重要である（図13）。典型的な例では，急角度に巻き込まれた血管によるいわゆるcomet tail signやMR T2強調像で腫瘍内部に巻き込まれた胸膜が低信号にみられるなどの所見（図14）によりさほどその診断は困難ではないが，非典型的な例では肺癌との鑑別が困難である。

a | b

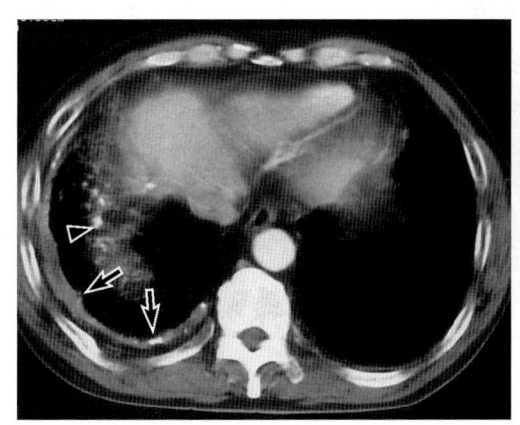

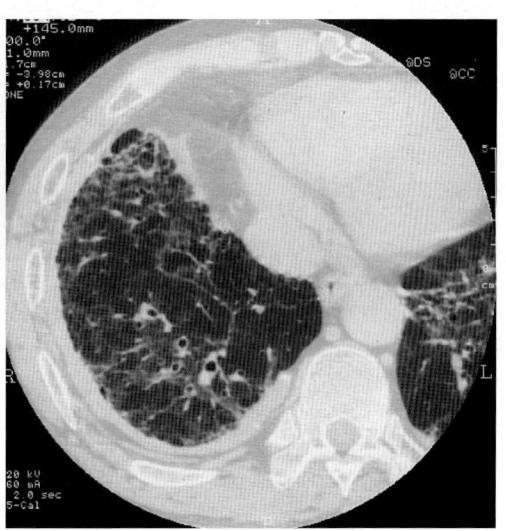

図9　石綿曝露例に発生したびまん性胸膜中皮腫CT像
- a：縦隔条件CT像では胸膜肥厚が見られ（→），胸水貯留を伴っている。横隔膜面には石灰化像を認める（▶）。
- b：HRCT像では，間質性肺炎の像を認める。

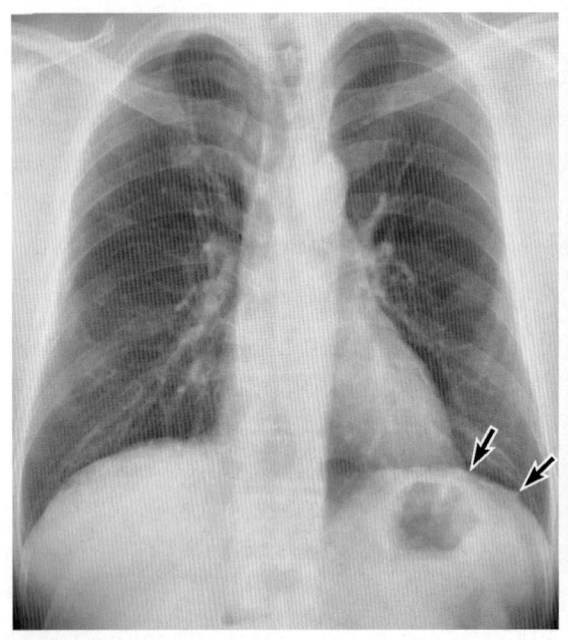

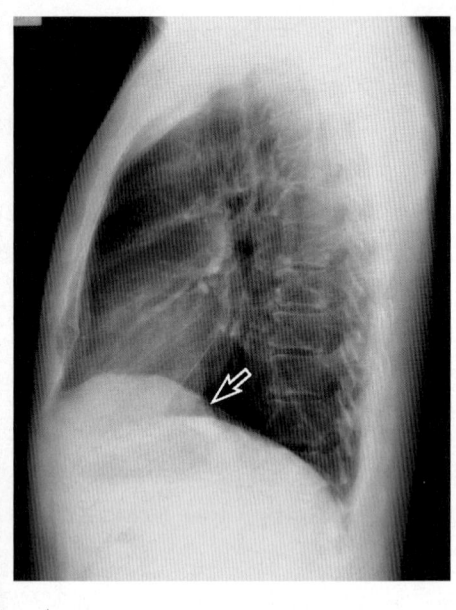

図10 石綿曝露による胸膜肥厚
a, b：胸部単純撮影では，横隔膜面に線状あるいは斑状の石灰化像を認める（→）。

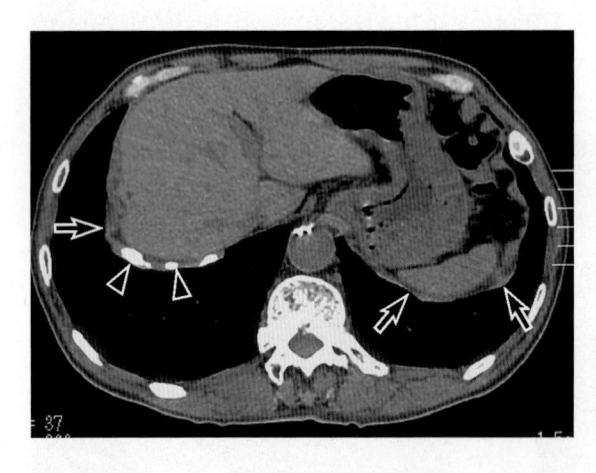

図11 石綿曝露による斑状の胸膜肥厚
両側の横隔膜胸膜の斑状肥厚を認める（→）。右では石灰化像を認める（▶）。

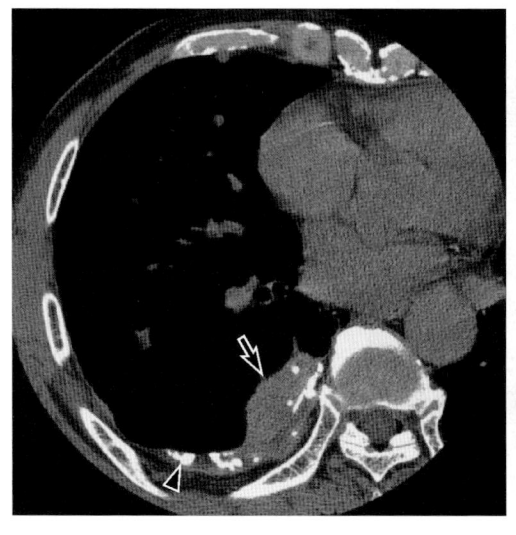

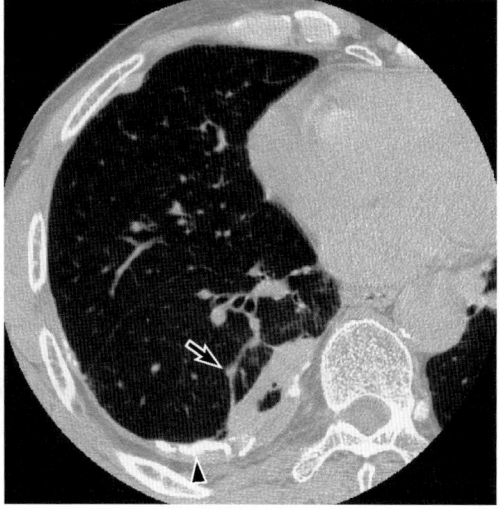

a | b

図12 石綿曝露例に見られた円形無気肺

a，b： 胸膜肥厚と石灰化を認め（▶），胸膜に接する腫瘤様陰影（→）が見られる。右下葉に強い容積減少を伴う。

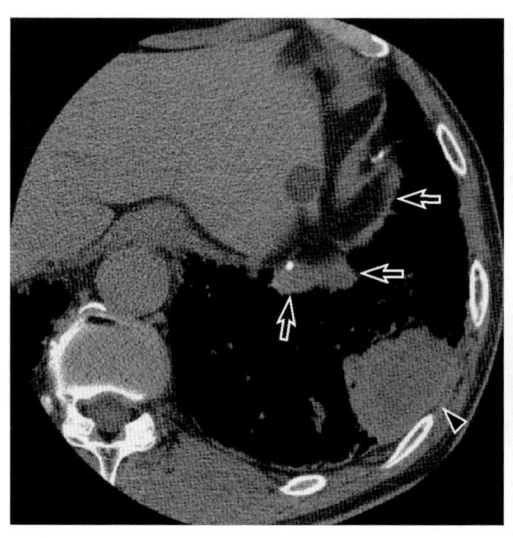

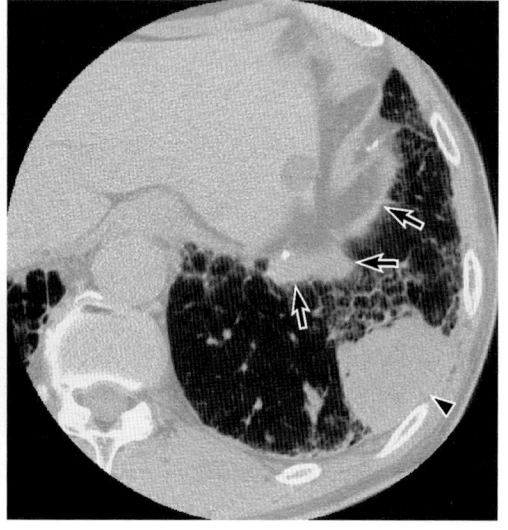

a | b

図13 石綿曝露例に見られた肺癌

a，b： CT像で不規則な胸膜肥厚（→）と間質性肺炎の所見が見られる。胸壁に接して腫瘤陰影（▶）が見られる。収束傾向はまったく見られない。

第18章 縦隔・胸膜・胸壁疾患（3） 249

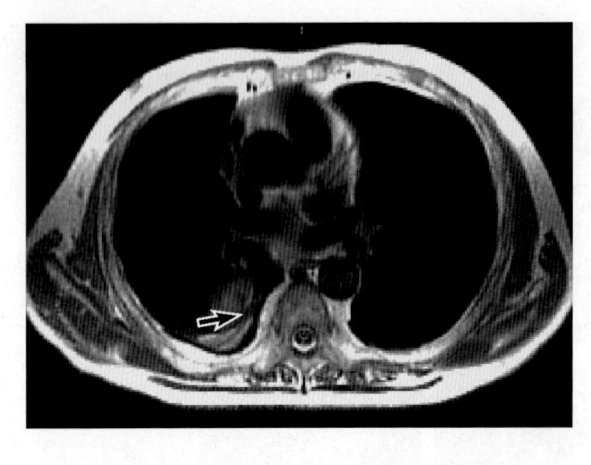

図14 円形無気肺T2強調MR像
胸膜肥厚とこれに接する腫瘤を認めるが，腫瘤内にたたみ込まれた胸膜（infolded pleura）が低信号の線条として見られる（→）。

▶▶ 文　献

1) Im JG, Gamsu G, Webb WR, et al. Costal pleura. Radiology 1989 ; 171 : 125-31.
2) Jeung MY, Gangi A, Gasser B, et al. Imaging of chest wall disorders. Radiographics 1999 ; 19 : 617-37.
3) 酒井文和，曽根脩輔，清野邦弘，ほか．胸壁胸膜の cross sectional imaging. 画像診断 1989 ; 9 : 576-89.
4) Sargent EN, Boswell WD, Ralls PW, et al. Subpleural fat pad in patients exposed to asbestos : Distinction from non-calcified pleural plaque. Radiology 1984 ; 152 : 273-7.
5) Hierholtzer J, Luo L, Bittner RC, et al. MRI and CT in the differential diagnosis of pleural diseases. Chest 2000 ; 118 : 604-9.
6) Heelan RT, Rusch VW, Begg CB, et al. Staging of malignant pleural mesothelioma ; Comparison of CT and MR imaging. Am J Roentogenol 1999 ; 172 : 1039-47.
7) McLoud TC, Flower CDR. Imaging of the pleura ; sonography, CT and MR imaging. Am J Roentogenol 1991 ; 156 : 1145-53.
8) Leung AN, Mueller NL, Muller RR. CT in the differential diagnosis of diffuse pleural disease. Am J Roentogenol 1990 ; 154 : 487-92.

第19章 縦隔・胸膜・胸壁疾患（4）

限局性胸膜病変

▶▶ 症　例

症例 1

　34歳女性，主訴，胸痛。約3カ月続く胸痛のため近医を受診した。胸部異常陰影を指摘されて来院した。RBC 340×10^4/mm^3，WBC 5,400/mm^3，CRP（−），血液生化学検査異常なし。精査のために撮影された胸部単純CT像（**図1**a）および造影CT像（造影剤投与直後の早期相：**図1**b，造影剤投与後15分時の遅延相：**図1**c）を示す。異常所見と鑑別診断をあげよ。

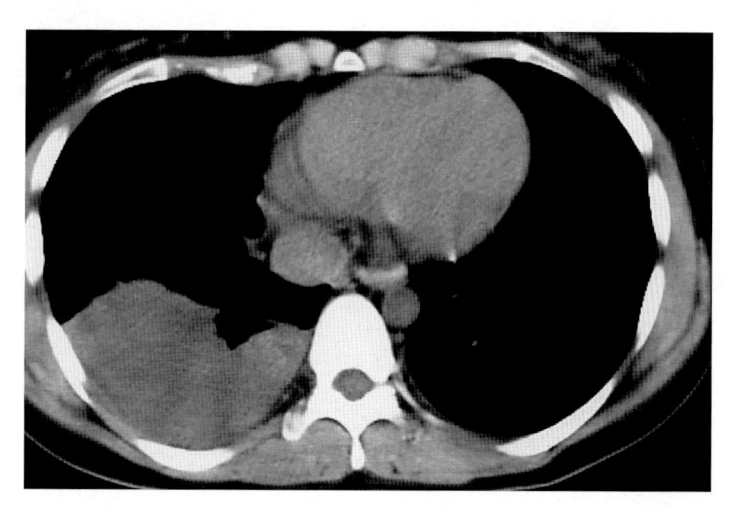

図1　a

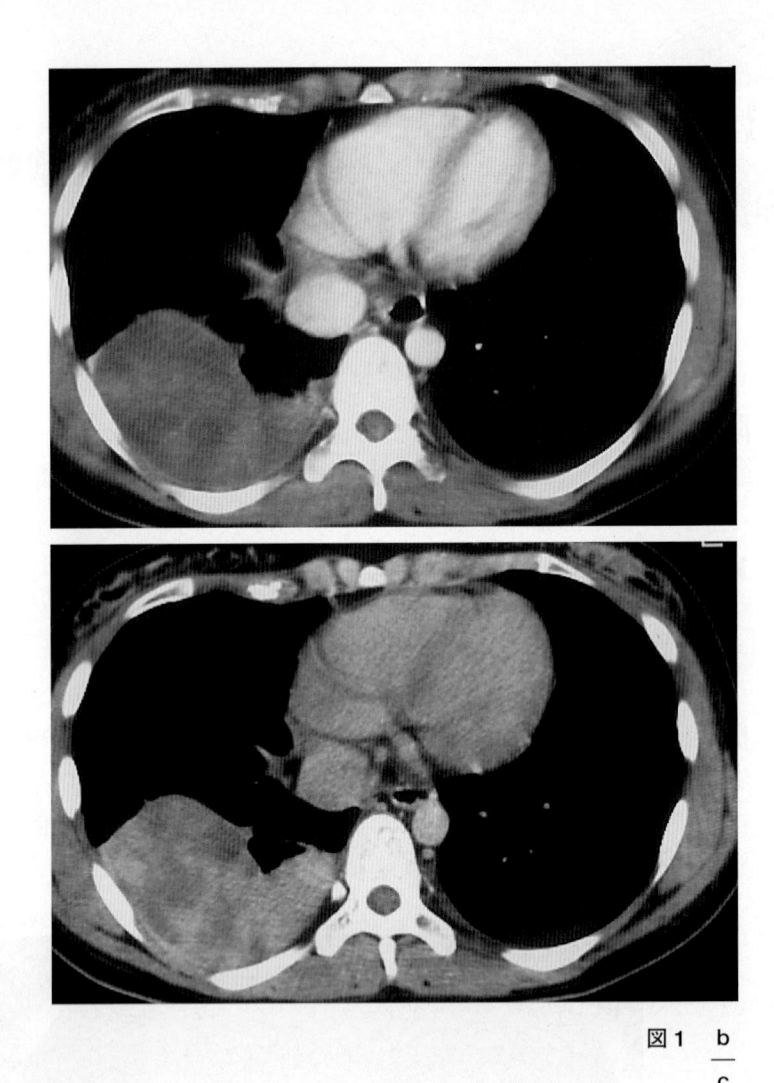

図1 b/c

症例 2

46歳男性，主訴，胸部異常陰影。健康診断で胸部異常陰影を指摘され来院した。自覚症状はない。来院時の胸部単純正面像を示す（図2a）。異常所見と鑑別診断をあげよ。

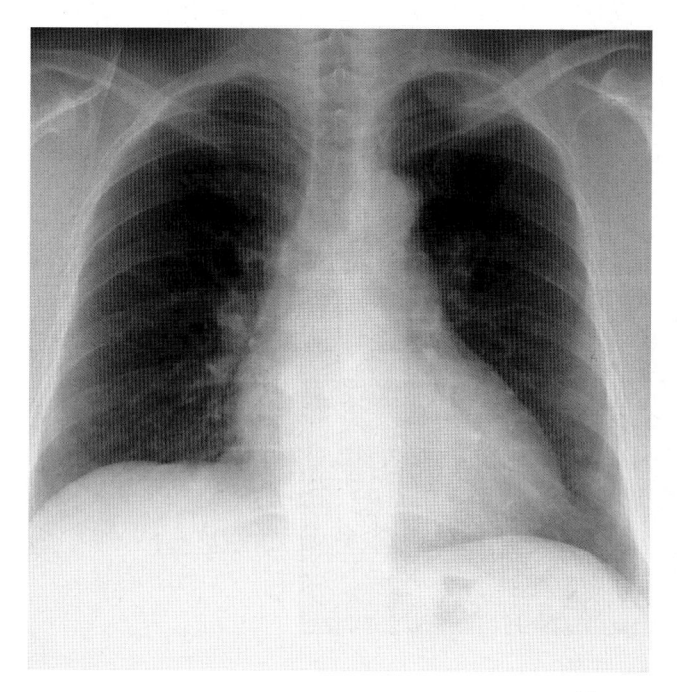

図2 a

▶▶ 所見の解説と鑑別診断

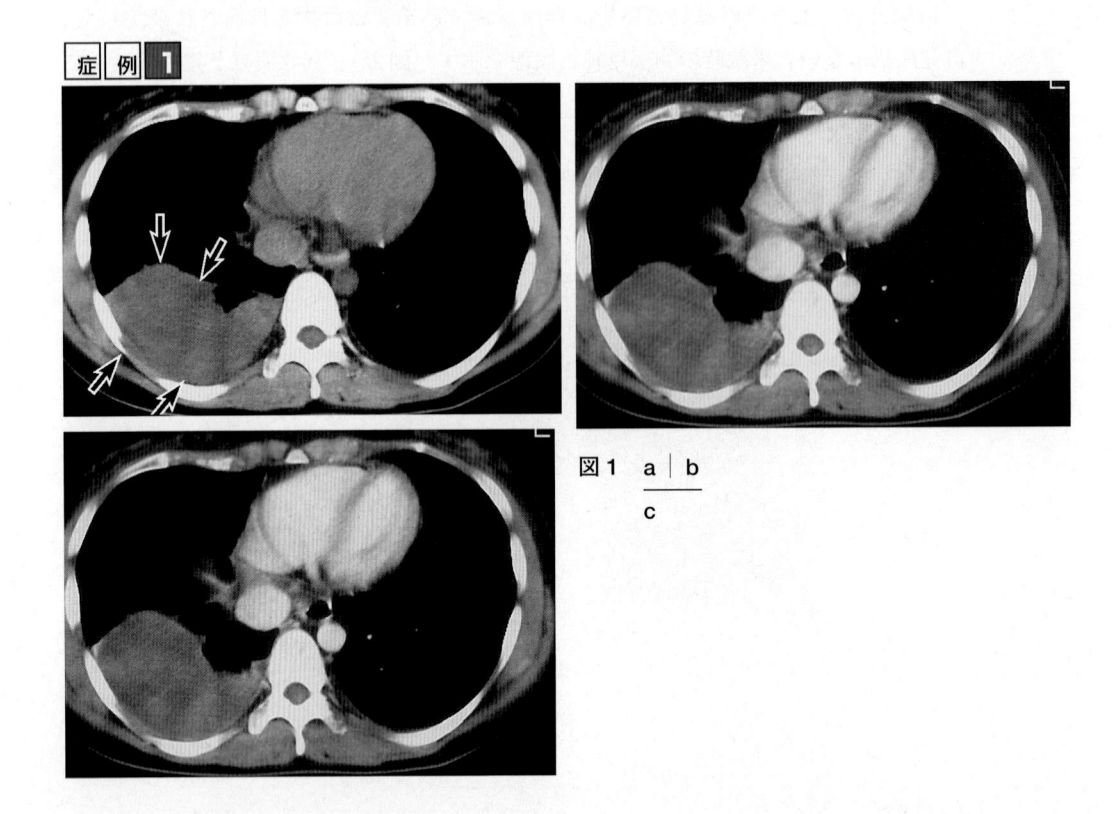

症例 1

図1 a|b
     c

　右胸壁に接して軟部組織腫瘤が見られる。単純CT像では腫瘤はやや不均一な内部構造をとっている（**図1a**，→）。造影剤投与直後の早期相（**図1b**）では造影効果が低いが，遅延相での造影CT像（**図1c**）では比較的強い腫瘍内部の不均一な造影効果がみられる（**図1c**，▶）。種々の胸膜腫瘍，例えば転移性胸膜腫瘍や胸膜線維腫，胸膜中皮腫などが鑑別診断の対象になるが，本例では手術の結果悪性胸膜線維腫の診断であった。遅延相で比較的強く見られた造影効果は線維組織成分に富む腫瘍の組織構築を反映していたものと考えられる。

症例 2

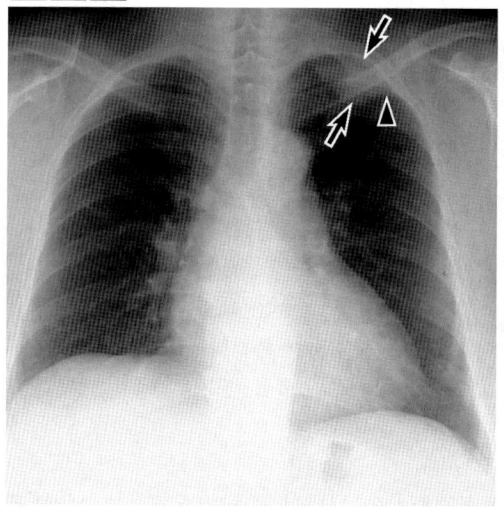

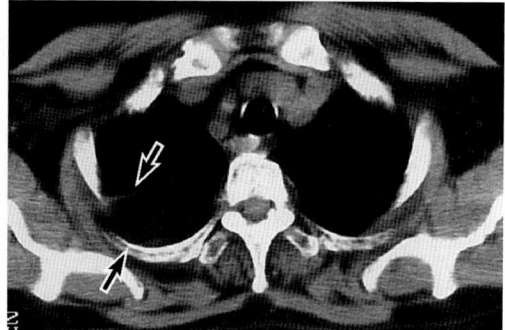

図2 a | b

　胸部単純正面像では左肺尖部に腫瘤陰影が見られる（図2a，→）。腫瘤の胸壁への移行部分は tapering edge（図2a，▶）を示し，いわゆる胸膜外兆候（extrapleural sign）陽性の腫瘤陰影である。肋骨には破壊は認められず，その発生頻度からは胸壁脂肪腫（transmural lipoma）が最も考えやすい。この所見はCT像により確認された（図2b，→）。

> **ポイント**
> 1. 限局性胸膜病変の画像所見
> 2. 限局性胸膜，胸壁病変の鑑別診断

　本章で限局性の胸膜病変の画像診断と鑑別診断につき解説する。その対象となる疾患の多くは胸膜胸壁の腫瘍性疾患である。

▶▶▶ 1. 胸膜腫瘤

　胸膜の限局性腫瘤には炎症性腫瘤や良性腫瘍，悪性腫瘍が見られる。炎症性腫瘤では結核症や放線菌症，あるいは一般細菌による膿胸や expanding hematoma の一種である出血性膿胸などがあげられる。また良性腫瘍では胸膜線維腫が最も代表的である。悪性腫瘍では，転移性胸膜腫瘍の頻度が最も高いが，そのほかにびまん性悪性胸膜中皮腫や胸膜線維腫の悪性型，その他の間葉系悪性腫瘍などが見られる。

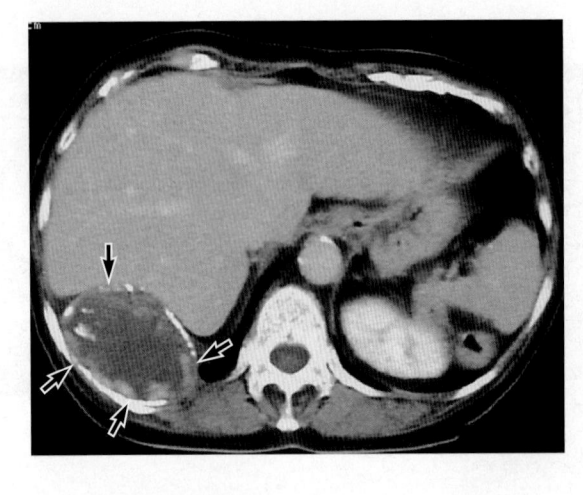

図3 出血性膿胸
右出血性膿胸例であるが，典型的な車軸状の構造（→）を示している。

1) 炎症性胸膜腫瘤

限局性の炎症性胸膜腫瘤として最も代表的なものは結核性膿胸である。また放線菌症では，結核に類似した胸膜病変を形成することがあり，この両者とも胸壁に炎症が穿破することがある。また出血性膿胸（hemorrhagic pyothorax）（**図3**）は，身体各所に見られるexpanding hematomaの一種で，膿胸腔内部に出血を繰り返すことにより増大し，時に巨大な腫瘤を形成する。CT像では軟部組織濃度を示す肺実質外腫瘤として見られ，造影剤増強効果を示す。MR T2強調像では繰り返す出血を反映してhemosiderin沈着による低信号域を含む。またCT像，MRとも特有の車軸様のパターンを示す。なお出血性膿胸は穿刺により止血困難な大出血を来すことがあるので，生検目的などの穿刺は禁忌とされる。また巨大になった出血性膿胸は手術治療にも困難を伴うことが多く，治療に難渋する疾患の一つである。

また胸膜炎や胸水貯留に伴って癒着により肺実質の容積が減少し，局所性の無気肺である円形無気肺を生じることがある（**図4**）。この場合は，末梢発生の収束傾向を伴う高分化腺癌が鑑別診断の対象になる。円形無気肺では周辺血管気管支の巻き込みが高度でいわゆるcomet signを示すのが鑑別点であるが，末梢発生の肺癌との鑑別が困難な例も存在することは確かである。

2) 胸膜線維腫[1]

かつて良性限局性中皮腫とよばれた腫瘍は，そのほとんどが胸膜中皮由来の腫瘍ではなく胸膜下から発生する線維腫であると考えられる。胸郭内以外に腹部などにも発生する。腫瘍細胞の起源は胸膜下の線維細胞と考えられ，その2/3は臓側胸膜発生であり有茎性発育をするものもまれではない。CT像では小さいものは2cm程度から20cmを超える大きな腫瘤を形成するものまで見られる。CT像では単純CT像，造影CT像とも不均一な内部構造を示すことが多い（**図1a**）。またMRI T1，T2強調像とも内部の信号強度パターンは不均一であり，造影剤増強効果を示す。CT像，MRIとも線維性腫瘍であることを反映して，造影剤投与直後の造影効果はさほど高くないが，

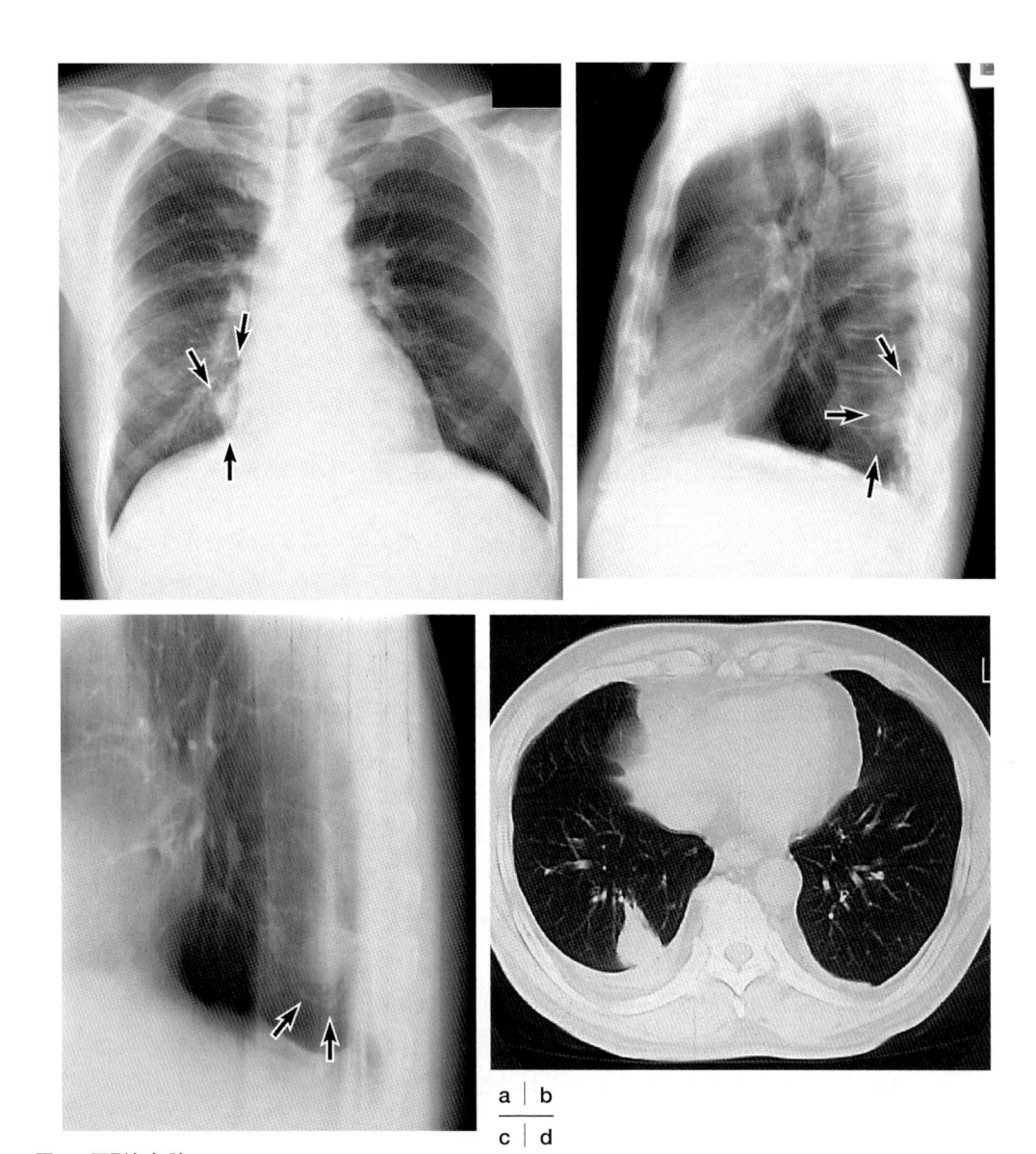

図4 円形無気肺
　a： 胸部単純正面像では右下肺野内側よりに腫瘤陰影（→）が見られる。
　b： 側面像では後胸壁に接して腫瘤陰影（→）が見られる。
　c： 側面断層撮影像では，いわゆるcomet sign（→）が見られる。
　d： CT像ではcomet signは明らかではない。

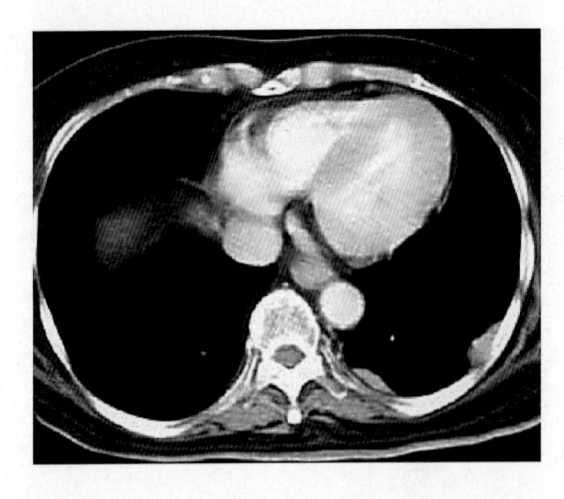

図5 転移性胸膜腫瘍

造影剤投与後10分以上の遅延相で周囲より比較的強い造影効果を示す傾向にある（図1b，c）。これは線維組織に造影剤が入りにくく，またいったん線維組織に流入した造影剤がwash outされにくいためと考えられる。良性線維腫と悪性線維腫の画像による鑑別は困難なことが多く，大きさやCT像，MR画像での内部の不均一性，造影効果の程度やパターンからの良悪性の鑑別は困難とされる。

3）転移性胸膜腫瘍

血行性転移による転移性胸膜腫瘍の原発巣には種々の腫瘍があるが，肺癌や乳癌，消化器癌などが多い（図5）。一般に胸水を伴うことが多く，肺実質外の軟組織腫瘤として見られる。胸壁に浸潤することもある。また原発巣からの播種性転移では，肺癌や胸腺腫がその代表例である（図6）。血行性胸膜転移では，胸部単純像で単発性または多発性にいわゆるextrapleural signを示す腫瘤を認める。CT像ではこの腫瘤は充実性腫瘤で造影剤増強効果を示す。肺癌の胸膜播種で胸水を伴わない場合には，胸膜面の不整な肥厚や，胸膜の多発性結節陰影を示す。

▶▶ 2．胸壁の疾患[2)~4)]

胸壁の疾患には，胸壁の先天異常，炎症性腫瘤，良性胸壁腫瘍，悪性胸壁腫瘍などがある。胸壁の形成異常では，funnel chest deformityやpigeon chestなどの形態異常や，先天性の胸壁筋の欠損（先天性大胸筋欠損に手の奇形を伴うものをPoland症候群とよぶ）などが比較的よく見られる。

1）胸壁炎症性疾患[5)~7)]

胸壁の炎症性疾患では，一般細菌による感染症や，結核，放線菌による感染症などがある。一般細菌による感染症は開胸術後の感染症や胸壁穿破膿瘍（empyema necessisitas）（図7）の原因として多い[5)]。結核性の胸壁の炎症は，結核性膿胸の胸

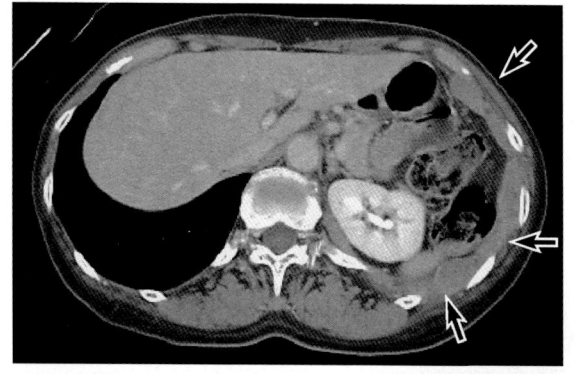

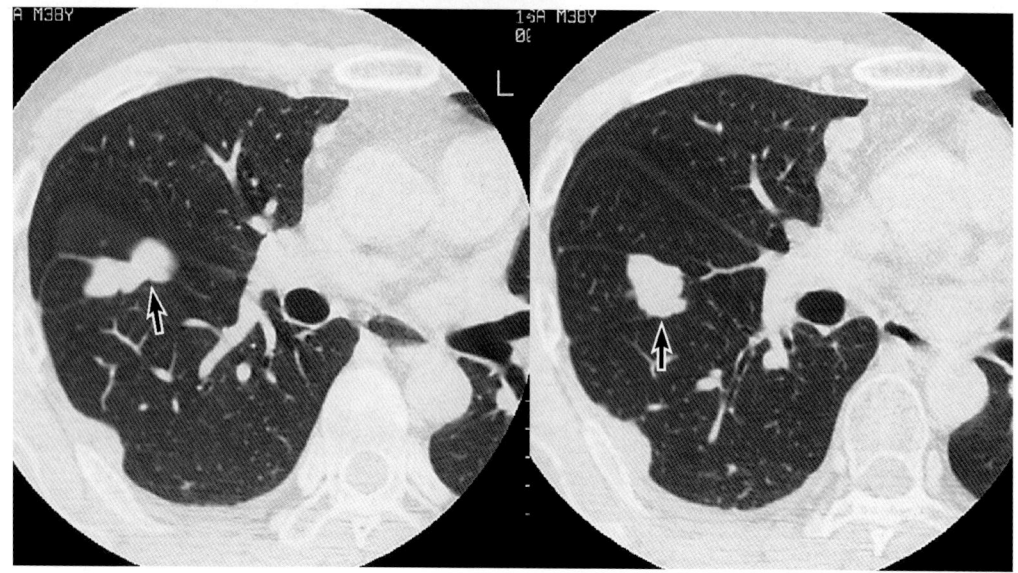

図6 胸腺腫胸膜播種
 a : 肺底部近くのレベルのCT像では，胸膜播種による軟部組織陰影（→）が見られる。
 b : 葉間胸膜に生じた播種巣（→）を示す。

壁穿破や肋骨周囲結核などとして見られる。また放線菌症[6]は，肺実質，胸膜，胸壁の3者を冒す炎症性疾患として重要である。また特殊な炎症性腫瘤として，広背筋と肩甲骨下角の間に生じるelastofibroma dorsiがあり，発生部位からほぼspecificな診断が可能である。

2）胸壁腫瘍

胸壁腫瘍は肋骨など骨原発腫瘍と軟組織腫瘍に分けられる。骨腫瘍の代表例は転移性骨腫瘍，形質細胞腫（多発骨髄腫），軟骨肉腫，動脈瘤様骨嚢腫，海綿状血管腫，線維骨異形成症などである。軟部組織原発の腫瘍で最も頻度が高いものは良性腫瘍では脂肪腫であるが，そのほかに神経原性腫瘍や軟部の海綿状血管腫などがある。また悪性腫瘍で最も頻度が高いのは線維肉腫や悪性線維組織球腫であるが，そのほかに

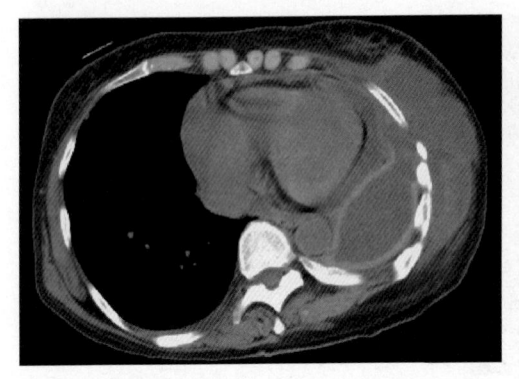

図7 empyema necessititas
肺癌の術後膿胸に生じた胸壁穿破膿瘍。

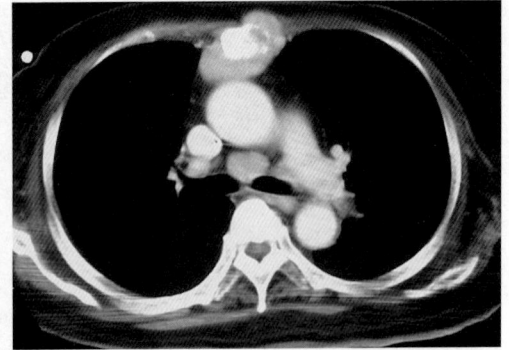

図8 胸骨転移
胸骨に骨破壊を伴う軟部組織腫瘤を認める。

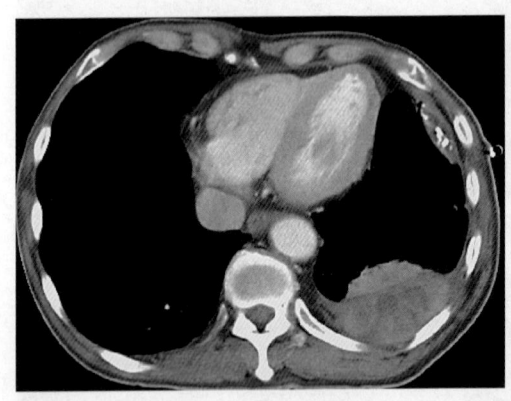

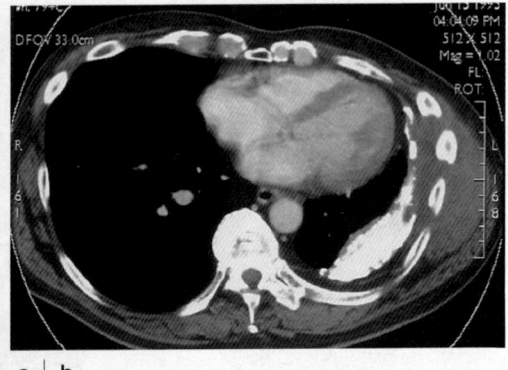

図9 慢性膿胸に合併した悪性リンパ腫
a：膿胸腔主体に比較的よく造影される軟部組織腫瘤が見られる。
b：石灰化膿胸に合併したリンパ腫例で，膿胸腔から胸壁にも軟部組織腫瘤が見られる。

desmoid腫瘍，悪性リンパ腫，血管肉腫などがある。
　胸壁脂肪腫は肋骨破壊を伴わない軟部組織腫瘤として最も頻度の高い腫瘍である（図2）。逆に肋骨破壊を伴胸壁軟組織腫瘤として最も頻度が高いものは転移性肋骨腫瘍（図8）と多発性骨髄腫である。慢性膿胸に合併する悪性胸壁腫瘍として最も頻度の高いものは悪性リンパ腫（図9）であり，そのほとんどが本邦からの報告例であるが[8)～10)]，欧州からの報告も少数ながら存在する[9)]。EB virusに関連したT-cell rich B cell lymphomaであり，びまん性大細胞型非Hodgkinリンパ腫の組織像を示す。20～30年以上の経過をもつ慢結核性膿胸に発生し，臨床症状として最も重要なものは胸痛であり，ほぼ必発である。画像所見では膿胸腔あるいは胸壁の軟部組織腫瘤形成である。発見時には明らかな腫瘤を形成していることが多い。鑑別診断としては膿胸の悪化やその他の胸壁腫瘍があげられる。膿胸に関連した悪性腫瘍でリンパ腫に続いて2番目に頻度が高いものは血管肉腫であるがその他の間葉系の悪性腫瘍や肺癌も発生しうる[10) 11)]。

▶▶ 文　献

1) Rosado-de-Christenson ML, Abbott GF, McAdams HP, et al. From the archives of the AFIP : Localized fibrous tumors of the pleura. Radiographics 2003 ; 23 : 759-83.
2) Jeung M-Y, Gangi A, Gasser B, et al. Imaging of chest wall disorders. Radiographics 1999 ; 19 : 617-37.
3) Tateishi U, Gladish GW, Kusumoto M, et al. Chest wall tumors : Radiologic findings and pathologic correlation : part　1. Benign Tumors. Radiographics 2003 ; 23 : 1477-90.
4) Tateishi U, Gladish GW, Kusumoto M, et al. Chest wall tumors : Radiologic findings and pathologic correlation : part　2. Malignant tumors. Radiographics 2003 ; 23 : 1491-508.
5) Bhatt GM, Austin HM. CT demonstration of empyema necessitatsis. J Comput Assist Tomogr 1985 : 9 : 1108-9.
6) Tastepe AI, Ulasan NG, Liman ST, et al. Thoracic actinomycosis. Eur Cardiothoracic Surg 1998 : 14 : 578-83.
7) Lee G, Im JG, Kim JS, et al. Tuberculosis of the ribs : CT appearances. J Comput Assist Tomogr 1993 : 17 : 363-8.
8) Iuchi K, Aozasa K, Yamamoto S, et al. Non-Hodgkin's lymphoma of the pleural cavity developing from long-standing pyothorax. Summary of clinical and pathological findings in 37 cases. Jpn J Clin Oncol 1989 : 19 : 249-57.
9) Ascani S, Piccioli M, Poggi S, et al. Pyothorax-associated lymphoma : Description of the first two cases deceted in Italy. Ann Oncol 1997 : 8 : 1133-8.
10) Minami M, Kawauchi N, Yoshikawa K, et al. Malignancy associated with chronic empyema : Radiologic assessment. Radiology 1991 : 178 : 417-23.
11) Aozasa K, Naka N, Tomita Y, et al. Angiosarcoma developing from chronic pyothorax. Mod Pathol 1994 : 7 : 906-11.

和文索引

あ
アミロイドーシス　125, 200, 201
悪性リンパ腫　46, 102, 172, 202, 216
悪性胚細胞性腫瘍　216
圧排性無気肺　181, 183

い
1次結核症　201
異型性腺腫様過形成　132, 136
一側性肺門腫大　199

う
ウイルス性肺炎　104
右傍気管線（right paratsaeheal stripe）　226

え
衛星病巣　171
円形無気肺　182, 183, 247, 256
炎症性偽腫瘍　156, 157
炎症性胸膜腫瘤　256

か
カリニ肺炎　136
カルチノイド腫瘍　155
塊状影　10
外肋間筋　242
過誤腫　156
過敏性肺炎　136
過敏性肺臓炎　114
間質　98
間質性疾患　28
間質性肺炎　136
癌性リンパ管症　102, 172

き
気管癌　124
気管気管支乳頭腫　123
気管支拡張症　61, 126
気管食道線条（trecheoesophageal stripe）　229

器質化肺炎　157, 168
奇静脈食道窩　180
気瘤　76
逆S sign　199
急性間質性肺炎　88
胸郭内甲状腺腫　232
胸腺癌　214
胸腺腫　214
胸腺腫のWHO分類　215
胸内筋膜（endohoracic fascia）　242
胸壁腫瘍　259
胸膜プラーク　247
胸膜外脂肪層　242
胸膜線維腫　256
局所リンパ管進展　167
巨大気管気管支症　125

く
区域性無気肺　187
空洞　153, 169
空洞を有する肺腺癌　169

け
ケイ素　247
形質細胞肉芽腫　156, 157
珪肺症　5, 102, 202
結核　11, 169, 200
結核腫　154, 173
結節　7, 135
血行散布性　16
血行性転移　17
原発性肺癌　154, 199

こ
硬化性血管腫　157, 158
広義間質　5, 98, 172
後部気管帯（retroesophageal stripe）　229
小型肺腺癌　133

さ
サイトメガロウイルス肺炎　21
サルコイドーシス　101, 154, 172, 195, 201
最内肋間筋　242
再発性多発性軟骨炎　126
撒布巣　171

し
シルエットサイン　197
脂肪　169
脂肪塞栓症　20
縦隔リンパ節腫大　234
縦隔腫瘍　200
縦隔嚢胞性腫瘤　214
出血性膿胸（hemorrhagic pyothorax）　256
受動性無気肺　183
腫瘤　135
小葉中心結節　7
小葉中心性結節　4
小葉中心性肺気腫　75
小葉内網状陰影（crazy-pavement appearance）　91
食道奇静脈陥凹（azygoesophageal recessus）　228
食道腫瘍　234
真菌症　169
神経原性腫瘍　235
神経鞘腫　235
神経節神経腫　235
神経線維腫　235
浸潤性胸腺腫　215

す
彗星の尾兆候　182
水痘後肺炎　21
随伴病巣　171
すりガラス陰影　28, 135
すりガラス陰影の病理組織像　136

すりガラス陰影を示す結節　170

せ
石綿曝露　247
石灰化　153, 168
石灰化を有する肺癌　169
前癌病変　138
喘息　64
前腸囊胞　234
全肺性無気肺　184

そ
曽根によるCTでの縦隔区分　211
造影効果　170
粟粒結核　18

た
体積倍加時間　153, 170
多発性神経線維腫症　74
単発性乳頭腫　124

ち
陳旧性肺結核　169

て
定型的カルチノイド腫瘍　151
低分化扁平上皮癌　149

と
特発性間質性肺炎　29, 50

な
内肋間筋　242

に
ニューモシスティス肺炎　32

の
囊胞性陰影　72
膿瘍　169

野口typeA　133, 139
野口typeB　139
野口typeC　135, 139

は
肺アスペルギルス症　127
肺クリプトコッカス症　154
肺ヘモシデローシス　6
肺炎　46
肺過誤腫　156
肺癌合併肺結核　173
肺結核　165
肺高血圧　65
肺高血圧症　196
肺梗塞　169
肺小細胞癌　155, 194
肺水腫　49, 100
肺腺癌　167
肺塞栓症　203
肺大細胞癌　155
肺動静脈奇形　9
肺動脈拡大　203
肺内リンパ節　149, 158
肺胞出血　8, 33
肺胞上皮癌　46
肺胞性疾患　28
肺胞蛋白症　31
肺門　196
肺門リンパ節転移　200
肺門部異常陰影　198
肺葉性無気肺　184
瘢痕性無気肺　183
斑状の胸膜肥厚　247
板状無気肺　184

ひ
非Hodgkinリンパ腫　202
非結核性抗酸菌症　11
非閉塞性無気肺　183
びまん性胸膜肥厚　244
びまん性細気管支炎　4
びまん性中皮腫　245

びまん性汎細気管支炎　61
病変内の微小気腔　170

ふ
分布　154

へ
閉塞性細気管支炎　62
閉塞性無気肺　182
壁側胸膜　242
辺縁形態　168

ほ
蜂窩肺　86
放射線肺炎　50

ま
マイコプラズマ感染症　113
慢性好酸球性肺炎　47
慢性好酸球性肺炎（CEP）　30
慢性肺血栓塞栓症　64

も
網状陰影　86

ゆ
癒着性無気肺　180, 183

よ
溶接工肺　10

ら
ランゲルハンス組織球症　9, 73

り
リンパ増殖性肺疾患　102
リンパ平滑筋腫症　73
良悪性鑑別のポイント　168
両側肺門腫大　201

欧文索引

A
AAH 132, 136
ABPM (allergic bronchopulmonary mycosis) 127
AH 136, 137
AIP 31
air bronchogram 44
air trapping 59
Alveolar sarcoidosis 173
alveolar sarcoidosis 172
anterior scalloping 229
Arc Welders' lung 6
ARDS 31
axial interstitium 98
Azygoesophageal recess 180

B
BAA 136
BO 62

C
Castleman リンパ腫 201
centrilobular interstitium 98
cephalization 203
cervicothoracic sign 226
comet tail sign 182
Consolidation 44
Constrictive bronchiolitis 110
COP 9, 30
crazy-paving 28
cryptogenic organizing pneumonia (COP) 110

D
DAB (diffuse aspiration bronchiolitis) 112
desmoplastic type 245
diffuse alveolar damage 31
DPB 8
DPB (diffuse panbronchiolitis) 111

E
expanding hematoma 256

F
Felson の縦隔区分 210

G
Goodpasture 症候群 6

H
HAB 115
Heitzman の縦隔区分 213
hilum overlay sign 197, 198
Hodgkin 病 202
HTVL-1 associated bronchiolitis 115
hydrostatic edema 100

I
intrafissural fat 243
inverted S sign 199
IPL (idiopathie plasmocytic lymphadeuopathy) 73

K
Kerley's line 49
knuckle sign 203

L
LAA (low attenauation area) 75
LAM (lymphangiomyomatosis) 73
Langerhans cell histiocytosis 20
LCH (Langerhans cell histiocystosis) 73

M
mass 135
MCD (multicentric Castleman disease) 73
MCTD 196
metastatic calcification 6, 9
microscopic polyangitis 9
mixed dust pneumoconiosis 10
Mosaic perfusion 59
Mounier-Kuhn syndrome, tracheobronchomegaly 125
multicentric Castleman disease 103

N
nodule 7, 135
NSIP 30, 88

P
patchwork pattern 33
peribronchovascular interstitium 98
permeability edema 100
photonegative butterfly shadow 49
PMF 10
PNET (primitive neuroectodermal tumor) 235
posterior scalloping 229
preinvasive lesions 136
progressive massive fibrosis 10
Proliferative bronchiolitis 110
pseudoplaque 10

R
radiation fibrosis 52
RB-ILD 10
RB-ILD (respiratory bronchiolitis interstitial lung disease) 114
relapsing polychondritis 126

S
Saber seath trachea 125
SARS 32

satellite lesion　171
scar carcinoma　137
sclerosing BAC　136, 138
spiculation　171
Swyer–James症候群　62, 113

T

target appearance　235
Tracheopathia osteochon-
　droplastica　125
Tree-in-bud　8
tree-in-bud　4

U

unilateral hyperlucent lung
　62

W

Wegener肉芽腫症　8, 169
Westermark's sign　203
WHO分類　136

症例から学ぶ胸部画像診断　　〈検印省略〉

2006年6月1日　第1版第1刷発行
2009年7月31日　第1版第2刷発行

定価（本体4,600円＋税）

編集者　酒井文和
発行者　今井　良
発行所　克誠堂出版株式会社
〒113-0033　東京都文京区本郷3-23-5-202
電話(03)3811-0995　振替00180-0-196804
URL　http://www.kokuseido.co.jp/
DTP　ソフト・エス・アイ株式会社
印　刷　三報社印刷株式会社

ISBN978-4-7719-0307-4 C 3047 ￥4600 E
Printed in Japan　© Fumikazu Sakai 2006

・本書の複製権・翻訳権・上映権・譲渡権・公衆送信権（送信可能化権を含む）は克誠堂出版株式会社が保有します。

・JCOPY〈㈳出版者著作権管理機構　委託出版物〉
本書の無断複写は著作権法上での例外を除き禁じられています。複写される場合は，そのつど事前に㈳出版者著作権管理機構（電話 03-3513-6969, Fax 03-3513-6979, e-mail：info@jcopy.or.jp）の許諾を得てください。